博雅弘毅

文明以止

成人成才

四通六识

珞珈博雅文库
通识教材系列

疫苗与健康

主　编　刘万红　罗凤玲
副主编　刘　敏　刘　丽　刘　焰　徐鸿绪　孙彩军

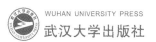

WUHAN UNIVERSITY PRESS
武汉大学出版社

图书在版编目（CIP）数据

疫苗与健康/刘万红,罗凤玲主编.—武汉:武汉大学出版社,2022.10
珞珈博雅文库.通识教材系列
ISBN 978-7-307-23082-8

Ⅰ.疫⋯　Ⅱ.①刘⋯　②罗⋯　Ⅲ.疫苗—关系—健康—高等学校—
教材　Ⅳ.R979.9

中国版本图书馆 CIP 数据核字（2022）第 083578 号

责任编辑:任仕元　　　责任校对:李孟潇　　　版式设计:韩闻锦

出版发行:**武汉大学出版社**　　（430072　武昌　珞珈山）
　　　　　（电子邮箱:cbs22@ whu.edu.cn 网址:www.wdp.com.cn）
印刷:武汉科源印刷设计有限公司
开本:787×1092　1/16　印张:17.5　字数:350 千字　　插页:1
版次:2022 年 10 月第 1 版　　　2022 年 10 月第 1 次印刷
ISBN 978-7-307-23082-8　　　定价:48.00 元

《珞珈博雅文库》编委会

主任委员

周叶中

副主任委员

李建中　吴　丹　姜　昕

委员（以姓氏拼音为序）

陈学敏　冯惠敏　何建庆　黄明东

江柏安　姜　昕　李建中　李晓锋

彭　华　潘迎春　桑建平　苏德超

文建东　吴　丹　周叶中　左亚文

秘书

黄　舒

《疫苗与健康》编委会

总　序

　　小而言之，教材是"课本"，是一课之本，是教学内容和教学方法的语言载体；大而言之，教材是国家意志的体现，是高校教学成果和科研成果的重要标志。一流大学要有一流的本科教育，也要有一流的教材体系。新形势下根据国家有关要求，为进一步加强和改进学校教材建设与管理，努力构建一流教材体系，武汉大学成立了教材建设工作领导小组、教材建设工作委员会，设立了教材建设中心，为学校教材建设工作提供了有力保障。一流教材体系要注重教材内容的经典性和时代性，还要注重教材的系列化和立体化。基于这一思路，学校计划按照学科专业教育、通识教育、创业教育等类别规划建设自成系列的教材。通识教育系列教材即是学校大力推动通识教育教学工作的重要成果，其整体隶属于"珞珈博雅文库"，命名为"通识教材系列"。

　　在长期的办学实践和教学文化建设过程中，武汉大学形成了独具特色的融"五观"为一体的本科人才培养思想体系：即"人才培养为本，本科教育是根"的办学观；"以'成人'教育统领成才教育"的育人观；"厚基础、跨学科、鼓励创新和冒尖"的教学观；"激发教师教与学生学双重积极性"的动力观；"以学生发展为中心"的目的观。为深化本科教育改革，打造世界一流本科教育，武汉大学于2015年开展本科教育改革大讨论并形成《武汉大学关于深化本科教育改革的若干意见》《武汉大学关于进一步加强通识教育的实施意见》等文件，对优化通识教育顶层设计、理顺通识课程管理体制、提高通识教育课程质量、加强通识教育保障机制等方面提出明确要求。

　　早在 20 世纪八九十年代，武汉大学就有学者专门研究大学通识教育。进入 21 世纪，武汉大学于 2003 年明确提出"通专结合"，将原培养方案的"公共基础课"改为"通识教育课"，作为全国通识教育改革的先行者率先开创"武大通识 1.0"；2013 年，经过十年的建设，形成通识课程的七大板块共千门课程，是为"武大通识 2.0"；2016 年，在武汉大学本科教育改革大讨论的基础上，学校建立通识教育委员会及其工作组，成立通识教育中心，重启通识教育改革，以"何以成人，何以知天"为核心理念，以《人文社科经典导引》和《自然科学经典导引》两门基础通识必修课为课程主体，同时在通识课程、通识课堂、通识管理和通识文化四大层次全面创新通识教育，从而为在校本科生逾 3 万的综合性大学如何实现通识教育的品质提升和卓越教学探索了一条新的路径，是为"武大通识 3.0"。

　　当前，高校对大学生要有效"增负"，要提升大学生的学业挑战度，合理增加课程难度，拓展课程深度，扩大课程的可选择性，真正把"水课"转变成有深度、有难度、有挑战度的"金课"。那么通识课程如何脱"水"冶"金"？如何建设具有武汉大学特色的通识教育金课？这无疑要求我们必须从课程内容设计、教学方式改革、课程教材资源建设等方面着力。

　　一门好的通识课程应能对学生正确价值观的塑造、健全人格的养成、思维方式的拓展等发挥重要作用，而不应仅仅是传授学科知识点。我们在做课程设计的时候要认真思考"培养什么人、怎样培养人、为谁培养人"这一根本问题，从而切实推进课程思政建设。武汉大学学科门类丰富，教学资源齐全，这为我们跨学科组建教学团队，多维度进行探讨，设计更具前沿性和时代性的课程内容，提供了得天独厚的条件。

　　毋庸讳言，中学教育在高考指挥棒下偏向应试思维，过于看重课程考核成绩，往往忘记了"教书育人"的初心。那么，应如何改变这种现状？答案是：立德树人，脱"水"冶"金"。具体而言，通识教育要注重课程教学的过程管理，增加小班研讨、单元小测验、学习成果展示等鼓励学生投入学习的环节，而不再是单一地只看学生期末成绩。武汉大学的"两大导引"试行"8+8"的大班授课和小班研讨，经过三个学期的实践，取得了很好的成效，深受同学们欢迎。我们发现，小班研讨是一种非常有效的教学方式，能够帮助学生深度阅读、深度思考，增加学生课堂参与度，培养学生独立思考、理性判断、批判性思维和团队合作等多方面的能力。

　　课程教材资源建设是十分重要的。老师们精心编撰的系列教材，精心录制的在线开放课程视频，精心设计的各类题库，精心搜集整理的与课程相关的文献资料，等等，对于学生而言，都是精神大餐之中不可或缺的珍贵元素。在长期的教学实践中，老师们不断更新、完善课程教材资源，并且教会学生获取知识的能力，让学习不只停留于课堂，而是延续到课后，给学生课后的持续思考提供支撑和保障。

　　"武大通识 3.0"运行至今，武汉大学已形成一系列保障机制，鼓励教师更多地投入到通识教育教学中来。学校对通识3.0课程设立了准入准出机制，建设期内每年组织一次课程考核工作，严格把控立项课程的建设质量；对两门基础通识课程实施助教制，每学期遴选培训研究生和青年教师担任助教，辅助大班授课、小班研讨环节的开展；对投身通识教育的教师给予最大支持，在"351人才计划（教学岗位）""教学业绩奖"等评选中专门设立通识教育教师名额，在职称晋升等方面也予以政策倾斜；对课程的课酬实行阶梯制，根据课程等级和教师考核结果发放授课课酬。

武汉大学打造多重通识教育活动，营造全校通识文化氛围。每月举行一期通识教育大讲堂，邀请海内外一流大学从事通识教育顶层设计的领袖性人物、知名教师、知名学者、杰出校友等来校为师生做专题报告；每学期组织一次通识教育研讨会，邀请全校通识课程主讲教师、主要管理人员参加，采取专家讲座与专题讨论相结合的方式，帮助提升教师的通识教育理念；不定期开展博雅沙龙、读书会、午餐会等互动式研讨活动，有针对性地选取主题，邀请专家报告并研讨交流。这些都是珍贵的教学资源，有助于我们多渠道了解通识教育前沿和通识文化真谛，不断提升通识教育的理论素养，进而持续改进通识课程。

武汉大学的校训有一个关键词：弘毅。"弘毅"语出《论语》："士不可以不弘毅，任重而道远。"对于"立德树人"的武大教师，对于"成人成才"的武大学子，对于"博雅弘毅，文明以止"的武大通识教育，皆为"任重而道远"。可以说，我们在通识教育改革道路上所走过的每一步，都将成为"教育强国，文化复兴"强有力的步伐。

"武大通识3.0"开启以来，我们精心筹备、陆续推出"珞珈博雅文库"大型通识教育丛书，涵盖"通识文化""通识教材""通识课堂"和"通识管理"四大系列。其中的"通识教材系列"已经推出"两大导引"，这次又推出核心和一般通识课程教材十余种，以后还将有更多优秀通识教材面世，使在校同学和其他读者"开卷有益"：拓展视野，启迪思想，融通古今，化成天下。

周叶中

序　言

在所有预防疾病的战略中，疫苗是最为有效的一种。通过疫苗，人类已经彻底根除了天花，近乎消除了脊髓灰质炎，稳步减少了白喉、破伤风、百日咳和麻疹等多种传染病的发生。据世界卫生组织保守估计，其每年推荐使用的疫苗避免了300多万儿童的死亡。

刘万红教授是我的学生（博士研究生），他在两年多前就和我说想开设一门面向全校各专业学生的新通识课"疫苗与健康"，并计划撰写该课程的教材，我支持和赞同他的想法，并说疫苗对于人们的健康和社会的稳定与发展非常重要。我经常鼓励他将这门课上好，并收集素材来好好地编写教材。现在教材的稿件完成，我受邀借此谈一下我的看法。

《疫苗与健康》围绕疫苗与健康的主题，选取重要的疫苗进行了详细的阐述，包括疾病和病原体的特点、疫苗与免疫、疫苗的研发过程、疫苗的正确接种方法、未来疫苗与全球健康展望等，能让读者更好地了解疫苗对人类健康与社会和谐的重要性，彰显了科学精神与生命关怀的理念。

《疫苗与健康》是武汉大学通识课教材，也是一本用疫苗来传递健康理念的科普读物，适于所有关注疫苗和健康问题的人士学习与交流。

李文鑫

2021 年 8 月于珞珈山

前　言

本书是武汉大学通识课教材，入选了"武汉大学2019年规划教材建设项目"（武大本字〔2019〕30号文件），是武汉大学一流教材体系的建设成果之一。本书作为高等院校创新型通识课教材，适用于文法理工农医等各类大学生、研究生和教师参考与学习，也适用于所有关心疫苗与健康问题的社会贤达人士学习和交流。

"没有全民健康，就没有全面小康"。疫苗是人类医学最伟大的发明之一，可谓是人类健康的守护神，它使人类在面对传染病的威胁时能化被动为主动，而且在降低人类死亡率和提高人均预期寿命方面也发挥了不可替代的作用。2020年初，当新型冠状病毒肆虐全球时，人们热切盼望新型冠状病毒疫苗（简称"新冠疫苗"）能早日研发成功，因为"新冠疫苗是战胜新冠病毒的终极武器"已经成为全球共识。随着医学免疫学的发展，新的疫苗不断被研制出来，传统疫苗也在不断完善和提高；这些疫苗的发明和改进，不仅体现了科学的进步，也折射出深刻的科学人文精神和内涵，更从人类健康角度彰显了人文的关怀理念。本书介绍了疫苗学的"前世今生"和未来发展方向，传递了人类健康的保护与发展理念。通过本教材的学习，可以培养学生对人文素养和科学精神的理解与思考，促进他们对科学方法论的掌握，并为他们培养"博雅弘毅、文明以止、成人成才、四通六识"的科学人文理念奠定良好的基础。所谓"四通"，是指通古今、通中外、通文理、通知行；所谓"六识"，则指渊博的知识、卓越的见识、经典悦读意识、文化批判意识、独立思考意识和团队合作意识。

萌生撰写本教材的想法缘于武汉大学"疫苗与健康"通

识课的开设。"疫苗与健康"通识课隶属于"武大通识3.0"课程"科学精神与生命关怀"领域，2018年12月16日获批立项建设。自从2019年6月23日开始面向武汉大学全校各专业学生开设本课程以来，取得了良好的教学效果。但是，学生们普遍反映亟需一本系统的教材来更好地学习相关基础知识和理解课程中的重要概念，并希望有一本这样的教材作为疫苗与健康宣讲的平台，让身边更多的人了解关于疫苗的科学知识和疫苗的重要性。

鉴于疫苗种类的繁多和教材的篇幅限制，本书并没有囊括目前在用的所有疫苗，只是选取了部分重要疫苗进行了介绍。

本书具有鲜明的通识教育特色，有机融入了疫苗的最新科研成果和现代的健康科学观念，能够较好体现科学与人文交互融合的理念。目前，国内外有以《疫苗学》《疫苗工程学》等为名称的书籍出版，也有简单介绍疫苗的常规的通俗少儿读物，但以《疫苗与健康》为名称的大学教材尚未见到，也未见到明确以疫苗来传递健康理念并培养人文素养和科学精神的科普读物。由于编者水平有限，加之时间仓促，书中难免有疏漏之处，希望读者多提宝贵意见和建议。

本书第一章由郑颖城、刘万红编写；第二章由闫君、刘万红编写；第三章由唐莹莲、刘万红编写；第四章、第二十二章由罗凤玲编写；第五章、第十六章由刘焰编写；第六章由刘丽编写；第七章由唐洁编写；第八章由刘敏编写；第九章由徐晓艳、刘万红、罗凤玲、王姗姗编写；第十章由潘勤、孙月华编写；第十一章由徐姗姗编写；第十二章由熊洁编写；第十三章由王瑾编写；第十四章、第二十一章由陈朗编写；第十五章由李郝编写；第十七章由周俊英编写；第十八章由徐鸿绪、詹晓霞编写；第十九章由孙彩军编写；第二十章由齐小保编写；第二十三章由肖睿璟编写；第二十四章由袁佩佩、罗凤玲、刘万红编写；第二十五章由陈刘俊编写。

在本书的编写过程中，得到了武汉大学本科生院教材建设中心、武汉大学基础医学院等单位以及许多教授、友人的大力支持和帮助，在此一并表示感谢！

刘万红

2021年8月于珞珈杏林

目　录

第一章
疫苗爱我：疫苗与健康绪论

令人闻之色变的黑死病已淡出了我们的视线，中世纪欧洲的"鸟嘴医生"也不见了踪影，乙肝病毒、麻疹病毒等病原体的传播如今已得到很好的控制，这些都归功于我们的健康卫士——疫苗。自出生起我们就会被有计划地接种多种疫苗，这让我们可以免受多种传染性疾病的侵扰。目前，基因组学和结构生物学等多学科出现爆炸性增长，这支撑着疫苗开发的新时代。在过去的十年里，疫苗工业被认为是能对流行病做出紧急有效反应的主要力量。那么，疫苗究竟是什么呢？它是如何制备出来的？疫苗如何保卫我们的健康呢？本章将就这些问题向大家做相关介绍。

第一节　认识疫苗

一、科学家眼中的疫苗

1. 什么是疫苗

疫苗是一种生物制剂，能使机体对特定疾病产生免疫，通常是类似于致病微生物的预防性生物制品，一般由弱化或被杀死的微生物、微生物毒素或其表面蛋白质制成。机体的免疫系统将该药剂识别为威胁，将其摧毁，进而具备了识别和摧毁该药剂来源的微生物的能力。疫苗可以是预防性的（例如预防或改善病原体感染），也可以是治疗性的（例如正在研究的抗癌疫苗）。疫苗可以使人和动物免受许多疾病的威胁。世界卫生组织倡导将25种疫苗纳入全球各个国家的免疫规划。

2. 什么是疫苗接种

疫苗接种是通过使用疫苗来帮助免疫系统保护机体免受疾病的侵扰，主要是指使用相关病原体来源的免疫原刺激免疫系统。当足够大比例的人群接种疫苗时，就会产生群体免疫。疫苗接种是预防传染病最经济最有效的方法。由于接种天花疫苗而产生的广泛免疫，在很大程度上是世界范围内消灭天花的主要原因。疫苗接种也限制了许多传染病(如脊髓灰质炎、麻疹和破伤风等)的流行和传播。疫苗接种的有效性已得到广泛研究和验证。大多数疫苗的接种方式是注射，因为它们不能通过肠道吸收而发挥效能；也有通过口服接种的疫苗，例如脊髓灰质炎病毒减毒活疫苗、轮状病毒减毒活疫苗和部分伤寒霍乱的疫苗等，可以通过肠道免疫而产生保护作用。在感染疾病之前接种疫苗可以帮助免疫系统产生针对病原体的特异性保护力，从而有效防止机体被病原体感染。不仅如此，有些疫苗在病人已感染的情况下进行接种依然有效。例如，接触天花病毒或狂犬病毒后接种疫苗仍然可以预防疾病或降低疾病的严重程度；与自然感染相比，这种通过疫苗接种而获得的免疫反应速度更快，危害更小。

3. 疫苗的抗病原理和有效性

疫苗是通过人工激活机体免疫系统来预防传染病的物质，这种激活是通过用免疫原刺激免疫系统而产生的。具体来说，是将病原微生物和/或它们的代谢产物，经过人工减毒、灭活或利用基因工程等方法制备成用于预防传染病的免疫制剂。这种物质保留了病原体刺激机体免疫系统的特性。当机体接触到这种不具有致病力的病原体或病原体成分后，免疫系统会产生一种被称为抗体的保护性物质，当机体再次接触到相同病原体时，免疫系统便会根据记忆，制造更多的抗体来阻止病原体对机体的伤害。疫苗的工作原理见图 1-1。

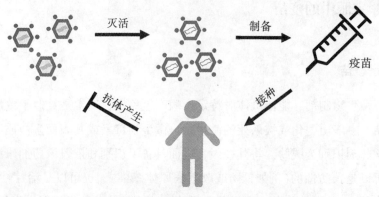

图 1-1 疫苗的工作原理

疫苗历来是对抗和根除传染病最有效的手段。然而，它们的有效性也存在一定的局限性，有时也会因为宿主的免疫系统没有充分的反应或根本没有反应而导致无效。这种情况产生的原因可能有：(1)由糖尿病、类固醇使用、艾滋病病毒感染或年龄等临床因素所引起。(2)宿主的免疫系统不包括能够产生有效反应和结合病原体相关抗体的 B 细胞株。(3)即使宿主产生了抗体，保护力也可能不够：免疫力可能产生得太晚而不能及时发挥作用，抗体可能不能完全破坏病原体；病原体有多种病原株，疫苗未覆盖现有致病的病原株；流行过程中病原体发生了变异，导致疫苗刺激机体产生的特异性保护力失效。

疫苗的效力或性能取决于许多因素，常见的有以下几个方面：(1)疾病本身：对于某些疾病，疫苗接种的预防效果可能不太好；(2)疫苗的种类：有些疫苗是特定于或至少最有效地对抗疾病的特定种类；(3)是否正确遵守了疫苗接种程序；(4)疫苗接种的特异性反应，有些人对某些疫苗是"无反应者"，这意味着即使正确接种疫苗，他们也不会产生抗体；(5)其他因素，如种族、年龄或遗传因素等。

4. 疫苗的副作用

儿童期接种疫苗通常是安全的，副作用一般是较轻微的。疫苗副作用的发生率主要取决于疫苗本身。常见的疫苗副作用包括发热、注射部位周围疼痛和肌肉疼痛等。此外，一些人可能对疫苗中的成分过敏，疫苗还可能会引起发热性癫痫等。但是，疫苗导致的严重副作用极为罕见。目前的研究发现，水痘疫苗很少与免疫缺陷患者的并发症相关，轮状病毒疫苗与肠套叠疾病的发生可能中度相关(医学上，肠套叠是指一段肠管套入与其相连的肠腔内，并导致肠内容物通过障碍的一类疾病)。

对于疫苗的接种方案、疗效和不良事件，各国都进行了非常严格的监测。美国联邦政府组织，包括疾病预防与控制中心和食品药品监督管理局，以及独立于政府的组织，都在不断地重新评估各种疫苗的安全性。2019 年，我国的全国人民代表大会常务委员会第十一次会议通过了《中华人民共和国疫苗管理法》，规定国家实行疫苗全程电子追溯制度，从而进一步加强疫苗管理，保证疫苗质量和供应，保障公众健康。

与所有药物一样，疫苗的使用是需要经过验证的，随着数据的不断收集，疫苗的配方和接种方案都将不断完善。总的来说，疫苗的安全性能要求比药物更严格，其使用也更安全。

二、疫苗的诞生与发展

1. 疫苗最早起源于中国

中华民族一直被认为是勤劳智慧的民族，早在公元 4 世纪初，我国东晋葛洪所著《肘后备急方》中就有类似于使用疫苗防治狂犬病的记载。而在 11 世纪，中国就有通过接种人痘预防天花的例子。至 17 世纪，这种做法得到了普及。国外的历史资料也有关于中国使用疫苗接种来预防疾病的记载。1700 年伦敦皇家学会收到了两份关于中国接种疫苗的报告，其中一份来自马丁·李斯特（Martin Lister）博士的报告，另一份由克罗顿·哈维斯（Croton Havice）提供。中国使用疫苗来预防疾病比其他国家要早，是疫苗的发源地。直到 18 世纪初，中国的人痘接种法才传入欧洲。法国哲学家伏尔泰曾这样高度赞扬中国人痘接种："我听说 100 年来，中国人一直就有这样的习惯；这是被认为全世界最聪明、最讲礼貌的一个民族的伟大先例和榜样。"

2. 牛痘疫苗与詹纳

提到疫苗就不得不提这位著名的英国医生。在 18 世纪 60 年代后期，作为一名外科医生兼药剂师的爱德华·詹纳（Edward Jenner）（图 1-2）在当学徒的同时，观察到农村地区常见的一个现象，即乳品工人一般不会患上通常致命的或使人毁容的天花，因为他们已经患过牛痘，而牛痘对人只有非常轻微的影响。1796 年，詹纳从一名挤奶女工的牛痘水疱中取出脓液，把它接种到一个 8 岁男孩詹姆斯·菲利普斯（James Phipps）的胳膊上。6 周后，他在这个男孩手臂伤口上涂抹了具有高度传染性的天花疱疹液，神奇的事情发生了，詹姆斯居然没有感染天花。这就是牛痘疫苗接种的雏形。疫苗（vaccine）这一术语就来源于牛痘（vaccinia）。1881 年，为了向詹纳表示敬意，路易斯·巴斯德（Louis Pasteur）建议将这一术语扩展到涵盖当时正在开发的新疫苗。

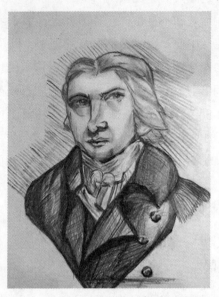

图 1-2 爱德华·詹纳

3. 疫苗之父——巴斯德

路易斯·巴斯德(图 1-3)是法国著名生物学家、微生物学家和化学家，他发现了疫苗接种、微生物发酵的原理，是细菌学的创始人之一。他在疾病的预防领域做出了杰出贡献，发明了第一支狂犬病疫苗和第一支炭疽病疫苗。因此，巴斯德也被称为"微生物学之父"和"疫苗之父"。

1880 年，法国农村流行鸡霍乱，巴斯德试图通过自己掌握的科学知识来应对这场瘟疫。他通过多种实验尝试，发现引起这场瘟疫的病原体霍乱菌存在于鸡肠中。进而，巴斯德研究发现，在暴露于氧气环境中培养该细菌几天后，其毒力降低，给鸡注射这种毒力降低细菌的培养液可使其避免鸡瘟，从而发明了预防鸡瘟的霍乱疫苗。1885 年，巴斯德通过注射毒力减弱的狂犬病病毒感染动物的延髓提取液，成功地挽救了一位被疯狗咬伤的小男孩的生命。通过这两项研究和实践，巴斯德总结出毒力减弱的病原微生物可以用作疫苗这一重要的免疫规律。

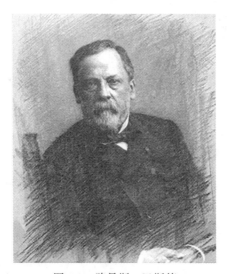

图 1-3　路易斯·巴斯德

4. 疫苗发展史上的三次革命

疫苗发展史先后经历了三次重大的革命：第一次疫苗革命发生于 19 世纪末，以疫苗之父巴斯德研究鸡霍乱疫苗、炭疽疫苗和狂犬病疫苗为标志；第二次疫苗革命从 20 世纪 70 年代中期开始，随着分子生物学技术迅速发展，以重组 DNA 技术为代表，出现了基因工程乙肝疫苗、脑膜炎和流感嗜血杆菌的多糖和多糖偶联疫苗以及无细胞百日咳的纯化蛋白质组分疫苗；第三次疫苗革命开始于 20 世纪 90 年代，诞生了基因疫苗(也称核酸疫苗或者 DNA 疫苗)，这种疫苗能刺激机体产生特异而有效的免疫应答，尤其是能诱导产生特异性细胞毒性 T 淋巴细胞，从而有效地预防病毒、胞内细菌和寄生虫等所引起的传染病。

三、疫苗的发展前景

随着疫苗及其基础学科和技术的发展，疫苗具有更大的应用和改良前景。第一，疫苗的适用人群逐渐扩大。大多数疫苗是针对婴幼儿和儿童的，但青少年和成人越来越多地成为目标人群。因此，疫苗正变得越来越普遍。如何使疫苗的适用人群扩大至成人和老年人成为疫苗发展的方向之一。第二，疫苗的剂型需要改良。针剂疫苗的接种会带来注射疼痛和依从性差等问题，为了减少注射接种次数，世界许多地方都使用含有五种或更多成分的联合疫苗。第三，人类正在开发新的疫苗接种方法，例如皮肤贴片、食用转基因植物等。第四，疫苗的用途在拓展中。原本疫苗被设计用来刺激机体的免疫应答，从而达到预防疾病的目的；而现在人们正试图研制疫苗来帮助治疗慢性感染和肿瘤。疫苗也被研发来应对一些社会问题。例如，人类正在开发疫苗以抵御炭疽、鼠疫和天花等可能的生物恐怖袭击。

第二节 疫苗对健康的贡献

一、什么是健康

健康是人们生活中的热门话题之一。那么，什么是健康呢？世界卫生组织的定义为，健康是一种完全的身体、精神和社会福祉的正常状态，而不仅仅是没有疾病或虚弱。健康可以定义为适应和管理身体的能力，包括了生活中的智力、心理和社会挑战。一般来说，个人生活的环境对其健康状况和生活质量都非常重要。人们越来越认识到，健康不仅通过科学知识的进步和应用，也通过个人的努力和明智的生活方式选择来实现。根据世界卫生组织的提法，健康的主要决定因素包括社会和经济环境、物理环境以及人的个人特征和行为等。

健康不仅对个体重要，而且对国家和整个社会更是意义非凡。为了推进健康中国建设，提高人民健康水平，我国根据党的十八届五中全会战略部署制定了《"健康中国 2030"规划纲要》。《纲要》中提出，要"实施健康中国战略"，减少传染病和感染性疾病的发生。疫苗接种是控制传染病和感染性疾病的最有效手段。因此，做好疫苗的预防接种对实现健康中国战略意义重大。

二、为什么要接种疫苗

我们从出生到成年，甚至在成年之后都会接种多种疫苗。我们为什么要接种疫苗呢？第一，从历史看来，疫苗在控制和消灭传染性疾病方面发挥了重要作用。在人类历史上，曾经出现过多种造成巨大生命和财产损失的瘟疫，如天花、流感、鼠疫等。在预防和消除这些传染性疾病威胁的过程中，疫苗发挥了十分关键的作用。由于疫苗的普及，许多曾经猖獗一时、危害人类健康的重大传染性疾病已经渐行渐远甚至灭绝。因此，疫苗被评为人类历史上最重大的发现之一。第二，接种疫苗是一种减少特别脆弱人群中特定疾病发生率的最有效手段。预防接种对提升婴幼儿免疫力至关重要，是儿童健康保障的有效手段。我国部分地区 60 岁以上老年人可以免费接种流感疫苗和肺炎疫苗，这是由于该人群对这两种疾病易感，而接种疫苗能有效降低这两种疾病在该人群中的发病率。第三，接种疫苗是公共卫生干预的有效措施，也是公共卫生干预的重点。接种疫苗能够很好地控制传染病的流行和传播，从而保护免疫力脆弱人群免于传染病侵害，最终实现良好的公共卫生环境与人类健康生活。

三、我国实施计划接种疫苗的成效

疫苗接种是公共卫生成效最显著、影响最广泛的工作之一，是各国预防和控制传染病的最主要手段。人类运用疫苗已经成功消灭了天花，小儿麻痹症（脊髓灰质炎）、白喉、百日咳和麻疹等多种传染病也得到了显著控制。

鉴于疫苗对公共卫生和国民健康的重要影响，我国从 1978 年开始实施计划接种疫苗策略。通过普及儿童疫苗接种，我国的麻疹、百日咳、白喉、脊髓灰质炎、结核和破伤风等疾病发病率和死亡率明显下降。到 2007 年，我国已有 14 种国家免疫规划疫苗，被用来预防 15 种疾病。目前，国家免疫规划疫苗接种率达到了 90% 以上。实施国家免疫规划疫苗接种，也创造了明显的经济效益和社会效益。麻疹、甲型肝炎、流行性乙型脑炎、流行性脑脊髓膜炎、百日咳和白喉等疾病发病率降到历史较低水平。推广新生儿乙肝疫苗接种后，5 岁以下儿童乙肝感染率降至 0.32%，这使 3000 多万人免于乙肝病毒感染。

四、疫苗接种对人类健康的重要意义

1. 疫苗接种可以保护健康，挽救生命

纵观疫苗发展的历史，疫苗拯救了许多生命。在疫苗被发明初始，詹纳使用疫苗使许

多人免于天花的威胁，巴斯德使用疫苗极大地降低了狂犬病的发病率和死亡率。当今，疫苗被广泛地应用于多种疾病的预防和治疗，尤其是在各国制定了国家规划疫苗接种后，疫苗挽救了更多人的生命，保护了更多人的健康。

2. 疫苗接种可以防止疾病传播

疫苗接种是控制和预防传染性疾病的最有效手段。疫苗接种不仅是对接受疫苗接种个体自身的保护，也是对其他个体的一种保护。疫苗接种会阻断传染病的传播，甚至可以使传染病完全消失。

3. 疫苗接种可以减轻社会医疗负担

疫苗接种是公共卫生干预的主要措施，能够有效地控制传染性疾病，降低社会整体发病率和死亡率。发病率和发病人数的降低会直接减轻个体的医疗负担和减少社会对于医疗的总体支出，这对于减轻社会的医疗负担具有重要意义。

本章关于科学与人文精神的问题与讨论

（1）简述疫苗对人类生存的意义。
（2）疫苗的出现是人类发展进程中的偶然事件还是必然事件呢？
（3）人类发展与疫苗发展的相互作用有哪些？

第二章
疫苗本源之探索：疫苗与免疫

自古以来，人们一直对传染病有着莫大的恐惧。古有天花肆虐，今有埃博拉和新冠横行。传染病的流行夺走了无数人的生命，也从未退出过人类历史的舞台。尽管古代社会对病原体感染的科学知识没有那么深入的了解，但在与病原体作斗争的漫长历史进程中，人们对于传染病的认识逐渐得到了发展与深化，初步形成的免疫学也在不断发展和步步推进。一代代科研工作者更是潜心研究、总结经验，终于研制出能预防疾病的疫苗并投入生产，为人类健康做出了巨大贡献。在当今社会，疫苗仍然是人类对抗传染病最成功的武器之一，也是预防大规模暴发性传染病的最有效工具。

第一节 免疫：人类健康的守护神

一、"免疫"知多少

免疫是人体的一种生理功能，人体依靠这种功能识别"自己"和"非己"成分，从而破坏和排斥进入人体的外来抗原物质（如细菌、病毒等），或人体本身所产生的损伤细胞和肿瘤细胞等，来维持人体的健康。正常情况下，免疫系统可通过免疫耐受"包容"自身物质，识别"异己"成分产生免疫应答并将之清除。机体的免疫系统就像海关检疫部门，对于出入境人员及货物都要进行严格排查，正常往来客商允许通行，但也要仔细盘查以避免不良分子伺机混入境内搞破坏（图2-1）。所以，免疫系统是维持机体生理稳态的重要组成部分，免疫应答过强或过弱（即病理性应答和无应答）都会导致疾病的发生。

人类对于免疫的认识是一个曲折的科学研究过程。18世纪至20世纪中叶被称为经典免疫学时期。这一时期，人们对免疫功能的认识由对人体现象的观察进入了科学实验时期。在此期间取得的重要成果包括：（1）牛痘苗的发明：18世纪末，牛痘苗的发明是继人

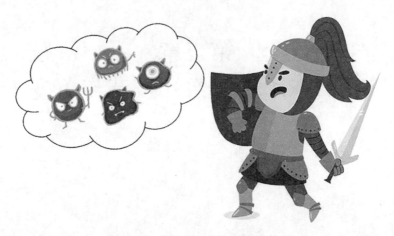

图 2-1　免疫系统保护机体健康

痘苗之后免疫学的一个重要发展，当时天花肆虐，英国的詹纳医生通过观察发现，挤奶女工因其工作性质的原因患牛痘的概率很高，而患过牛痘的挤奶女工却不再被天花病毒感染。这一有趣的现象引起了詹纳的关注，通过长期研究，牛痘苗问世，为当时生活在天花阴影笼罩下的人们带来了曙光。该疫苗给人体接种后，只引起局部反应，并不造成严重损害，但能有效地预防天花。它不仅弥补了人痘苗的不足，而且可在实验室大量生产。(2)减毒活疫苗的发明：19 世纪末，随着微生物学的发展，法国免疫学家巴斯德和德国细菌学家科赫(Koch)创立了细菌分离培养技术，为免疫学及微生物学的发展奠定了基础。在此之后，他们通过系统的科学研究，利用物理、化学以及生物学方法获得了减毒活疫苗，并用于疾病的预防和治疗。巴斯德以高温培养法制备了炭疽疫苗，将狂犬病病毒在兔体内经连续传代制备了狂犬病疫苗。至此，减毒活疫苗走上历史的舞台，并在日后抗击传染病的过程中发挥了重要作用。

　　紧接着，1890 年，德国学者贝林(Behring)和日本学者北里(Kitasato)在用白喉外毒素进行动物免疫实验时发现，一些动物并不能被成功免疫，他们对这一现象进行了深入研究。结果发现，在未成功免疫的动物血清中发现一种物质具有中和外毒素的能力，如果将此免疫血清转移给正常动物，接受该免疫血清的动物也可以获得中和相应外毒素的能力，他们将这一物质称为抗毒素。同年，贝林又与北里将这种可以中和白喉外毒素的抗毒素正式应用于白喉的治疗，开创了人工被动免疫疗法的先河。为此，1901 年首届诺贝尔生理学或医学奖颁给了贝林。后来，通过不断探索，人们又相继发现了凝集素、沉淀素等其他能与细菌或细胞特异性反应的物质，它们被统称为抗体，并且将可以刺激抗体产生的物质称为抗原，从而正式提出了抗原和抗体的概念。

　　1894 年，继抗毒素发现之后，菲佛(Pfeiffer)在实验中发现了免疫溶菌现象。首先他用霍乱弧菌免疫豚鼠，然后再次将霍乱弧菌注射到免疫成功的豚鼠的腹腔内，有趣的事情发生了：他发现新注入的霍乱弧菌不见了。他又做了另外一个实验，将免疫成功的动物的血清与相应细菌混合后一起注入正常豚鼠腹腔内，也发现了相同的现象，即细菌被迅速溶解。另一边，朱尔·博尔代（Jules Bordet）也对这一现象进行了深入研究，不过他进行了另一个有趣的实验，他将免疫成功的动物血清取出后立即加热至55℃并保持30分钟，再加入相应细菌，发现细菌没有被溶解而只是出现了凝集。据此博尔代推断，免疫血清中可能存在不止一种与溶解细菌有关的物质，而它们对热的稳定性不同。经实验证实，博尔代的观点是正确的，经过免疫后的动物血清中出现一种能与相应细菌特异性结合，引起细菌凝集且对热稳定的物质，即抗体；另一种物质则对热不稳定，可以协助抗体溶解细菌但不具备抗体的特异性，博尔代称之为防御素（alexin），而埃尔利希（Ehrlich）命名为目前通用的名字——补体（complement）。

19世纪末，研究者对机体保护性免疫机制的看法发生了分歧，并形成两大学派。其中，以梅契尼柯夫（Metchnikoff）为代表的细胞免疫学派认为体内的吞噬细胞是机体抗感染免疫的关键；而以埃尔利希为代表的体液免疫学派却不这样认为，他们认为血清中的抗体才是机体抗感染免疫的主力。双方各执一词，争论不休，但谁都无法完全说服对方。直至1903年，调理素的发现终止了两学派间的争论。调理素是莱特（Wright）和道格拉斯（Douglas）在研究细胞吞噬现象时发现的，他们发现血清和其他体液中存在一种能增强细胞吞噬作用的物质（调理素），这也使人们开始认识到体液免疫和细胞免疫都是机体免疫机制的重要组成部分。

此后，免疫学的发展突飞猛进，人们想要了解机体免疫反应的热情也越来越强烈。20世纪中叶，人们不再局限于抗感染免疫模板学说，通过深入研究，对生物体的免疫反应性有了进一步的认识和了解，并且免疫学开始全面研究生物学问题，出现了全新的免疫学理论，使免疫学进入了免疫生物学时代。因此，18世纪末至20世纪中叶被称为近代免疫学时期。

到了现代免疫学时期，也就是20世纪60年代至今，免疫学又得到了长足的发展与进步，在这一时期，淋巴细胞系在免疫反应中的重要地位得以确认，围绕免疫系统特别是细胞因子、黏附分子等开展了大量研究，进一步阐明了抗体（免疫球蛋白）的分子结构与功能，从分子水平对抗体的多样性、类别转换等进行了深入的探讨，在多个方面取得了许多突破性成就。

二、免疫系统——机体健康的保护伞

经过一代又一代研究者的不懈努力，我们终于认识到，机体免疫系统由体液免疫和细胞免疫组成。但是体液免疫和细胞免疫中发挥主要功能的又是什么呢？1957年，克里克（Click）在实验中发现，如果摘除正常鸡的法氏囊（bursa of fabricius），将会导致其无法正常产生抗体，从而认为法氏囊是鸡产生抗体的主要部位，进一步推测产生抗体的细胞也主要分布于此。通过一系列的研究，克里克发现了产生抗体的细胞，并称其为 B 细胞。另一方面，米勒(Miller)和古德(Good)在哺乳动物体内进行类似试验，发现将动物进行早期胸腺摘除后，将会导致其细胞免疫缺陷和抗体的产生量显著下降，从而证明存在于胸腺(thymus)的免疫细胞是细胞免疫的重要执行者，将其命名为 T 细胞。此后，研究者又进一步研究了 T 细胞和 B 细胞在外周淋巴组织的分布及它们在抗体产生中的协同作用，从而奠定了免疫系统的组织学和细胞学基础。

　　免疫系统由免疫器官(骨髓、胸腺、脾脏、淋巴结、扁桃体、小肠集合淋巴结、阑尾等)、免疫细胞(淋巴细胞、单核吞噬细胞、中性粒细胞、嗜碱性粒细胞、嗜酸性粒细胞、肥大细胞、血小板等)以及免疫分子(抗体、溶菌酶、补体以及干扰素、白细胞介素、肿瘤坏死因子等细胞因子)组成，具有免疫防御、免疫自稳和免疫监视的作用。免疫系统就像是机体的自卫队，多个小分队各司其职、有条不紊地执行着防御、自稳和监视的功能，共同维护着机体的健康。那么，免疫系统到底在我们机体的哪些位置，又包含哪些主要成分呢？让我们从图 2-2 初步了解一下。

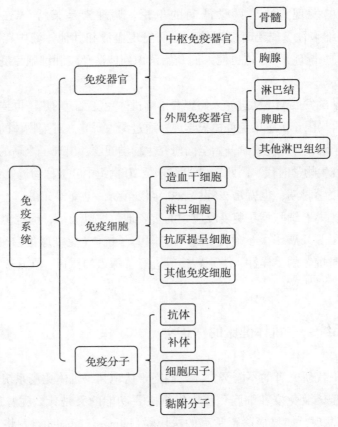

图 2-2　人体免疫系统的组成

三、免疫系统的三大王牌

1. 守护——免疫防御（immunologic defence）

免疫系统是机体健康的保护伞，防御功能是其重要的功能之一。免疫防御指机体抵御外来细菌、病毒等病原体感染的能力，可以有效地抵御细菌、病毒等有害成分的入侵，从而维持机体免疫稳态。如果免疫系统的防御能力过低，机体就会反复发生各种感染，表现为免疫缺陷；反之，如果这种能力过高，人体又易发生超敏反应。免疫系统的防御功能主要针对外来的成分，像一道进出口的关卡，针对往来货物仔细排查，防止对机体有害的成分进入机体。

2. 平衡——免疫自稳（immunologic homeostasis）

免疫系统也是机体正常运行的坚强后盾，能帮助机体识别并清除体内衰老、死亡或出现损伤的自体细胞。生物体的各种组织、细胞都有一定的寿命，机体也必须通过清除衰老和死亡的细胞，来维持机体内环境稳态，免疫的稳定功能正常十分关键。如果免疫系统的自稳功能出现异常，把正常细胞也当作衰老、死亡或损伤的细胞进行清除，就会导致人体自身免疫性疾病的发生。免疫系统的自稳功能主要针对自身，也就是所谓的自查，主要排查机体内部衰老和受损的细胞，并将其清除出去，以维持机体的生机与健康。

3. 监察——免疫监视（immunologic surveillance）

免疫系统还扮演着机体内部的检察官，免疫的监视功能可以甄别和清除体内产生的突变细胞，防止其发展为恶性肿瘤。在外界环境影响下，机体内的一些细胞受到影响后会发生突变，偏离原来的生命轨迹，甚至发展为肿瘤细胞。免疫系统的监视功能可及时发现这种异常细胞，并将其清除。如果该监视功能下降，人体就会发生持续病毒感染或罹患肿瘤，这对于机体健康来说是极为不利的。

免疫系统的上述三大功能构成了完整的免疫系统，三者的完整性是机体健康的基本保证，其中任何一个成分的缺失或功能不全都可导致免疫功能障碍，从而引发疾病。对于机体免疫系统而言，固有免疫和适应性免疫是机体的两道重要防线，让我们来一起了解一下吧。

四、"与生俱来"的固有免疫

固有免疫（innate immunity）又称天然免疫、先天免疫、非特异性免疫（non-specific immunity），是机体在种系发育和进化过程中形成的天然免疫防御功能，即出生后就已具备的非特异性防御功能。这种保护自己的能力，在我们一出生时就有，是我们来到这个世界的第一道防线，也是非常重要的一道防线，可抵御多种病原体的入侵，这种能力可通过遗传获得并可以继续遗传。我们可以通过图2-3了解固有免疫的具体组成。

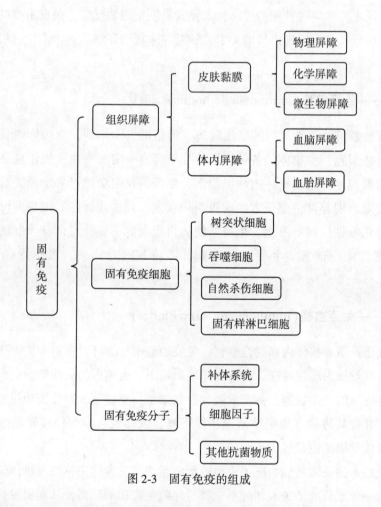

图 2-3　固有免疫的组成

固有免疫作为我们与生俱来又可遗传的免疫能力，自然也有它的独到之处。固有免疫为非特异性免疫，它并不针对某一种特异性的病原体，参与该过程的免疫细胞较多且反应快，有相对的稳定性。也正是这些特点，让固有免疫成为一切免疫应答的基础，时刻保护着我们的健康。

五、"吃一堑长一智"的适应性免疫

适应性免疫（adaptive immunity），又称特异性免疫（specific immunity）、获得性免疫，是人体在成长过程中，主动（人工预防接种疫苗、类毒素、免疫球蛋白等）或被动（日常无症状的感染或感染病愈）感染而使机体获得的特异性抵抗该感染的能力。一般是在机体接触抗原物质后刺激免疫系统形成，并能特异性识别该抗原从而发生特异性反应。适应性免疫在首次接触抗原时反应较慢，但会使机体形成免疫记忆，一旦再次接触相同抗原刺激时就会很快产生针对该抗原的特异性免疫反应。细胞免疫和体液免疫是适应性免疫的两大利器，在抗病原体感染中发挥着重要作用。

1. T 细胞的健康保卫战——细胞免疫

T 细胞是参与细胞免疫的主要成员，在受到抗原（也可能是疫苗）刺激后，可转化为致敏淋巴细胞，并产生针对该抗原的特异性免疫应答的能力。这种特殊的免疫应答只能通过致敏淋巴细胞传递，所以称为细胞免疫。T 细胞是细胞免疫过程中的一把利剑，在机体感染时发挥着重要作用。该免疫过程可以分为三个阶段：感应阶段、反应阶段和效应阶段。机体在感应到抗原的存在后，T 细胞转化为致敏 T 淋巴细胞发挥免疫功能，致敏淋巴细胞第二次与相同抗原接触时，便释放出多种淋巴因子（如细胞因子、淋巴毒素、干扰素等），与巨噬细胞、杀伤性 T 细胞一起对该抗原进行清除。接种疫苗就像是我们用安全性较高的病原体给免疫系统提前上了一课，让它记住了这类病原体的长相特征，所以在之后的生活中，当再次遇到此类病原体时免疫系统便可以迅速发挥作用。图 2-4 生动形象地展示了细胞免疫的主要过程。

2. B 细胞的曲线救国——体液免疫

B 细胞是参与体液免疫的主要淋巴细胞。体液免疫不像细胞免疫那样与"敌人"正面交锋，而是通过 B 细胞接受抗原刺激后转变为浆细胞，浆细胞可以生产大量抗体释放到体液中来特异性与该抗原结合，发挥抗感染的功能。B 细胞就像机体的备用弹药库，抗原的刺激类似于打开了弹药库的大门，抗体便是与病原体这种抗原抗争的最佳弹药。图 2-5 展示了体液免疫的主要过程。

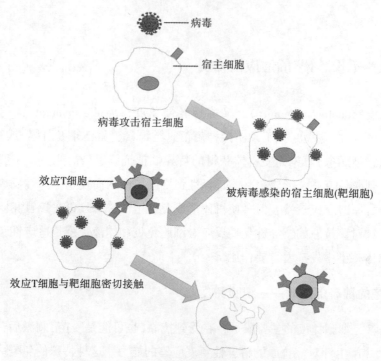

图 2-4　细胞免疫

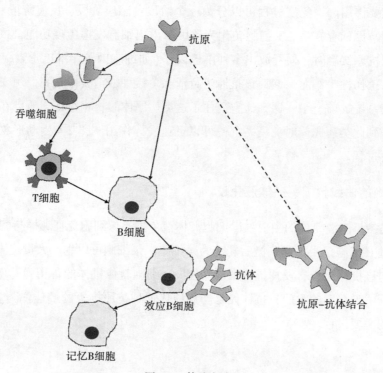

图 2-5　体液免疫

适应性免疫作为机体免疫的主要组成部分又有哪些特点呢？首先，适应性免疫又称特异性免疫，顾名思义是具有特异性和免疫记忆，即在第一次接触某抗原时反应较慢，同时形成免疫记忆细胞。一旦再次接触相同抗原便会很快产生针对该抗原的特异性免疫反应，当然该过程也是由多种细胞共同参与的，而发挥主要作用的是 T 细胞和 B 细胞。其次，适应性免疫有正应答和负应答之分，负应答指的是免疫耐受性，即不发生特异性免疫应答，对于机体正常组分的免疫耐受也是机体健康的重要保障。

六、无处不在的抗原

抗原（antigen），是指能够刺激机体产生特异性免疫应答，并能与免疫应答产物（抗体或致敏淋巴细胞）在体内外结合，发生特异性免疫反应的物质。也就是说，我们接触到的凡是能引起机体产生免疫应答的物质，都可称为抗原，抗原像善于伪装的特务，潜伏在我们的生活环境中，无处不在。生活中我们接触到的抗原可以按照图 2-6 所示情形进行分类。

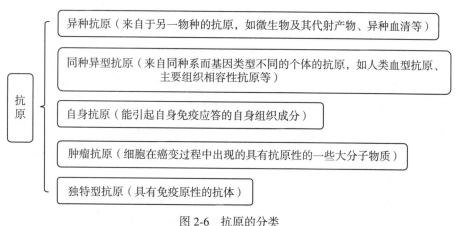

图 2-6　抗原的分类

那么，抗原有什么特殊之处呢？抗原具有三大属性，即异物性、大分子性和特异性。异物性是指进入机体组织内的抗原物质，必须与该机体组织细胞的成分不相同，这种差异越大越容易引起机体免疫系统的注意。大分子性是指抗原一般是由相对分子质量大于 10kDa 的大分子物质组成，且分子量越大，其免疫原性越强。特异性是由抗原分子表面的抗原决定簇所决定的，这些抗原决定簇又被称为抗原表位。抗原表位就像是一个标签，抗原通过这个标签被相应淋巴细胞表面的抗原受体结合而激活淋巴细胞引起针对该抗原的特异性免疫应答。换言之，淋巴细胞表面存在一个可以特异识别抗原标签的受体，通过识别抗原标签而区分"自己"与"非己"。因此，抗原表位是免疫应答具有特异性的物质基础。

七、守卫健康的利剑——抗体

抗体（antibody），是一种具有生物学活性，可鉴别与中和外来物质（如细菌、病毒等）的大型"Y形"蛋白质，由浆细胞（效应 B 细胞）分泌，仅被发现存在于脊椎动物的血液等体液及 B 细胞和黏膜表面。这个在我们机体中不算起眼的蛋白质到底是什么样子呢？又在维持机体健康的过程中扮演着什么样的角色呢？让我们跟随历史的脚步了解一下。

19 世纪 80 年代后期，有学者在研究病原菌时发现，感染者的血清中存在"杀菌素"（bactericidins），这就是人们最早发现的抗体。根据抗体的产生特性，当时的学者把能刺激机体产生抗体的物质命名为抗原，从而使抗体研究纳入免疫学范畴。抗体被发现之后，人们对这个神奇的分子十分好奇，掀起了一股解析抗体结构的浪潮，很多科学家都想揭开抗体的神秘面纱一探究竟，但由于当时实验条件的限制而收获甚少。

1953 年，英国生物化学家弗雷德里克·桑格（Frederick Sanger）经过不懈努力成功分析了胰岛素的化学结构，从而为解析人体内活性物质的结构奠定了基础。美国生物学家杰拉尔德·埃德尔曼（Gerald Maurice Edelman）受到桑格研究成果的启发，将 IgG 用 β-巯基乙醇处理后，使其分解成分子量大小不同的两条链，分别称为重链和轻链，在此基础上提出了理想中的抗体结构：抗体的重链和轻链通过折叠成复杂的袋状结构来识别抗原。

1963 年，埃德尔曼与罗德尼·罗伯特·波特（Rodney Robert Porter）合作，分享各自多年的研究成果，经反复推敲提出了他们心目中完美的抗体分子模型。他们认为，抗体的两条重链和两条轻链共同组成"Y"型结构，轻链和重链的一部分结合组成了"Y"型结构的分支。抗体识别抗原的特异性结合位点位于"Y"型结构分支的顶端，轻链和重链都有一部分参与抗原的特异性识别。

1969 年，埃德尔曼和波特成功测定得到了抗体的 1300 多个氨基酸，这是一项相当了不起的成就。随后埃德尔曼继续深入研究，进一步解析出更加精确的抗体结构，包括重链和轻链可变区、重链和轻链恒定区以及抗体内部二硫键的位置。同时他认为抗体可变区的差异是导致抗体差异的关键区域。虽然他们已经基本清楚了抗体识别抗原的结构基础，却仍无法解释抗体多样性的问题。研究已知，在不同抗原的刺激下，机体免疫系统能够产生不同抗体加以应对。而根据之前的理论，"一个基因编码一条多肽链"，那么即使是人类具有如此庞大的基因组仍然无法满足抗体多样性编码的需求。

1976 年，日本科学家利根川进（Susumu Tonegawa）和同事对不同细胞中的抗体轻链编码基因分布进行检测，发现不同抗体编码基因在不产生抗体的胚胎细胞中距离较远，而在产生抗体的骨髓瘤细胞中距离较近，这个发现说明抗体编码基因在从生殖细胞到免疫细胞的发育过程中发生了重新分布。利根川进在此基础上进一步研究，最终确定了产生抗体的 B 淋巴细胞中抗体基因的染色体重排和突变是抗体多样性的决定性因素。并且通过估算，抗体基因通过重组和突变可以组合出约 100 亿种不同的抗体，这很好地解释了抗体多样性产生的原因。由于其在抗体多样性研究方面的突破性进展，利根川进于 1987 年获得诺贝尔生理学或医学奖。

这小小的抗体是如何在免疫过程中发挥关键作用的呢？我们来了解一下属于这小小抗体的洪荒之力：通常认为抗体就是免疫球蛋白(Ig)，抗体可以分为 IgG、IgA、IgM、IgD、IgE 五类，不同的抗体有着不同的地位及作用。

IgG 抗体是血清主要的抗体成分，是再次体液免疫应答产生的主要 Ig 分子，约占血清总 Ig 的 75%。其中 40%～50% 分布于血清中，其余分布在组织中。IgG 抗体主要由脾、淋巴结中的浆细胞合成和分泌，以单体形式存在，发挥着重要的抗感染、中和毒素和调理作用，是唯一能通过胎盘的 Ig 分子。

IgE 抗体主要由呼吸道和消化道黏膜固有层的浆细胞产生，在正常人的血液中含量极低，约占血清总 Ig 的 0.002%。IgE 与 I 型超敏反应有关，过敏体质或超敏患者血清中 IgE 的含量明显高于正常人，故 IgE 在血清中含量过高常提示过敏体质或 I 型超敏反应的存在。

IgA 抗体包括血清型 IgA 和分泌型 IgA。血清型 IgA 存在于血清中，其含量占总 IgA 的 85% 左右；分泌型 IgA 存在于分泌液中，分泌型 IgA 是机体黏膜局部抗感染免疫的主要抗体。IgA 不能通过胎盘，新生儿血清中无 IgA 抗体，但可从母乳中获得分泌型 IgA。

IgD 抗体在血清中含量很低，约占总 Ig 的 1%，且含量个体差异较大，可作为膜受体存在于 B 细胞表面。

IgM 抗体是分子量最大的 Ig 分子，主要由脾脏和淋巴结中的浆细胞分泌合成，是机体初次免疫应答的主要抗体。IgM 抗体主要分布于血清中，以五聚体的形式存在，占血清总 Ig 的 5%～10%。IgM 具有强大的激活补体、免疫调理和凝集作用，也参与某些自身免疫病及超敏反应的病理过程。从生物的种系发生上看，IgM 是最原始的抗体，在个体发育中，机体最先合成的抗体就是 IgM，其后才相继出现 IgG 与 IgA。另外，IgM 在感染后最早出现，是机体抗感染的先锋军。

第二节　打响人类健康自卫攻坚战——疫苗

在人类的历史长河中，人们一直在寻求战胜各种瘟疫和疾病的方法，但通过疫苗接种来抵抗疾病只有很短暂的历史。疫苗可以称为人类医学史上的一次重大突破，一剂小小的疫苗，救无数人于水火，避免了多次重大疾病暴发所带来的人员及财产损失。20 世纪以来，大规模人群的常规疫苗接种逐渐被推广开来，也日益被公众广泛知晓和接受。通过疫苗接种，天花病毒被彻底消灭，脊髓灰质炎、白喉等传染性疾病几乎被消灭，麻疹、新生儿破伤风等疾病的发病率也显著下降。迄今为止，没有任何一种医学手段能够像疫苗接种一样对人类健康事业产生如此重要、持久和深远的影响，而且没有一种药物能够像疫苗一样以极低的成本从地球上清除某种疾病。接下来我们了解一下疫苗的组成及其基本特性。

一、疫苗的基本构成

疫苗主要由抗原、佐剂、防腐剂、稳定剂、灭活剂及其他活性成分组成。抗原作为疫苗的主要成分，其免疫功能和免疫原性应该长期保持并且稳定，且疫苗在使用后引起的不良反应越少越好。

1. 抗原

抗原是疫苗最关键的有效活性成分，决定了该疫苗的特异免疫原性。抗原必须具备有效激发机体免疫应答的能力，机体产生针对该抗原的保护性抗体或致敏淋巴细胞，从而产生特异性针对该抗原的保护性免疫。不同抗原的免疫原性有所差异，蛋白质和多糖类抗原的免疫原性强于类脂，当然通过添加佐剂可以增强机体对某些免疫原性较弱的抗原的免疫应答。

2. 佐剂

佐剂的加入主要是为了增强机体对抗原的免疫应答，所以必须保证该佐剂性质稳定、无毒无害、对人体安全。目前疫苗中应用最广泛的佐剂是铝佐剂和油制佐剂，而最近新开发的一些新型佐剂则包括细菌毒素、CpG 序列、脂质体及细胞因子等。

3. 杀菌剂和防腐剂

杀菌剂和防腐剂是为了在疫苗生产出来到接种入人体期间防止外来微生物的污染。适量添加防腐剂对于保证疫苗品质十分重要。大多数的灭活疫苗都使用防腐剂，如硫柳汞、2-苯氧乙醇、氯仿等。

4. 保护剂或稳定剂

保护剂或稳定剂一般是为了保证作为抗原的病毒或其他微生物存活并保持原有的免疫原性，如冻干疫苗中常用的乳糖、明胶、山梨醇等。

5. 灭活剂及其他

在生产灭活疫苗时需要对病毒和细菌进行灭活，一般采用物理灭活法如加热、紫外线照射等。除此之外，也可以采用化学灭活法，即加入灭活剂。常用的化学灭活剂有丙酮、酚、甲醛等。灭活剂一般对人体有一定的毒害作用，因此在疫苗生产中必须及时从疫苗中除去，并严格控制其含量，以保证疫苗的安全性。

疫苗的基本特性包括免疫原性、安全性和稳定性。免疫原性主要与抗原的大小、稳定性及理化性质有关。疫苗最主要的有效活性组分是抗原，小分子量的抗原易被机体分解、过滤，无法诱导机体产生良好的免疫应答；而分子量过大的抗原又易引起机体过度的免疫应答。此外，抗原稳定性和理化性质（颗粒性抗原，可溶性抗原如蛋白质、多糖、类脂等）也是其能否引起正常免疫应答的关键。安全性即疫苗接种后机体的全身和局部反应、接种引起免疫应答的安全程度及人群接种后引起的疫苗株散播情况等。稳定性是指在疫苗生产及运输过程中仍能维持其稳定有效的生物活性。

二、疫苗制备的基本过程

疫苗是将病原微生物（如细菌、立克次氏体、病毒等）及其代谢产物，经过人工减毒、灭活或利用基因工程等方法制成的用于预防传染病的生物制剂。疫苗保留了病原微生物刺激机体免疫系统产生特异性保护的特性。当人体接触到这种不具伤害力的抗原后，免疫系统便会产生一定的保护物质，如记忆性B细胞、记忆性T细胞、特异性抗体等；当人体再次接触到这种抗原时，人体的免疫系统便会启动其原有的免疫记忆，制造更多更强的保护物质来抵御该抗原。那么，保护机体免受抗原侵害的疫苗是如何制备的呢？经典的疫苗制备流程见图2-7。

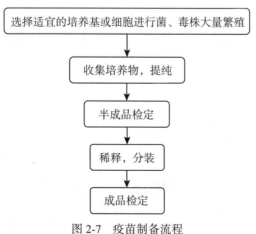

图 2-7　疫苗制备流程

这只是疫苗的基本制备流程，新疫苗从最开始的研发到完全普及应用所经历的过程并不是这么简单。一种新的疫苗从研发到上市，一般要经过 8~20 年漫长的历程，不仅耗时长、成本高，对安全性的要求也极高，一个成熟的疫苗需要经过重重检测、鉴定及临床试验才能面向大众。那么，新疫苗从研发到上市需要经历哪些阶段呢？

1. 临床前研究

临床前研究是疫苗的研发阶段，一般在实验室进行。研发人员需要首先对即将进行疫苗生产的毒株、细胞进行筛选，从而保证疫苗安全、有效、可持续供应。在此期间，研究人员对毒株及细胞等培养、传代，并观察毒株活力及毒力，进行必要的毒株减毒等一系列工作。并根据每个疫苗的不同情况建立不同的实验室动物（如小鼠、豚鼠、兔或猴等）模型，进行一些前期的动物实验。在动物实验提示工艺可控、质量稳定及安全有效的前提下，可以向国家药品监督管理部门申请进行临床试验。临床前研究一般需要 5~10 年。

2. 临床研究

临床研究一般分为 I 期、II 期、III 期、IV 期四个阶段。国家出台了一系列法律法规，对疫苗人体临床试验进行管理，可见临床试验对疫苗研发的重要性。其中，包括《药物临床试验质量管理规范》《疫苗临床试验质量管理指导原则》《伦理委员会药物临床试验伦理审查工作指导原则》《药品不良反应报告和监测管理办法》《疫苗临床试验技术指导原则》《临床试验数据管理工作技术指南》等。各期临床试验的各个环节都有严格的标准化操作规程，任何一个环节出现纰漏都可能导致该疫苗中途"夭折"。

（1）I 期临床试验：主要考察所研究疫苗在人体内的安全性，一般招募少量（几十至上百例）自愿受试者进行试验。若疫苗 I 期临床结果显示安全性良好，方可进行 II 期临床试验。

（2）II 期临床试验：主要进行疫苗在人体内最佳剂量研究以及初步的有效性评价，并进一步观察扩大人群后的安全性。一般招募较多（几百到上千例）自愿受试者进行试验。II 期临床试验达到预期目的后，方可进行 III 期临床试验。

（3）III 期临床试验：采用随机、双盲法、安慰剂对照（或对照苗）设计，全面评价疫苗的有效性和安全性，一般受试者为数千到几万例不等。该期是疫苗上市获得注册批准的基础。若关键性的 III 期临床试验获得预期临床保护效果，安全性良好，企业方可将临床数据资料递交国家药品监督管理部门申报生产。

（4）IV 期临床试验：对进行应用的疫苗，一面进行后续检测，一面观察疫苗在广泛使用中的有效性、安全性及不良反应。

每期临床试验都设有严密的安全性监测、严格的终止标准，每种疫苗都可能因为达不到预设目的或预期要求而在临床试验期间被叫停，甚至被终止。

三、第一次疫苗革命——减毒活疫苗制备（卡介苗）

1921 年，由法国细菌学家卡莫德（Calmette）和介兰（Guerin）研制的卡介苗第一次应用到人类的结核病预防上，至今已过去 100 余年。1907 年，卡莫德和介兰选择了一株致病力很强的牛型结核杆菌，在通常情况下，0.01 毫克该野生结核杆菌就会使豚鼠发生结核病变，并且往往在两个月内死亡。他们将该强致病性菌株在特制的甘油牛胆汁马铃薯培养基中进行传代培养（每 2~3 周传代一次）。在传代到十几代时，他们发现该菌株对动物的致病力有所降低；在被移种至第 33 代后，1 毫克菌量都不能使豚鼠死亡。这给了卡莫德和介兰莫大的信心，他们继续研究，在 13 年中，共接种传代达 230 代之多，终于使该菌的毒力达到安全范围，将该菌接种于动物后，不能使动物发生结核病，但却保留了对结核病产生免疫作用的免疫原性。后来将减毒后的结核杆菌大规模培养，制备成减毒活疫苗即卡介苗用于人类预防结核病，发挥出了显著作用。

四、第二次疫苗革命——基因重组疫苗技术

乙型肝炎是由乙型肝炎病毒（HBV）感染引起的慢性或急性肝炎。乙型肝炎病毒的传播范围之广令人难以想象，20 世纪 80 年代全世界平均每三个人中就有一个人感染乙型肝炎病毒。基因工程技术兴起之后，各国科研工作者们开始尝试将这种新型技术应用到制备乙型肝炎疫苗中。令人欣喜的是，1986 年，乙型肝炎病毒表面抗原的基因工程疫苗获得成功，并正式作为乙型肝炎疫苗用于临床，成为最具典型意义的第二次疫苗革命的产物。那么，什么是基因工程疫苗？基因工程疫苗有什么不同之处呢？

基因工程疫苗是利用基因重组技术，把天然的或人工合成的可以表达我们需要的抗原蛋白的遗传物质定向插入细菌、酵母或哺乳动物细胞中，使我们需要的抗原成分得以充分表达，经纯化后制成疫苗。应用基因工程技术能制备出不含感染性病原菌或病毒粒子的亚单位疫苗、稳定的减毒疫苗以及能同时预防多种疾病的多价疫苗。

五、第三次疫苗革命——反向疫苗学技术

反向疫苗学技术采用更精准的疫苗学技术，主要利用生物信息学技术对致病微生物基因组序列进行详细分析，从大量的抗原序列中筛选出适合研制疫苗的候选抗原。相对于传统疫苗学技术，它减少了鉴定疫苗抗原所需的时间和花费，并能提供新的解决方案。相信

该技术将会给目前的疫苗研究带来更大的突破，为研制出更多保护人体健康的疫苗做出卓越贡献。

六、治疗性疫苗——抗体的制备

除了将病原微生物及其代谢产物经过人工减毒、灭活等方法制成疫苗外，还有一些治疗性疫苗，也被称为治疗性生物制剂，其中一种主要成分是特异性抗体。下面我们就来了解一下抗体的制备过程吧。

通过前面的讲述我们了解到，B 细胞在抗原的刺激下，能够分化、增殖形成浆细胞，具有分泌针对这种抗原的特异性抗体的能力。B 细胞的这种能力是有限的，不可能持续分化和增殖下去，因此产生抗体的量也不足以消灭病原体。为了解决这个棘手的问题，一代代的医学研究者进行了前赴后继的探索，发现了解决该限制的最好方法，即将这种 B 细胞与非分泌型的骨髓瘤细胞融合形成杂交瘤细胞，再进一步克隆化，这种克隆化的杂交瘤细胞既具有肿瘤细胞的无限分裂的能力，又具有 B 细胞产生特异性抗体的能力。1975 年，英国科学家米尔斯坦（Milstein）和法国科学家科勒（Kohler）将鼠源的 B 细胞同肿瘤细胞融合形成杂交瘤细胞，从而产生了第一代单克隆抗体（monoclonal antibody，MAb）。这种抗体特异性高，性质均一，易于大量生产，为肿瘤等疾病的治疗带来了新的希望。

但是，对于人体免疫系统来说，鼠源性单克隆抗体也是异种抗原，当其进入人体后会被人体的免疫系统检测到，产生人抗鼠的抗体并将其中和，使其功能难以发挥。并且由于抗体属于蛋白质，本身分子质量较大，穿透血管能力低，生产成本高，不利于大规模工业化生产。因此，寻找一种可以大规模工业化生产新型抗体药物的方法刻不容缓。随着科研工作的深入，人源化抗体的研究被一步步推进，不同程度的人源化抗体登上了历史舞台。

在 20 世纪 80 年代中期，研究者们试图通过基因工程的方法对鼠源单克隆抗体进行改造以制备人鼠嵌合抗体。人鼠嵌合抗体是指用人抗体的恒定区序列取代鼠源抗体的恒定区序列，保留鼠单抗的可变区序列，而形成的嵌合抗体。但是，更多的临床数据显示，我们机体的免疫系统对一些人鼠嵌合抗体仍存在不同程度的免疫应答，所以有必要进一步降低鼠源性。随着研究的深入，CDR（complementarity-determining regions，互补决定区）移植人源抗体的出现，为人源化抗体药物的研发带来了转机。CDR 移植抗体是指在嵌合抗体的基础上进一步用人源框架区对鼠源抗体的相应部位进行替代，仅保留三个鼠源性 CDR，使抗体的人源性可达 90% 以上。这种方法可以进一步降低人体对嵌合抗体的免疫应答，确保抗体达到预期的治疗效果。

当然，全人源抗体是用于临床治疗的理想抗体，目前主要通过抗体库技术以及转基因小鼠技术等方法生产全人源抗体。

本章关于科学与人文精神的问题与讨论

(1) 我们为什么要接种疫苗?

(2) 如果我们不接种疫苗,是否可以通过群体免疫达到预防疾病的效果?

(3) 我们接种疫苗以后是不是就可以高枕无忧了呢?

(4) 你认为未来我们还会需要哪些新型疫苗?

(5) 如果你是父母,你会带孩子去接种疫苗吗?

第三章
消灭"凶恶瘟神"的疫苗：天花疫苗

忘记过去，就意味着背叛。凡是忘记过去的人们注定要重蹈覆辙。现在，除了手臂上的痘印，许多人对天花(smallpox)已没有丝毫的印象。然而，作为一种烈性传染病，天花曾经剥夺了几亿人的生命。直到中国古代人痘疫苗和爱德华·詹纳牛痘疫苗的发明，天花病毒的感染才得到了有效控制。天花疫苗的发明是人类抵抗天花病毒和维护自身健康史上的一个里程碑，为人类最终消灭天花奠定了基础，也为后期疫苗工业的变革产生了巨大而深远的影响。天花也成为到目前为止第一种被人类消灭的传染病。

第一节 "凶恶瘟神"之天花病毒

一、什么是天花病毒

天花病毒(variola virus)属于痘病毒科，正痘病毒属。天花病毒是目前发现的可以在人体致病的病毒中体积最大的病毒，呈砖形，长302~350nm，宽244~270nm，由双链 DNA 构成。天花病毒对人类易感，主要通过空气传播，具有高传染性和高致死率。该病毒感染的潜伏期平均约为12天，少数情况下短至7天或长至19天。感染后的初期症状包括高烧、寒战、乏力、头疼、恶心和肌痛。2~3天后，在脸部、手臂和腿部会出现斑疹、丘疹。病灶在几天之后开始化脓，然后逐渐结痂脱落。天花病毒感染后期常伴有并发症，如败血症、肺炎、支气管炎、喉炎、骨髓炎、脑炎、脑膜炎、中耳炎、失明、流产等，这些并发症是天花病毒感染致死的主要原因。

二、天花病毒在全球的流行

有文字记载的天花病毒最早出现在公元前2000多年的印度。公元700年，天花病毒由印度逐渐传入中国、日本、欧洲和北非。公元 1518 年至 1524 年，天花病毒由北非逐渐传至加勒比、墨西哥和秘鲁。之后，来源于非洲的天花病毒逐渐传至巴西（公元 1555 年）和北美（公元 1617 年）。公元 1713 年，天花病毒由印度传至南非。此后，公元 1789 年，天花病毒由欧洲传至澳大利亚。天花病毒的早期传播与人类社会生产力的日益发展以及人与人之间的交流逐渐频繁密切相关。

三、天花病毒在中国的流行

天花最早在中国被称为"虏疮"，在晋代葛洪的《肘后备急方》中，第一次记录了天花病毒感染的症状和流行情况。该书记载，"比岁有病时行，仍发疮头面及身，须臾周匝，状如火疮，皆戴白浆，随决随生""剧者多死"，详细描述了天花病毒感染的症状。此外，该书还记载，"永徽四年，此疮从西流东，遍及海中"，对该病毒的起源和流行进行了描述，指出该病起源于公元 23—26 年的东汉光武帝建武年间。在隋朝元方的《诸病源候论》中，天花被称为"豌豆疮（痘疮）"。唐代以后，天花在我国逐渐流行。明清时期，天花病毒在我国出现大规模流行，造成大量人口死亡。根据《清宫档案揭秘》记载，清朝的两位皇帝顺治、同治均死于天花病毒感染。古典记载，"痘疹凶猛，谈痘色变"。天花病毒在古代被视为瘟神般的存在，皇亲国戚也不能幸免。明清时期，多位皇帝为了躲避天花病毒，都在天花流行的季节到宫外躲避。清朝的康熙皇帝在出生时正巧赶上天花流行，最后由乳母抱出紫禁城，在宫外抚养。但也没能逃出天花的魔爪，其在两岁时不幸感染了天花病毒，幸运的是，康熙在乳母的悉心照料下，最后战胜了天花而存活下来，只是在脸上留下了天花病毒感染的印记。在康熙执政期间，他大力推广种痘（即人痘法疫苗接种），广征名医，有效遏制了天花的传播，为后来的康熙盛世奠定了良好的社会健康环境。

第二节　天花疫苗的研制历程

一、中国古代人痘法预防天花

我国古代有书籍记载通过种痘法预防天花。明代董正山撰《种痘新书》中记述："自唐开元（712—756 年）年间，江南赵氏始传鼻苗种痘之法。"清代名医朱纯嘏《痘疹定论》中记载："相传宋真宗（998—1022 年）时丞相王旦之子，因患天花请峨眉山神医种痘，七日发痘，痘出甚好，十三日发痂。"除了这两种说法外，在 1727 年俞茂鲲著的《痘科金镜赋集解》中也写道："又闻种痘法起于明朝隆庆年间（1567—1572 年）宁国府太平县，姓氏失考，得之异人丹家之传，由此蔓延天下，至今种花者，宁国人居多。"由此看来，我国古人最迟在 16 世纪或更早一些就已发明了通过人痘疫苗接种法来预防天花，远早于爱德华·詹纳通过接种牛痘疫苗（1796 年）来预防天花。

早期的人痘接种法，是取感染了天花病毒的患者所结的痂（当时人称其为"时苗"），将其接种到健康人体内。但是这种"时苗"毒性比较大，所以史书记载："苗顺者十无一死，苗凶者十之八存。"说明这种方法在当时是一种大胆的尝试，十分凶险。后来人们为了降低被接种者的风险，又通过一系列的尝试发明了"熟苗"接种法，即将接种发出来的痘作为种苗，经过"养苗""选炼"，连续接种七代之后，使痘苗的毒性降至最低，再接种到健康人身上。"熟苗"接种法大大降低了被接种者的感染风险，在我国古代已经被当作一种成熟的方法来预防天花。

17 世纪后叶，中国的种痘术相继传到俄国（1688 年）、日本（1744 年）、朝鲜（1763 年），后来又从俄国传至土耳其。康熙 26 年（1687 年），中俄签订《尼布楚条约》，次年俄国首先派医生到北京学习种痘，后传至土耳其。1716 年，英国驻土耳其公使蒙塔古的夫人（1689—1762 年）在一封信中向英国介绍了她亲自观摩过的人痘接种法。这位公使夫人的弟弟患天花去世，她本人也因天花而睫毛脱落，并留下了麻脸。她亲自为其 3 岁儿子种痘，三年后又为她 5 岁的女儿种痘。中国人痘法传至英国后，得到国王高度赞许，并由此传至整个欧洲。

二、詹纳发明牛痘法预防天花

18 世纪后期，英国的一位医生爱德华·詹纳发现，在乡村挤牛奶的女工对天花具有免疫力，因为她们在挤牛奶的过程中曾经感染过牛痘病毒，而牛痘病毒类似于天花病毒，但牛痘对人体的伤害却比天花小得多。在詹纳所在的英国格洛斯特郡乡村地区，牛痘可以对天花产生免疫已经被当地人熟知。这个现象引起了作为医生和医学科学家詹纳的特别关注和持续的观察研究。终于在 1796 年 5 月 17 日，詹纳从感染牛痘的挤奶女工手上取得牛痘脓液，然后接种到一个 8 岁健康男孩身上，男孩在感染了牛痘之后，再次接种烈性天花病毒也不会被感染。基于以上的科学实验和多年的观察研究结果，詹纳开始在自己的家乡推广接种牛痘来抵御天花。虽然通过接种牛痘来抵御天花在一开始不大能被人接受，但是经过詹纳在自己家乡的小乡村推广之后，牛痘接种法历经波折终于被医学科学界、达官贵人以及社会大众采纳并实施，在这以后，天花发病率急剧下降。爱德华·詹纳的伟大探索为人类有意识地预防天花迈出了重要一步。1805 年，也就是嘉庆十年四月，正在澳门工作的邱熺接种了牛痘，在发现牛痘确实可以预防天花之后，他决定跟随皮尔逊医生学习种痘术。据《番禺县志》记载，在当时接种牛痘的几个中国人中，邱熺的种痘术是最精湛的。邱熺后来著有《引痘略》，有效推动了牛痘接种法在中国的传播，也极大降低了天花感染人群的数量。

三、"天坛株"天花疫苗的建立与天花的预防

据《中国生物制品发展史略》一书记载：1926 年 2 月，西北军士兵刘广胜因感染了天花病毒住进北平传染病医院，时任防疫处痘苗负责人的齐长庆到医院取患者带疱浆的痂皮，随后通过研磨成粉末后接种到猴子的皮肤上。待猴子出痘后，再转种到另一只猴子的皮肤上。在猴子的皮肤上连续传两代之后，再取猴身上的疱浆接种到家兔的皮肤和睾丸上。连续传五代之后，再转种到牛犊的皮肤上。在牛犊的皮肤上连续传三代，通过这种方法获得的毒株经检测毒力与当时较好的天花疫苗日本株相似，遂命名为"天坛株"痘苗毒种。在抗日战争时期，中央防疫处南迁南京，西迁长沙和昆明，当时跟随齐长庆从事痘苗研究的李延茂负责"天坛株"痘苗毒种的转运，面临日本飞机的狂轰滥炸和南方天气炎热的种种困难，李延茂没有退缩，千方百计地护送"天坛株"痘苗毒种成功转运到昆明，为我国抗日战争时期、解放战争时期乃至后来彻底消灭天花疾病的痘苗生产做出了重要贡献。

四、天花疫苗的研制和发展

1. 传统的天花疫苗 (第一代疫苗)

第一代天花疫苗是利用活病毒来制造的，主要是通过牛痘病毒来感染动物，提取感染处的淋巴分泌物，纯化冻干而成。这些疫苗包括来源于 NYCBOH 病毒株的 Dryvax 疫苗和 APSV 疫苗、来源于 Lister 病毒株的 Lancy-Vaxina 疫苗等。传统的天花疫苗虽然能够预防天花，但是容易产生其他病毒感染的问题，出现过敏等副作用。

2. 通过组织培养制备的活病毒天花疫苗 (第二代疫苗)

为了降低第一代天花疫苗接种后伴随的过敏、感染等副作用，后期的科研工作者主要利用组织培养来生产天花疫苗，这样生产的疫苗由于组织来源明确，细胞种类单一，疫苗的安全性也得到了大幅度提高，疫苗接种成功率达 97%。第二代疫苗主要包括用 MRC-5 细胞感染 NYCBOH 病毒株制备而成的 ACAM1000 和用 Vero 细胞感染 NYCBOH 病毒株制备而成的 ACAM2000，以及用 Lister 病毒株制备而成的 Elstree-BN 疫苗。虽然第二代疫苗在免疫原性和安全性方面有所提高，但是对于特异性皮炎和免疫缺陷疾病的患者仍可能会有副作用。

3. 减毒活疫苗(第三代疫苗)

由于第一代疫苗和第二代疫苗接种后都有多种副作用，从疫苗的安全性和稳定性出发，科研工作者在第一代和第二代疫苗的基础上，发明了第三代减毒活疫苗，包括复制型减毒活疫苗和复制缺陷型高度减毒的活疫苗。复制型减毒活疫苗包括 LC16m8 疫苗和 NYVAC 疫苗，这两种疫苗经过病毒连续传代后，毒力明显减弱，安全性较高，但免疫原性较弱；复制缺陷型高度减毒的活疫苗包括 MVA 疫苗、dVV-L 疫苗、NTV 疫苗等，该类疫苗保留了较高的免疫原性，安全性也明显高于前两代疫苗。但是，由于目前没有天花流行，所以无法评估这些减毒活疫苗的保护效果。

4. 亚单位疫苗(新一代疫苗)

前期研究发现，天花病毒活疫苗对人体进行的保护依赖于该病毒对免疫系统的激活，诱导 CD4$^+$T 细胞依赖的 B 细胞应答，产生保护性抗体来中和天花病毒抗原。基于该理论，科学家将病毒免疫原性相关的关键蛋白抗原传递到免疫系统来诱导产生中和抗体和保护性抗体，从而研制出了亚单位疫苗作为第四代天花病毒疫苗，包括蛋白亚单位天花疫苗、DNA 亚单位天花疫苗和载体亚单位天花疫苗。

(1)蛋白亚单位天花疫苗：直接注射可溶性天花病毒蛋白和佐剂来诱导机体产生保护性抗体。

(2)DNA 亚单位天花疫苗：导入重组 DNA，由宿主细胞转录和翻译成天花病毒蛋白，然后诱导中和抗体的产生。

(3)载体亚单位天花疫苗：利用活的或减毒的病毒载体将天花病毒蛋白抗原递送到宿主的免疫系统，刺激机体产生保护性中和抗体。亚单位疫苗能够减少病毒在体内的传播，具有更高的安全性。目前，此类疫苗正处于临床前研发阶段，还需要进一步地研究，但是这种新型疫苗能够有效提升免疫效果，这样的新一代天花疫苗可能会发挥出更优的效果。

第三节　天花疫苗的贡献与意义

一、天花的灭绝

1. 全球消灭天花的行动

天花疫苗的发明，使人类预防天花病毒迈上了一个新的台阶，也坚定了人类消灭天花的决心。20世纪40年代，由于天花疫苗的商业化提高了疫苗接种的成功率，印度尼西亚和非洲部分地区成功消灭了天花。1950年泛美卫生组织首先承诺消灭天花，10年后，美洲地区成功消灭了天花。1959年，倡导全球消灭天花的提议在世界卫生组织通过。经过一系列不懈的努力，1977年10月26日，全球最后一名天花患者，索马里厨师阿里·马奥·马丁被治愈。1980年5月8日，世界卫生组织在肯尼亚首都内罗毕宣布，危害人类数千年的天花已经被根除。天花这种烈性传染病的消灭是全人类共同努力的结果，也铭记着天花疫苗的功绩。

2. 我国消灭天花的历程

值得一提的是，在1966年世界卫生大会宣布实施"天花扑灭加强行动"时，中华人民共和国还没有恢复联合国的合法席位，与西方国家在防疫方面还缺乏正常的交流与合作。但是，我们依靠自己的力量迅速消灭了天花。1950年1月至8月，我国境内天花患者仍然有44211例，并且分布在全国广泛的地域，这一年，因天花而不幸死亡者有7765人。1950年10月，中央人民政府政务院发布了由周恩来总理签发的《关于发动秋季种痘运动的指示》，作出了在全国各地推行普遍种痘的决定。到1952年，全国各地接种牛痘达5亿多人次。北京在1950年天花疫苗接种率就已经达到80%，成为我国首先消灭天花的大城市。1961年我国最后一例天花患者痊愈，比全世界消灭天花早了十几年。

二、天花疫苗的贡献与意义

1. 拯救了成千上万人的生命，使天花成为第一个被人类彻底消灭的传染病

天花病毒作为一种急性与烈性病毒，感染人体后传染性极强，急性感染后多导致患者高烧、疲累、头疼、背痛，脸部、手臂和腿部出现红疹。历史上，天花先后使约5亿人失去了生命，是一种曾令人谈之色变的瘟疫。在人类没有发明人痘和牛痘接种法预防天花之前，感染者犹如死神附体，感染后一至两周即会死亡。在人类历史上，多次发生由于天花病毒感染导致的大规模死亡。由天花病毒感染导致的自发性死亡以及通过天花病毒作为生物武器导致的人类死亡都严重威胁着人类的生存。通过人痘和牛痘接种法预防天花，拯救了成千上万人的生命，为人类消灭天花安上了加速器。在全人类的共同努力下，天花终于成为首个被疫苗根除的传染病。

2. 开辟了人工主动免疫法预防和根除传染病的正确途径，是医学史上的重大事件

詹纳发明的通过牛痘法来预防天花，是人类首次尝试通过主动免疫来预防微生物感染的成功案例。在牛痘疫苗的启发下，法国科学家巴斯德通过系统的科学实验，将病原微生物进行培养、减毒或灭活，使其毒力降低或消失，制备出了鸡霍乱弧菌疫苗、炭疽杆菌疫苗、狂犬病病毒疫苗等，并为科学预防传染病找到了理论基础，正式开启了疫苗之路。

本章关于科学与人文精神的问题与讨论

（1）天花是人类历史上第一个通过疫苗消灭的烈性传染病，天花疫苗的科学意义和社会价值体现在哪里？

（2）天花已消灭，为什么还要保留天花病毒？

（3）天花的消灭对人类防治传染病有何意义及启发？

第四章
人生第一针：卡介苗（结核病预防疫苗）

　　我国是全球结核病高负担国家之一，结核病的患病率和自然感染率比较高。疫苗是守护儿童健康的有力武器，因此，早期给儿童接种结核病预防疫苗——卡介苗，可有效降低儿童结核病的发病率。在我国，宝宝在出生后 24 小时内就要接受人生的第一针——接种卡介苗。卡介苗承担着国家实施免疫规划预防儿童结核病的重要使命。

第一节　带走著名音乐家的古老疾病——结核病

一、折磨著名音乐家的"肺部音乐会"

　　相信大家都知道波兰音乐家肖邦(图 4-1)，他是历史上最具影响力和最受欢迎的钢琴作曲家之一，被誉为"浪漫主义钢琴诗人"。肖邦生前，他的一位医生朋友曾经劝告他："您以后应该少开音乐会了，因为您的肺也争着要开音乐会哩！"肺脏也能开"音乐会"？原来，肖邦是一名肺结核病患者，而听诊肺结核病人，常可听到像吹单簧管一样的干性啰音，像奏手风琴一样的鼾音，甚至会出现像弹钢琴一样的金属音。把各种各样的音调和起来，不就是热闹的"音乐会"吗？肖邦 39 岁就因为患结核病而英年早逝，若非如此，相信我们还能听到他更多优美的乐曲。

　　被结核病带走的历史名人可不止肖邦一人。19 世纪享誉英国文坛的勃朗特三姐妹，姐姐夏洛蒂、妹妹艾米莉和小妹妹安妮，她们的代表作分别是脍炙人口的《简·爱》《呼啸山庄》和《艾格尼斯·格雷》。然而，这样杰出的三姐妹也未能逃过结核病的魔爪，去世时分别只有 39 岁、29 岁和 27 岁。此外，还有俄国作家契诃夫、捷克作家卡夫卡、我国著名作家鲁迅等，都被结核病夺去了生命。在不少文学作品中，也有类似"面色苍白、身体消瘦、一阵阵撕心裂肺的咳嗽……"这样对结核病的描述。小仲马的小说《茶花女》中主人公玛格丽特死于结核病，鲁迅《药》中的华小栓和曹雪芹《红楼梦》中的林黛玉也患有"结核病"。结核病在我国古代被称为"痨病"。因为结核病晚期患者常伴有贫血，导致肤色苍白，在西方结核病又被称为"白色瘟疫"。直到 20 世纪 40 年代链霉素发明之前，结核病都被视为绝症。

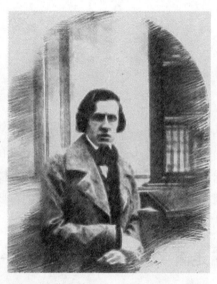

图 4-1　弗里德里克·弗朗索瓦·肖邦

二、结核病的元凶——结核杆菌

结核病是一种非常古老的疾病，埃及金字塔中的木乃伊和我国湖南长沙马王堆出土的 2100 多年前的女尸上均有感染结核病的痕迹。历史上，结核病曾与天花、鼠疫和霍乱等传染病一样，在全世界范围内广为流行。

1. 结核病元凶的发现

19 世纪以前，人们一直认为结核病的发病是因为营养不良、水和空气不洁所致。1882年 3 月 24 日，德国科学家罗伯特·科赫（Robert Koch）（图 4-2）发现结核杆菌是导致结核病的病原菌。科赫仔细研究结核病死亡者的肺，怎么都找不到结核杆菌，可当他把病肺磨碎擦在动物身上后，却能让它们感染结核病。科赫意识到：也许结核杆菌是透明的，只有染色才能观察到。经历无数次的染色失败后，科赫终于发现了蓝色、细长的小杆状体——结核杆菌！据说，科赫一共研究了98例人体结核病、34例动物结核病，接种了496只实验动物，取得了43份纯培养，并在200只动物中进行菌毒实验，才获得成功！那年他39岁。1905年，科赫因发现结核杆菌这一巨大贡献而荣获诺贝尔生理学或医学奖。

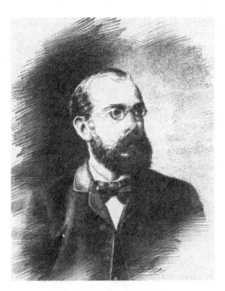

图4-2 罗伯特·科赫

2. 结核病元凶的特征

结核杆菌细长、略弯曲、呈杆状，除了指甲和头发，其他器官都能感染结核杆菌，以肺结核最为常见。结核杆菌生命力顽强，具有抗酸性，对干燥有很强的抵抗力，躲在干燥痰内的结核杆菌可以存活6~8个月。不过，它对湿热和紫外线敏感，直接日光照射数小时即可被杀死，因此紫外线可用于结核患者衣服、书籍等的消毒。它对常用医用消毒酒精（75%乙醇）也非常敏感，使用医用消毒酒精，只需数分钟就可杀死结核杆菌。

3. "世界结核病纪念日"的确立

1982年3月24日，在科赫发现结核杆菌100周年的日子里，世界卫生组织与国际防痨和肺病联合会确立了第一个"世界结核病纪念日"，目的是引起公众对结核病的重视，呼吁各国政府加强对结核病防治的支持。1995年年底，世界卫生组织决定把每年3月24日定为"世界防治结核病日"。

2019年世界防治结核病日的主题是"时不我待"，强调就全球领导人所做承诺开展行动的紧迫性，这些行动包括：扩大预防和治疗服务的获取，确立问责制，确保充足和可持续的资金（包括为研究提供资金），推动消除污名化和歧视，推动公平、基于权利和以人为本的结核病防治工作。

2019年3月20日，世界卫生组织结核病和艾滋病防治亲善大使彭丽媛出席了2019年世界防治结核病日主题宣传活动。2019年3月24日是第24个世界防治结核病日，我国的宣传主题是"开展终结结核行动，共建共享健康中国"。

2020年3月24日是第25个世界防治结核病日，我国的宣传主题是"携手抗疫防痨、守护健康呼吸"。这寓意着在我国新冠肺炎疫情防控形势不断向好的情况下，肺结核这种通过飞沫传播的慢性呼吸道传染病，也是当前严重危害人民健康的主要传染病，防治工作时不我待！

三、古老的结核病成为历史了吗

科赫发现结核杆菌后，抗生素、卡介苗和化疗药物的问世，使人类在肺结核抗争史上取得了里程碑式的胜利，结核病的流行得到有效控制，并在一些地区绝迹。但自20世纪90年代以来，由于全球流动性人口增加、结核病防治工作受到忽视、多种抗药性结核菌株产生、艾滋病患者和感染者增多等多种因素，结核病向人类发起了新一轮的挑战。1993年4月23日，世界卫生组织宣布全球处于结核病紧急状态。

全球约有三分之一的人感染过结核杆菌。2004年8月28日，第十届全国人民代表大会常务委员会第十一次会议根据中国结核病的流行和发病情况，将结核病定为乙类传染病，而比它厉害的甲类传染病只有两种：鼠疫和霍乱。根据世界卫生组织发布的《2018年全球结核病报告》，我国新发病例数居世界第二，仅次于印度。2017年、2018年和2019年，我国新发肺结核病例分别为83.5万、82.3万和77.6万。

四、面对结核病，我们需要做什么

有咳嗽症状且痰涂片阳性的肺结核病人具有高度传染性，是结核病最主要的传染源。一个未经治疗的肺结核病人平均每年会传染给10~15名健康人。传染性肺结核病人主要通过咳嗽、打喷嚏、大声说话时喷出的飞沫传播给他人。另外，随地吐痰形成的"尘埃传染"也是重要的传播方式。

那么，在日常生活中，如果身边有结核病患者或者作为一名结核病患者，我们又该注意些什么呢？

首先是控制传染源，即及时发现和彻底治愈传染性肺结核患者。结核病的传染通常是在结核病人没有被发现时传染性最强，如果发现后及时得到合理治疗，结核病传染性会很快减弱甚至消失。结核病人应养成良好的卫生习惯：去公共场所时应主动佩戴口罩；养成不随地吐痰的习惯；用纸将痰包起来进行焚烧或吐在有消毒液的痰盂中；咳嗽、打喷嚏时要用手帕或肘部掩住口鼻，避免直接面对他人；传染期内避免去公共场所，尤其是封闭场所；所用物品应经常清洗和消毒等。

其次是切断传播途径。公共场所要经常开窗、通风，尤其是人员密集的场所，比如教室、集体宿舍等。当要进入高风险场所，比如医院、结核科门诊时，建议佩戴医用防护口罩。

最后是保护易感人群。卡介苗可以有效预防儿童重症结核病的发生，所以对于新生儿来说，卡介苗的接种是非常有必要的。同时，要对密切接触者进行胸部 X 线等相关检查，对结核杆菌感染者中的高危人群采取服用药物的方式进行预防性治疗等。另外，结核病是一种传染病，很多人感染过结核杆菌，但感染者一生发生结核病的几率只有 10%。发病与否与机体的免疫力密切相关，所以，要养成良好的生活作息习惯，做到饮食均衡、劳逸结合，保证足够的睡眠，保持愉悦的心情，增强自身免疫力。

第二节 历经波折的结核病疫苗——卡介苗

一、卡介苗之父的诞生

清代光绪十八年(公元 1892 年)，在四川邛崃一个叫"铜桥"的小村庄，一位来自法国尼斯(Nice)的"洋人"向一群酿酒制曲工匠学习有着悠久历史的中国酒曲技艺。这位"洋人"，就是有着"人类历史上伟大的医学之光"称号的著名细菌学家、免疫学家艾伯特·卡莫德(Albert Calmette)。而他最杰出的成就，就是与卡米尔·介兰(Camille Guerin)医生(图 4-3)合作，经 13 年时间，将牛结核杆菌传代 230 次，得到了用于预防人类结核病的卡介苗(BCG)疫苗。

卡莫德 1863 年 7 月 12 日出生于法国港口城市尼斯，1883 年任海军军医。1886 年他开始在巴黎巴斯德研究所工作。他早年研究蛇毒等毒液，证明其可使动物产生免疫力，并第一个制备了抗蛇毒血清。1895 年他任里尔巴斯德研究所主任，开始转向结核杆菌和结核病的研究。

介兰 1872 年 12 月 22 日出生于法国普瓦捷(Poitiers)一个中等经济家庭，他的父亲因患结核病于 1882 年去世，母亲也同样因结核病于 1918 年去世。介兰学习兽医，1897 年他到法国里尔的巴斯德研究所工作，成为卡莫德的助手。在此后的 33 年时间里，他一直和卡莫德一起从事结核病疫苗的研究。

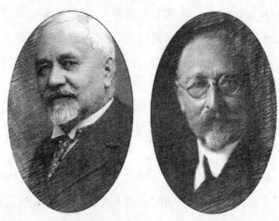

图 4-3　卡莫德（左）和介兰（右）

二、玉米退化的启示

1903 年，范贝林提出从消化道感染结核杆菌来预防肺结核的设想。得知这个消息的卡莫德立刻进行了验证实验，他让小幼牛吞食了一种弱毒性的结核杆菌，小幼牛康复后果然获得了抵抗毒性较强的结核杆菌的能力。可这样的结核杆菌让婴儿吞食还是太过危险，还需要进行进一步减毒才能作为疫苗使用。

一个秋天的下午，卡莫德和他的助手介兰走在巴黎近郊的马波泰农场的一条小路上，他们发现田里的玉米秆又矮又小，农场主马波泰告诉他们玉米引种到这里已经十几代，可能有些退化了。卡莫德和介兰马上联想到：如果把毒性强的结核杆菌一代代培养下去，它的毒性是否也会退化呢？用已退化了毒性的结核杆菌再注射到人体中，不就可以既不伤害人体，又能使人体产生免疫力了吗？

1907 年，卡莫德和介兰将科赫分离出的牛结核杆菌接种在了甘油牛胆汁马铃薯培养基中，这是一株毒力很强的菌株，可以使一头半吨重的牛患上肺结核。之后每过 2~3 周，他们便将结核杆菌接种到新的培养基（5%的甘油、胆汁、马铃薯培养基）中，再从培养出的结核杆菌中挑选出毒性更低的进行下一次的培养。移种到第 33 代后，1 毫克结核杆菌已不能致豚鼠死亡。而在通常情况下，0.01 毫克结核杆菌就会使豚鼠在两个月内死亡；移种到第 60 代时，对豚鼠、猴子均不能致病，但对家兔和马还有致病力；1912 年接种于小羊，发现小羊没有患结核病；后来，又在牛类结核病的流行地区，将该菌株接种于小牛，发现对牛类结核病预防效果很好。13 年过去了，经过 230 次传代后，这株菌株已经完全失去了传染力和毒性。他们给豚鼠、马、牛、猴等实验动物接种了这种结核杆菌，发现这些动物都没有发病，反而都对结核病产生了免疫力。

三、一个响彻世界的名字——卡介苗

1921年，卡莫德的疫苗进行了第一次的临床试验，试验对象是一名刚出生不久的婴儿，其父亲死于肺结核病，其母亲也因患肺结核而分娩后去世，可这名婴儿最终因接种该疫苗而成功地躲过了结核杆菌的魔爪。一开始，卡介苗的接种对象只是一些结核病家庭的孩子，后来才逐渐应用到一般儿童。到了1928年，法国已经有5万多名儿童接种了这种疫苗。这一年，法国召开了国家科学大会，给这个疫苗赋予了一个响彻世界的名字——卡介苗（Bacillus Calmette-Guerin，BCG）。而"卡"和"介"，则是来自于疫苗的发明者——卡莫德和介兰。

四、"卡介苗平冤昭雪"事件始末

1928年后，卡介苗的名声远播海外，德国的吕贝克市立医院希望能移种卡介苗。1929年12月至1930年4月，在德国的吕贝克市立医院，一共有251名新生儿口服了卡介苗。可悲剧却在1930年4月17日暴发了，在吕贝克市立医院服用了卡介苗的251名新生儿，其中大多数患上了结核病，有77名新生儿死亡，其中68名新生儿经尸检证实死于结核病，史称"吕贝克灾难"。在媒体的大肆渲染之下，人们惊慌失措，对卡介苗的效果和安全性产生了怀疑，甚至有人完全否定。已经8年安全有效地应用于人类的卡介苗，何以突然发生如此严重的事故？难道经历了那么漫长艰苦的工作才把毒性降低下来的卡介苗又恢复了毒性？

经过三个多月谨慎的查证，人们发现是由于这家医院的医生疏忽大意，误将一株毒力很强的结核杆菌混入了卡介苗中。但真相并没有让人们从恐慌中清醒过来，随后的15年卡介苗在医学界的地位一落千丈，几乎每一个国家都停止了使用它。又过了25年，巴黎召开了第一次国际卡介苗会议，这次的会议终于为卡莫德与介兰以及卡介苗平冤昭雪。

虽然历经波折，但是，卡介苗的发明与应用对人类的健康意义重大。从卡介苗首次应用于人类，到现在已经有100余年，它的安全性与有效性不容置疑。

第三节　卡介苗接种窍门

一、为何要为新生儿接种卡介苗

接种卡介苗后能使机体对结核杆菌产生特异性的免疫力，可阻止结核杆菌在人体内的

繁殖和播散，因此它对预防婴幼儿结核性脑膜炎和粟粒性肺结核有较好的作用。世界卫生组织建议，在结核病高、中等流行地区，新生儿应尽早接种卡介苗。

我国于 1986 年发布的计划免疫接种程序中规定，新生儿需接种卡介苗，7 岁时复种，12 岁时农村儿童再复种。1997 年依据世界卫生组织的建议，取消了卡介苗复种，仅在出生时接种一次。

二、接种卡介苗后为何会产生卡疤

卡介苗含有活的无毒牛型结核杆菌，接种于人体后通过引起轻微感染而产生对人型结核杆菌的免疫力，这种作用机制也是不良反应产生的主要原因。通常 90% 以上的受种者在接种后 3 周左右，接种部位会出现红肿，中间逐渐软化，形成白色小脓疱，脓疱破溃后，脓汁排出，经过 1~2 周才结痂，愈合后可留有圆形瘢痕，这便是"卡疤"。卡疤是卡介苗接种后的副作用，因为卡介苗是活菌，注射到身体后，细菌要进行破坏活动，身体不允许，出动免疫大军，二者出现一场小战争，然后就在接种的部位出现一个战后的疮痍。因此，接种部位的脓疱或溃烂不必包扎，尤其不要使用龙胆紫等药物。但局部要保持清洁，衣服不要穿得太紧，如有脓液流出，可用无菌纱布或棉花拭净，不要挤压，约两至三个月自然会愈合结痂，痂皮要等它自然脱落，不可提早把它抠去。

除了局部溃疡，使用卡介苗常见的不良反应主要是淋巴结炎。卡介苗常接种于新生儿左上臂三角肌外下缘皮内，由于淋巴回流的缘故，如果接种后出现左侧颈部、腋下、锁骨上下等处淋巴结肿大，为卡介苗淋巴结炎的可能性最大。随着接种部位的愈合，肿大淋巴结也会自行消退。可以用热敷的方法促其消退，出现化脓可用针筒抽出脓液，溃破者涂异烟肼软膏，长期肿胀不退或溃破难愈者，应及时去医院就诊。世界卫生组织估计卡介苗淋巴结炎发生率<1‰，我国监测系统报告的发生率为 17.7/100 万剂~54.3/100 万剂。卡介苗淋巴结炎一般可以通过规范的抗结核治疗而被治愈。

三、卡介苗接种的风险与防控

全身播散性感染是卡介苗接种最严重的致死性不良反应。我国监测系统报告的卡介苗接种播散性感染发生率为 0.10/100 万剂~0.36/100 万剂；国际痨病联合会报告该不良反应发生率为 0.22/100 万剂，大多发生在免疫缺陷儿童。

到目前为止，并没有具体报道指出卡介苗致死的风险极大，但出现注射后死亡的现象同儿童自身免疫缺陷有非常直接的关系。因此，国际上明确规定，以下幼儿不得接种卡介苗：

（1）免疫功能受损的人员（有症状的 HIV 感染、已确诊或疑似的先天性免疫缺陷、白血病、淋巴瘤或全身性恶性疾病的患者）不能接种卡介苗。

（2）正在接受免疫抑制治疗的患者（皮质激素、烷化剂、抗代谢药物、放疗）；凡有活动性结核病、肾炎、心脏病、湿疹或其他皮肤病者均不能接种卡介苗。

需要注意的是，卡介苗接种的成功率不可能达到100%，不过，即使卡介苗接种不成功，也完全不必惊慌，因为这不会给儿童身体带来任何损伤。人们可以咨询结核病专业机构，进行卡介苗补种，一般要在两个月内补种，两个月以上的孩童，需做结核菌素试验，阴性方可补种。另外，宝宝接种卡介苗后满 3 个月时，应到指定的专业卫生机构进行卡介苗接种后效果的检查。

附："世界防治结核病日"历年主题

国际主题

2000 年：Forging new partnerships to stop TB（建立新的合作伙伴关系以遏制结核病）

2001 年：DOTS：TB cure for all（规范化疗：治愈结核）

2002 年：Stop TB, fight poverty（遏制结核病，与贫困作斗争）

2003 年：DOTS cured me — it will cure you too!（规范化疗治愈了我——它也会治愈你!）

2004 年：Every breath counts — stop TB now!（每一次呼吸都很重要——遏制结核病!）

2005 年：Frontline TB care providers：heroes in the fight against TB（一线结核病护理者：抗击结核病的英雄）

2006 年：Actions for life — towards a world free of TB（为生命而行动——迈向没有结核病的世界）

2007 年：TB anywhere is TB everywhere（结核病无处不在）

2008 年：I am stopping TB（我正在阻止结核病）

2009 年：I am stopping TB（我正在阻止结核病）

2010 年：On the move against TB：innovate towards action（抗击结核病：创新行动）

2011 年：On the move against TB：transforming the fight towards elimination（抗击结核病：转变抗击结核病的斗争）

2012 年：Stop TB in my lifetime call for a world free of TB（在有生之年遏制结核病，呼吁一个没有结核病的世界）

2013 年：Stop TB in my lifetime（在有生之年遏制结核病）

2014 年：Find, treat, cure TB patients（寻找、治疗、治愈结核病患者）

2015 年：Gear up to end TB（准备结束结核病）

2016 年：Unite to end TB（团结起来终结结核病）

2017 年：Unite to end TB：leave no one behind（团结起来终结结核病：不让任何人掉队）

2018 年：Wanted：leaders for a TB-free world（做无结核病世界的领导者）

2019 年：It's Time!（时不我待!）

2020 年：It's Time!（是时候了!）

2021 年：The clock is ticking（时光飞逝）

2022 年：Invest to End TB. Save Lives（生命至上，全力投入，终结结核）

中国主题

1996 年：我们面临结核感染的危险

1997 年：防治结核病，人人保健康

1998 年：结核病——严重威胁人类健康的传染病；实行归口管理，有效控制结核病

1999 年：依法控制结核病，防止结核病蔓延

2000 年：动员全社会共同关注结核病

2001 年：积极发现、治愈肺结核病人

2002 年：遏制结核，消除贫困

2003 年：人类与结核病，DOTS 治愈我的病，也能治好你的病

2004 年：控制结核病，让每一次呼吸更健康

2005 年：防治结核，早诊早治，强化基层

2006 年：防治结核，坚持不懈

2007 年：结核流行广泛，控制从我做起

2008 年：控制结核，人人有责

2009 年：控制结核，人人有责——关注农民工，共享健康

2010 年：遏制结核，健康和谐

2011 年：遏制结核，共享健康

2012 年：你我共同参与，消除结核危害

2013 年：你我共同参与，消除结核危害

2014 年：你我共同参与，依法防控结核

2015 年：你我共同参与，依法防控结核——发现、治疗并治愈每一位患者

2016 年：社会共同努力，消除结核危害

2017 年：社会共同努力，消除结核危害

2018 年：开展终结结核行动，共建共享健康中国

2019 年：开展终结结核行动，共建共享健康中国

2020 年：携手抗疫防痨，守护健康呼吸

2021 年：终结结核流行，自由健康呼吸

2022 年：生命至上，全民行动，共享健康，终结结核

本章关于科学与人文精神的问题与讨论

(1) 在我国，卡介苗为何是人生第一针？

(2) 为什么婴幼儿时期注射了卡介苗，长大后仍然可能得结核病？

(3) 为什么小时候打了卡介苗，胳膊上都会留下一个疤痕？

(4) 我国新发结核病患者一年多达 86 万，这种疾病该如何防范？

(5) 为何小学生不易患结核病，而大学生却有很多人患结核病？

(6) 成人可以接种卡介苗吗？

第五章
最甜蜜的药：脊髓灰质炎糖丸

脊髓灰质炎（简称"脊灰"），俗称小儿麻痹症。在 20 世纪 50 年代以前出生的人群中，脊灰患者比较常见，肢体的瘫痪或残疾给他们的生活带来了诸多困扰和不便。随着时代的发展，脊灰患者已经越来越少见了。现在的人们已经不再惧怕脊髓灰质炎，甚至很少听说或提及这种曾经让人恐惧万分的疾病。你知道人类是如何将它控制并且基本消灭的吗？是的，正是依靠科学家们研制的脊灰疫苗，让我们拥有了强有力的防御脊灰的武器，让我们不再"谈灰色变"。

第一节　认识脊髓灰质炎

一、顽强的脊灰患者

福兰克林·罗斯福（Franklin D. Roosevelt）是美国历史上唯一一位连任四届的总统。他不仅领导美国走出了 20 世纪 30 年代的经济大萧条，而且在第二次世界大战期间领导了美国对德国、意大利和日本的反法西斯战争，而这位伟大的总统却不幸是一名脊灰患者。1921 年，年轻有为的罗斯福在度假时，领导扑救一次森林火灾之后下水游泳患上了脊灰，后来双腿完全瘫痪而不得不以轮椅代步。然而这并没有击垮罗斯福，他不仅实现了自己的梦想成为了一名伟大的政治家，而且积极推动了脊灰患者的康复治疗及脊灰疫苗的发展。

小柴昌俊（Masatoshi Koshiba）是日本知名的物理学家，他因在天体物理学领域做出的先驱性贡献而荣获 2002 年诺贝尔物理学奖。小柴昌俊儿时的梦想是成为一名军人或音乐家，但他上高中时意外患上脊髓灰质炎，并造成右臂残疾，致使原有的梦想破灭。后来在班主任的鼓励和支持下他走上了物理研究的道路，并取得了不菲的成就。严重的挫折给了小柴昌俊不小的打击，然而他却在困境中开辟出新的人生之路。

我国有一名著名的话剧演员曾经也是一名脊髓灰质炎患者，他两岁时因患脊灰而差点丢掉了性命，幸好得到了及时救治，然而却留下了后遗症，上小学的时候必须用拐杖支撑才能走路。但他坚持锻炼，并接受了数次手术，最终使身体的各项机能恢复到了正常的水平。出身于演艺世家的他始终坚持自己对于艺术的向往和追求，并且通过自身的努力不断地克服生命带给自己的磨难，最终实现了自己的艺术追求和梦想，成为我国著名的表演艺术家。

二、脊灰历史数千年

"脊髓灰质炎"这一名称始于1874年，它来源于希腊语"脊髓"和"灰色"二词，因为这一疾病所损害的正是脊髓里的灰色物质。19世纪末，在斯堪的纳维亚和美国，曾经发生过一次小规模的流行，当时的受害者主要是儿童，而且大多表现有麻痹症状，出现下肢肌肉萎缩和畸形，因此这一疾病得到了"小儿麻痹症"的称呼，但实际上这种疾病并非小儿所特有，成人也有一定的患病机率。

其实，脊髓灰质炎这一疾病危害人类已有数千年的历史。一块建于公元前1400年的位于埃及古都附近的石碑，形象地展示了一个右脚细长、左脚很短的神职人员的形象。20世纪初从埃及发掘出土的一些木乃伊身上，也发现有腿骨畸形变化的现象。随着工业时代的到来，欧洲、北美、澳大利亚等国家和地区先后出现了脊灰的暴发，中国也在1882年留下了首个脊灰患者的感染记录。20世纪以后，脊灰越来越受到关注，因为该病在欧美国家逐渐形成流行趋势。1900年左右，欧洲和美国开始出现局部麻痹性脊髓灰质炎流行病。20世纪上半叶，欧洲、北美、澳大利亚和新西兰的脊灰疫情暴发达到了大流行的程度。

三、脊灰患者一定会麻痹或瘫痪吗

脊髓灰质炎多发生于儿童，往往出现麻痹症状，表现为下肢肌肉萎缩和畸形。事实上，感染脊灰病毒后大部分个体表现为隐性感染，感染后无症状出现。4%~8%的感染者可出现发热、咽部不适、疲乏、头痛、呕吐、腹泻、颈部僵硬以及四肢疼痛等症状；只有1%~2%的感染者出现累及脊髓前角灰质、脑及脑神经的病变，表现为不规则、不对称的不可逆性弛缓性麻痹；而且在留下跛行等终身残疾或瘫痪的病例中，有5%~10%的患者因呼吸肌麻痹而死亡。

四、脊灰的元凶——脊灰病毒

脊灰病毒属于微小核糖核酸(RNA)病毒科的肠道病毒属，主要通过消化道侵犯人体。此类病毒具有一些相同的理化及生物特征：在电镜下为球形颗粒，直径为20~30nm，呈立体对称12面体。病毒颗粒中心为单股正链核糖核酸，外围有32个衣壳微粒，形成外层衣壳，衣壳外面没有包膜。核衣壳包含VP1、VP2、VP3、VP4四种结构蛋白。VP1是主要的表面蛋白，它和人体细胞膜上的一种受体有特殊亲和力，与病毒的致病性和毒性有关，也是引起中和反应最主要的抗原。VP2与VP4均为内在蛋白，与RNA紧密结合。VP2与VP3半暴露，具有一定的免疫原性。

脊灰病毒可分为Ⅰ、Ⅱ、Ⅲ型三个血清型。这三个血清型病毒核苷酸总数目均为7500个左右，其共有的核苷酸约占比71%。由于不同的核苷酸序列都位于编码区内，因此三个血清型病毒间中和试验无交叉反应。

五、脊灰病毒如何传播

人类是脊灰病毒的唯一自然宿主。脊灰病毒主要通过粪-口途径、口-口途径传播。当其在肠道定居时，90%的感染者会通过免疫系统消灭它们。但是未被杀死的病毒可能进入排泄物中，从而污染水或食物，造成接触传染。通常情况下，卫生条件越差，病毒传播范围越广。在过去的数个世纪里，如此广泛的传播使得儿童在非常幼小的时候就直接暴露于病毒之下，当不再受母乳所提供的抗体保护时，他们自身的防御力不足以抵抗病毒。相反，在发达国家，卫生条件自1900年起普遍有所改善，病毒传播范围缩小，使人群与病原体的接触频率也有所下降，因此首次患病的平均年龄有所增加，青少年或免疫保护力弱的成年人发病率更高。

六、脊灰的流行特征

在实施脊灰疫苗免疫接种之前，脊髓灰质炎呈自然流行状态，发病率较高，在一些国家和地区成为地方性流行的传染病。一年四季均可发病，夏秋两季为流行高峰。我国7~9月发病者最多，多以五岁以下儿童为主。自20世纪60年代开始推广脊灰糖丸疫苗以来，我国脊灰发病率迅速下降，到20世纪90年代我国已再无野生型脊灰病例的报道，2000年我国成为经世界卫生组织证实的无脊灰病例国家。

第二节　脊髓灰质炎疫苗

从 20 世纪初开始，陆续有多国的学者和医生投入脊髓灰质炎病原学及脊灰疫苗的研制工作之中。在脊灰疫苗的研制史上，不得不说的两位科学家是美国的乔纳斯·索尔克（Jonas Salk）和阿尔伯特·萨宾（Albert Sabin），他们分别率先研制出脊灰灭活疫苗（inactivated polio vaccine，IPV）和脊灰减毒活疫苗（oral polio vaccine，OPV）。

一、脊灰灭活疫苗

回顾脊灰疫苗的研究历史，前文提到的曾连任四届美国总统的富兰克林·罗斯福，这位中年患病后以轮椅为伴的脊灰患者起到了举足轻重的作用。1938 年，在罗斯福总统的积极推动下，美国建立了小儿麻痹症全国基金会，专门致力于救治脊灰患者，并且积极促进脊灰疫苗的研制。

在小儿麻痹症全国基金会的扶持下，匹兹堡大学的索尔克医生（图 5-1）从 20 世纪 40 年代就投身于脊灰疫苗的研发。结合他自己在流感疫苗方面的研究经验，他的实验室用了近九年的时间，于 1953 年成功研制出第一个脊髓灰质炎疫苗，这是一种把病毒杀死后制备成注射剂使用的灭活疫苗（IPV），它包括脊灰病毒的三种血清型 PV1、PV2 和 PV3。IPV 作为一种灭活制剂，主要优点在于失去了脊灰病毒的致病性但保持了免疫原性，能够使接种者出现免疫应答，产生相应的抗体。而且接种这种疫苗十分安全，受种者不会患上脊灰。

为证实索尔克灭活疫苗的安全性和有效性，曾进行过人类历史上规模最大的医学临床试验。180 万名 6~9 岁的儿童参加了试验，其中 100 万名儿童注射了索尔克提供的疫苗，另外的孩子注射了安慰剂（生理盐水）。然而所有参与试验的孩子，以及那些为他们接种的医护人员都不知道哪些是疫苗，哪些是安慰剂。经过一年的时间，大规模的双盲检验研究结果证实，这种疫苗能够保护儿童免受脊髓灰质炎的侵害，其有效率可达 80%~90%。终于，阻断脊灰病毒的索尔克疫苗研发成功了。

值得赞誉的是，索尔克对名利的淡泊成为广大儿童的福音。他主动放弃了专利申请，使得这种疫苗的大规模生产和推广成为可能。1955 年，索尔克灭活疫苗获得上市许可。截至 1957 年，仅在美国用于儿童接种的索尔克疫苗就高达一亿支，保护了众多孩童免于死亡的威胁和"小儿麻痹症"的祸害。

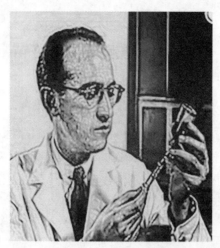

图 5-1 乔纳斯·索尔克

二、脊灰减毒活疫苗

在索尔克投入脊灰灭活疫苗工作的同时，辛辛那提大学的萨宾博士（图 5-2）同样也在美国小儿麻痹症全国基金会的支持下进行着脊灰减毒活疫苗的研究。与索尔克的灭活疫苗（IPV）不同的是，萨宾将脊灰病毒在猴肾细胞、Vero 细胞及人二倍体成纤维细胞中进行一代又一代的传代培养，直到筛选出致病力较弱的毒株，而由此制备得到的疫苗称为口服脊髓灰质炎减毒活疫苗（OPV）。1956 年，萨宾等研制成功 OPV，其减毒株包括 Sabin Ⅰ、Ⅱ、Ⅲ型。1960 年，萨宾获得了在美国境内实施疫苗试验的许可，他所领导研制的Ⅰ型、Ⅱ型和Ⅲ型减毒活疫苗相继获得成功。

OPV 通过口服接种，与自然感染类似，可产生体液免疫应答和肠道局部黏膜免疫反应，降低了病毒传播效率，可通过接触者及社区传播获得群体免疫。OPV 以其口服接种方便、价格低廉的优势在很多国家推广使用，为全球控制脊灰的发病和流行做出了巨大贡献。然而，OPV 是一种减毒活疫苗，在安全性方面可能存在一定的病毒回复突变的问题。在接种 OPV 的人群中，有可能会出现罕见的疫苗相关麻痹型脊髓灰质炎（vaccine-associated paralytic poliomyelitis，VAPP）病例。

三、我国脊灰疫苗的研制及发展

1959 年，面对我国部分地区脊灰的肆虐，卫生部派遣中国医学科学院顾方舟（图 5-3）和董德祥、北京生物制品研究所闻仲权、成都生物制品研究所蒋竞武四人赴苏联学习脊灰

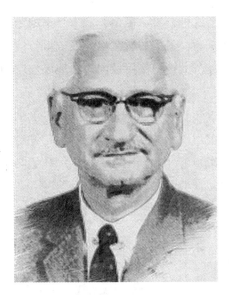

图 5-2 阿尔伯特·萨宾

疫苗制造的技术。顾方舟等学者根据当时获得的资料，结合我国的国情，建议卫生部采取减毒活疫苗的技术路线。1960 年初，由卫生部北京生物制品所、成都生物制品所和中国医学科学院病毒学研究所等有关专家人员组成的协作组在北京生物制品所用 Sabin 型原始毒种试制出我国第一批 500 万人份脊灰减毒活疫苗。

经过严格甚至苛刻的层层检定，这批疫苗顺利地进行了三期临床试验，同年 4 月开始，上海、青岛、南宁等 12 个大中城市的 400 多万名儿童相继接种了该疫苗。结果显示，经口服 Ⅰ、Ⅱ、Ⅲ 型单价疫苗后 1 个月抗体阳转率可达 80% ~ 100%，排毒率为 56% ~ 95%，接种后无明显不良反应，疫苗被证明是安全有效的。

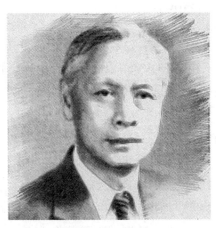

图 5-3 顾方舟

为了更多的孩子能够用上这种减毒活疫苗，顾方舟率领董德祥、闻仲权与上海信谊药厂技术人员通力协作，反复试验，又成功研制出免疫效果与液体剂型完全一致，但更易于保存的糖丸疫苗，从而为活疫苗大规模使用及向边远地区推广创造了条件。随着糖丸的推广应用，脊灰在我国的发病例数迅速下降，1959 年脊灰平均年发病率为 5.03/100000，1971 年为 2.12/100000，1976 年仅为 0.50/100000。1978 年我国开始实行脊灰疫苗的计划免疫，脊灰病例数继续呈波浪形下降，1988 年发病率仅为 0.062/100000。1994 年我国再无野生型脊灰病例的报道。2000 年 10 月，世界卫生组织宣布西太平洋地区为无脊髓灰质炎区域，标志着中国已成为无脊灰国家。

第三节 脊灰疫苗接种

尽管我国已是无脊灰国家，但全球还未完全消灭脊灰，野生脊灰病毒病例在一些国家还时有发生，我国仍然面临野生脊灰病毒输入的风险。如果停止脊灰疫苗接种，人群针对脊灰的免疫水平会下降，有可能造成输入野生脊灰病毒在我国的传播。另外，前往脊灰流行国家旅行的个人感染风险也会增加。因此，在全球消灭脊灰之前，我国依旧要坚持脊灰疫苗的接种。

一、目前使用的脊灰疫苗种类

目前使用的脊灰疫苗主要有两种，即口服脊灰减毒活疫苗(OPV)和注射脊灰病毒灭活疫苗(IPV)。

1. 口服脊灰减毒活疫苗(OPV)

OPV 是迄今为止使用最为广泛的脊灰疫苗。它采用的是具有生物活性的脊灰病毒的减毒株，通称 Sabin 株。与 IPV 相比，OPV 可以在受种者中建立肠道黏膜免疫，能有效地阻断野生脊灰病毒在人群中的传播，是消灭脊灰的重要手段。

脊灰病毒分为 Ⅰ、Ⅱ、Ⅲ型三个血清型，制成的 OPV 疫苗则包含单价 OPV(mOPV)、二价 OPV(bOPV)和三价 OPV(tOPV)三种价型。其中，mOPV 含有Ⅰ型、Ⅱ型、Ⅲ型中的任一型别，bOPV 含有三型中的任何两个型别，tOPV 则涵盖了三个型别。

尽管 OPV 是一种安全的疫苗，但由于脊灰病毒基因不稳定，病毒在复制过程中的基因重组可能导致病毒的回复突变，而出现毒力回复现象。在极为罕见的情况下可能发生不良事件，疫苗相关麻痹型脊灰(VAPP)特别需要重点关注。在使用 OPV 的国家，VAPP 的发生率在接种第 1 剂的儿童中约为 2 例/百万人。VAPP 既可发生于 OPV 受种者，也可发生于未经免疫的接触者。

近年来，使用 OPV 所发生的疫苗衍生脊灰病毒（VDPV）所致的相关病例也日益受到关注。病毒在复制过程中碱基发生变异，经多次繁殖后，导致神经毒力回升而成为 VDPV，VDPV 可导致某些未免疫者或未全程免疫者发病。发生两例以上相关的 VDPV 病例时，称为 VDPV 循环（cVDPVs）。低接种率和免疫缺陷被认为是 VDPV 发生的重要危险因素。

自 1999 年以来，全球未再检测到野生型 Ⅱ 型脊灰病毒，所有由 Ⅱ 型脊灰病毒引起的脊灰病例均与使用三价 OPV 相关，主要发生在脊灰疫苗低接种率的情况下。为了预防 VAPP 和 VDPV，世界卫生组织推荐全球停用三价 OPV，并尽快转向使用二价 OPV。

2. 注射脊灰病毒灭活疫苗（IPV）

IPV 多是利用毒性较强的野生脊灰病毒毒株经灭活后制备的灭活疫苗。其中的脊灰病毒被杀死而不具有生物活性，但仍可在受种者体内引发免疫应答。不管单独使用还是与其他疫苗共同使用，IPV 都是安全的，其不良反应报告率很低。但 IPV 不如 OPV 能诱导有效的肠黏膜免疫应答，因此 IPV 难以提供与 OPV 相同的社区保护；在高 IPV 覆盖率地区，野生脊灰病毒有可能持续传播数月，必须维持高水平的 IPV 疫苗接种率才能防止病毒的传播。

世界卫生组织倡导使用减毒的 Sabin 株生产 IPV，目前全球进行 Sabin 株 IPV 研制的国家主要有日本、荷兰、印度和中国。历经近 30 年科研攻关，中国自主研制的 Sabin 株 IPV 于 2015 年正式上市，该疫苗的上市填补了中国在 IPV 生产领域的空白，同时也打破了发达国家对 IPV 生产技术的垄断，对包括中国在内的广大发展中国家乃至全球消灭脊灰都将产生积极影响。

除了单一疫苗外，IPV 还有与一种或多种其他疫苗制成的联合疫苗。比如无细胞百白破-灭活脊灰-b 型流感嗜血杆菌五联疫苗（DTaP-IPV-Hib）、无细胞百白破-灭活脊灰-乙型肝炎-b 型流感嗜血杆菌六联疫苗（DTaP-IPV-HepB-Hib）。联合疫苗能减少儿童预防接种次数，也具有良好的安全性。国外疫苗公司生产的 IPV 已获准在我国上市，包括 IPV 单苗和含 IPV 成分的联合疫苗。它们作为第二类疫苗，按"知情、自愿、自费"的原则使用。

二、脊灰疫苗现行接种方案

2016 年 5 月 1 日，我国开始实施脊灰疫苗接种新策略：适龄儿童常规免疫共需接种 4 剂次脊灰疫苗，第 1 剂次接种脊灰灭活疫苗，第 2、3、4 剂次接种脊灰减毒活疫苗，即 2 月龄接种 1 剂 IPV，3 月龄、4 月龄、4 周岁各接种 1 剂 bOPV。

IPV 接种剂量为每次 0.5mL，上臂三角肌或者大腿前外侧中部肌肉注射。液体剂型 bOPV 口服，每 1 次接种剂量为 2 滴（相当于 0.1mL）；糖丸剂型 bOPV 口服，每次接种剂量为 1 粒。

2020 年 1 月 7 日，我国再次调整免疫规划脊灰疫苗的免疫程序。此次调整后，适龄儿童常规免疫第 1、2 剂次接种脊灰灭活疫苗，第 3、4 剂次接种脊灰减毒活疫苗，即 2 月龄、3 月龄各接种 1 剂 IPV，4 月龄、4 周岁各接种 1 剂 bOPV。

三、接种脊灰疫苗可能出现的异常反应及其处理

总体而言，IPV 和 OPV 的接种都是十分安全的。少数人接种后可能会出现一些轻微不适的症状，一般 2~3 天内会自行消退。由于 OPV 是减毒活疫苗，在极为罕见的情况下可发生严重的异常反应，引起疫苗相关麻痹型脊灰（VAPP）。当然，VAPP 的发生概率是极低的，主要发生在免疫功能缺陷接种者中，且多见于首剂接种者。

万一发生 VAPP 等预防接种异常反应怎么办？2019 年 12 月 1 日，我国开始施行《中华人民共和国疫苗管理法》，这是一部疫苗管理的专门立法。其中，第六章就是关于疫苗异常反应监测和处理，根据第五十五条规定，"因预防接种导致受种者死亡、严重残疾，或者群体性疑似预防接种异常反应等对社会有重大影响的疑似预防接种异常反应，由市级以上人民政府卫生健康主管部门、药品监督管理部门按照各自职责组织调查、处理"。

充分考虑到接种者的权益，《疫苗管理法》第五十六条明文规定，国家实行预防接种异常反应补偿制度。实施接种过程中或者实施接种后出现受种者死亡、严重残疾、器官组织损伤等损害，属于预防接种异常反应或者不能排除的，应当给予补偿，补偿范围实行目录管理，并根据实际情况进行动态调整。

接种免疫规划疫苗所需的补偿费用，由省、自治区、直辖市人民政府财政部门在预防接种经费中安排；接种非免疫规划疫苗所需的补偿费用，由相关疫苗上市许可持有人承担。国家鼓励通过商业保险等多种形式对预防接种异常反应受种者予以补偿。

预防接种异常反应补偿应当及时、便民、合理。预防接种异常反应补偿范围、标准、程序由国务院规定，省、自治区、直辖市制定具体实施办法。

四、全球消灭脊髓灰质炎行动

1988 年启动了全球消灭脊髓灰质炎行动（GPEI），该行动由世界卫生组织、美国疾病预防控制中心、联合国儿童基金会、扶轮国际基金会及比尔和梅琳达盖茨基金会等五个组织共同主导。从 1988 年至 2018 年，全球野生脊灰病毒引起的脊髓灰质炎的年发病率已下

降了99%以上，从1988年逾125个流行国家中估计的35万例病例，下降至2018年的仅在巴基斯坦和阿富汗出现的33例报告病例。全球三种不同型别的野生脊灰病毒中Ⅱ型和Ⅲ型病毒已经被证实彻底消失，只剩下Ⅰ型还存在野生毒株引起的脊灰病例。全球消灭脊灰行动已经取得了巨大成就，但在消灭脊灰的道路上仍然还面临着不小的挑战。

世界卫生组织及其伙伴致力于帮助各国迎接这种挑战。2019年1月1日，世界卫生组织总干事谭德塞博士接管了指导和监督全球根除脊髓灰质炎行动的脊髓灰质炎监督委员会主席一职，这向世界释放了一个明确的信号，即根除脊灰是世界卫生组织的一项优先事项。

实现消灭脊灰目标的根本策略是提高并保持高水平脊灰疫苗覆盖率，以及加强监测和有效快速应对脊灰疫情。随着全球根除脊髓灰质炎行动2019—2023终局战略的实施，在世界各国政府、民间组织、社区及个人的合作参与及共同努力下，我们相信脊髓灰质炎终将会在不久的将来从这个世界被根除。

本章关于科学与人文精神的问题与讨论

(1)我国已是无脊灰国家，为什么还要坚持脊灰疫苗的接种？

(2)接种IPV一定比接种OPV要好吗？

(3)从索尔克和萨宾两位学者身上，你可以学到些什么？

(4)为实现全球消灭脊灰这一战略目标，我们可以做些什么？

第六章
出生后 24 小时之内接种的疫苗：乙肝疫苗

现实生活中，无论是普通老百姓，还是影视明星，不少人都感染过乙肝病毒(hepatitis B virus, HBV)，有些人甚至被乙肝夺走了生命。为什么这么多人患乙肝？它到底是一种什么疾病？目前我们有什么有效方法来预防、治疗这种疾病吗？下面，我们就来一一了解。

第一节　人类健康的特级杀手——乙肝

乙肝病毒和由它引起的乙肝，无时无刻不在威胁着我们的生命健康。下面就让我们一起来揭开这个熟悉又陌生的同行者的面纱，看看它的"庐山真面目"。

一、曾经的"中国第一病"——乙肝

乙肝，虽然不像鼠疫、霍乱等烈性传染病那样来势汹汹且病症暴烈，但这种传染病已感染了地球上大量的人，并以惊人的速度继续感染着人类，且致死率极高。据世界卫生组织报道，2015 年全球有 2.57 亿人感染乙肝病毒，感染人数占全球总人数的 3.5%；同年源于乙肝病毒感染的肝硬化、肝癌导致全球 88.7 万人丧命；全球新发乙肝病毒感染人数以每年数以万计的数量增长着，仅 2017 年新发感染者就高达 110 万人。

1979 年，我国卫生部组织了全国第一次肝炎流行病学调查，调查结果显示，乙肝病毒在人群中的分布是 8.75%。按照我国当年总人口数 97542 万人计算，乙肝病毒感染人数就达 8535 万人，因此被称为当时的"中国第一病"。中国疾病预防控制中心（CDC）最新调查显示，仅 2020 年 3 月我国(不含香港、澳门特别行政区和台湾地区)乙肝发病数仍有 88150人，死亡数有 31 人。

乙肝，又叫乙型肝炎(hepatitis B)，全称为乙型病毒性肝炎(viral hepatitis B)，由乙肝病毒感染引起，起病隐匿。易感人群感染后 6 周~6 个月发病，临床表现为全身疲乏、恶心、腹胀腹泻、黄疸、肝功能异常等。乙肝高流行区在东亚(包括我国)、非洲等地，这些地区大多数人经母婴传播方式在儿童时期已感染乙肝病毒；次流行区有南美、中东欧等地；西欧和北美感染率较低。

乙肝之所以危害严重，主要有以下几个方面的原因：

(1)乙肝病毒感染者众多且感染病程复杂，完全清除体内乙肝病毒极为不易。

(2)乙肝如果没有得到及时有效治疗会进一步发展成为肝硬化、肝癌(即"乙肝三部曲"：乙肝-肝硬化-肝癌)，且各型肝炎所致肝癌中乙肝致死率最高。

(3)乙肝病毒可以通过血液和性行为传播，现代社会发达的医疗技术和开放的性观念也在无形中给乙肝病毒的传播提供了便利条件。

(4)绝大多数已感染乙肝病毒的人对自己的感染情况一无所知，世界卫生组织数据显示，截至 2016 年乙肝患者中只有 10.5% 的人知道自己的感染状况，这种现状令人担忧。

(5)目前每年乙肝新增发病率较高，远高于艾滋病、结核病、疟疾等其他重大传染病。

(6)有数据显示，全球艾滋病患者中至少 270 万人感染了乙肝病毒，乙肝病毒感染越来越成为艾滋病患者死亡的主要原因之一。

(7)"乙肝歧视"现象给个人、家庭和社会等带来诸多不安定因素。

(8)全球疾病负担中，我国乙肝疾病负担居全球首位。

二、乙肝的始作俑者——乙肝病毒

1. 乙肝病毒的发现及其结构

21 世纪初，以色列希伯来大学(the Hebrew University of Jerusalem)的研究人员在一具16 世纪的木乃伊肝脏里检测出乙肝病毒。

乙肝病毒的发现，缘于一位伟大的生物医学科学家——巴鲁克·塞缪尔·布隆伯格(Baruch Samuel Blumberg，见图 6-1)。1947 年，英国肝病医生麦加卢姆(MacCullum)提出自然界可能存在一种通过血液传播的乙型肝炎病毒(简称"乙肝病毒")。当时的布隆伯格已做了多年住院医生，并且先后取得了医学硕士学位和生物化学理学博士学位。1963 年，他在一位血友病患者的血清中检测发现了"澳抗"，经过多次实验后发现它竟然是乙肝病毒的组成成分，即后来的乙肝病毒表面抗原(HBsAg)。随后在 1970 年，英国病毒学家戴维·丹恩(David Dane)用电子显微镜让世人成功看到了完整的乙肝病毒颗粒，后来该病毒颗粒被命名为 Dane's 颗粒。

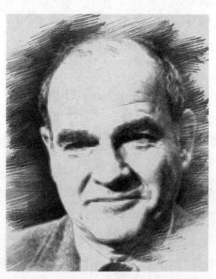

图 6-1 巴鲁克·塞缪尔·布隆伯格

乙肝病毒性情狡猾，它只是肝炎病毒大家族中的一个成员，其他成员还有甲肝病毒、丙肝病毒、丁肝病毒、戊肝病毒等。那么，这个一直和我们人类共生存的乙肝病毒其结构是什么样的呢？乙肝病毒是一种双链脱氧核糖核酸（DNA）病毒，具有环状双螺旋结构，其外膜由一层脂蛋白组成，约含 25% 脂质和 75% 糖蛋白，糖蛋白的主要成分就是"澳抗"（即乙肝病毒表面抗原，由大表面蛋白、中表面蛋白和小表面蛋白组成）；细胞核中有合成的乙肝病毒核心抗原（HBcAg）。乙肝病毒表面抗原和乙肝病毒核心抗原可以组装成完整乙肝病毒颗粒（Dane's 颗粒）进入血液。绝大多数的乙肝病毒阳性颗粒都分布在肝细胞中，各种形式的乙肝病毒脱氧核糖核酸（HBV DNA）也分布在肝细胞中。完整的乙肝病毒颗粒在 60℃ 可生存 4 小时，37℃ 可生存 7 天，对热、低温、干燥、紫外线等有很强的抵抗力；杀灭它，需要 100℃ 加热 10min 或者 0.5% 过氧乙酸、0.3% 漂白粉、0.2% 新洁尔灭等。

2. 解读名词：乙肝"两对半""小三阳""大三阳""乙肝病毒携带者"

我们经常听到一些关于乙肝疾病的医学名词，比如，乙肝"两对半""小三阳""大三阳""乙肝病毒携带者"等。这些名词表示什么意思呢？我们先来看看表 6-1，它列出了在医学临床检测中乙肝病毒的几种表现形式及其代表的临床意义，结合这个表再来看看这几个名词的具体含义。

表6-1   临床检测中乙肝病毒的几种表现形式及其临床意义

序号	HBsAg	抗-HBs	HBeAg	抗-HBe	抗-HBc	临床意义
1	+	−	−	−	−	HBsAg⁺：感染了 HBV，不能说明 HBV 有无复制、复制程度及传染性强弱。
2	−	+	−	−	−	抗-HBs⁺：已接种乙肝疫苗；或对 HBV 感染已有保护性免疫力。
3	−	−	+	−	−	HBeAg⁺：传染性强，持续 3 个月以上有慢性化倾向。
4	−	−	−	+	−	抗-HBe⁺：病毒复制减少，传染性弱，但不是没有传染性。
5	−	−	−	−	+	抗-HBc⁺：既往感染过 HBV。
6	−	−	−	−	−	全阴：过去和现在均未感染过 HBV。
7	+	−	−	+	+	"小三阳"：急性 HBV 感染趋向恢复，或慢性 HBsAg 携带者，传染性弱。
8	+	−	+	−	+	"大三阳"：急性或慢性 HBV 感染，HBV 正在复制，传染性强。

注：在临床检测中，如果血液或血清等中含有乙肝病毒表面抗原，则称为乙肝病毒表面抗原阳性，检测结果表示为：HBsAg⁺；如果血液或血清等中不含有乙肝病毒表面抗原，则称为乙肝病毒表面抗原阴性，检测结果表示为 HBsAg⁻；乙肝病毒表面抗体(抗-HBs)、乙肝病毒 e 抗原(HBeAg)、乙肝病毒 e 抗体(抗-HBe)与乙肝病毒核心抗体(抗-HBc)的阳性、阴性的表示方法同乙肝病毒表面抗原阳性、阴性的表示方法。

(1)乙肝"两对半"：通常是指乙肝病毒表面抗原、乙肝病毒表面抗体、乙肝病毒 e 抗原、乙肝病毒 e 抗体与乙肝病毒核心抗体这五项的统称。这几项指标是机体感染乙肝病毒后人体血液中存在的生物标志物(biomarker)，医生通常通过检测这几项指标并结合就诊者其他临床症状来判断其是否感染乙肝病毒。

(2)"小三阳"：表6-1 中的"7"，通常是指乙肝病毒表面抗原阳性、乙肝病毒表面抗体阴性、乙肝病毒 e 抗原阴性、乙肝病毒 e 抗体阳性与乙肝病毒核心抗体阳性，"小三阳"就是指其中的乙肝病毒表面抗原、乙肝病毒 e 抗体与乙肝病毒核心抗体这三项指标阳性。"小三阳"通常表示机体中的乙肝病毒没有复制或者复制很弱，携带病毒的人没有或者有较弱传染性。

(3)"大三阳"：表6-1 中的"8"，通常是指乙肝病毒表面抗原阳性、乙肝病毒表面抗体阴性、乙肝病毒 e 抗原阳性、乙肝病毒 e 抗体阴性与乙肝病毒核心抗体阳性，"大三阳"

就是指其中的乙肝病毒表面抗原、乙肝病毒e抗原与乙肝病毒核心抗体这三项指标阳性。"大三阳"通常表示机体中的乙肝病毒正在复制，携带病毒的人有较强传染性。对于检测结果是"大三阳"或"小三阳"的人群，需要做进一步检查并结合其他临床症状来判断其病情的轻重。

(4)"乙肝病毒携带者"指的是乙肝病毒表面抗原阳性(如表6-1中的"1")并且肝功能指标检测正常的人群。"乙肝病毒携带者"这个群体不需要药物治疗，放松心态、积极锻炼，与乙肝病毒和平相处，可以和健康人一样拥有高质量的生活和工作。

三、面对身边的乙肝病毒和乙肝患者我们需要怎样做

乙肝疾病的主要传染源是乙肝病毒携带者和乙肝患者，这些人群中的乙肝病毒主要通过母婴、血液、性行为、医源感染和密切生活接触等方式进行传播，平时我们应该尽量避开这些传播方式；同时应该尽量避免吸烟、喝酒、熬夜、不合理用药等不良生活习惯，养成积极锻炼、作息规律的良好生活习惯。除了这些，对于身边的乙肝病毒和乙肝患者，我们还应该注意以下几点：

首先，注射乙肝疫苗(全称为"乙型肝炎病毒疫苗")是目前预防乙肝病毒感染的最有效方法。新生儿最好在出生后24小时之内注射第一针乙肝疫苗。对自身乙肝感染情况未知的人群应及时尽早到正规医院进行检测，需要注射乙肝疫苗的人群应及时接种。

其次，日常生活中的注意事项有：①准妈妈、准爸爸乙肝患者孕前一定要接受全面检查，选择最佳时机做好母婴阻断和父婴阻断工作，减少乙肝病毒垂直传播几率；②生活中应与乙肝患者的用品(如餐具、牙刷、毛巾、茶杯等)分开使用，避免乙肝病毒通过破损伤口传播；③身体出现皮肤破损时，应避免与乙肝患者亲密接触；④与乙肝病毒感染者过性生活时，要使用避孕套；⑤做牙齿等医学美容时，要使用一次性医疗器械和用品。

最后，需要知道的是，通常的握手、拥抱、同室办公、共同就餐等无血液暴露的生活、工作接触一般不会传染和感染乙肝病毒，蚊子等吸血昆虫也未被证实能传播乙肝病毒。

第二节　特级杀手的克星——乙肝疫苗

乙肝疫苗作为20世纪发明的一种特殊药物，其研发过程同时也是人类及人类科学家同乙肝病毒和乙肝疾病不断斗争的科学精神的体现。

一、感恩乙肝疫苗研发的杰出贡献者

乙肝疫苗的发现离不开诺贝尔奖获得者布隆伯格，他不仅发现了乙肝病毒，而且人类最早期的血源性乙肝疫苗也是他研制出来的。早在发现乙肝病毒时，他就发现感染者血清中存在大量由乙肝病毒表面抗原组成的小球形颗粒，布隆伯格将其经纯化等工艺处理后制备出了血源性乙肝疫苗，并于1975年将此项专利技术转让给默克公司，1981年美国食品药品监督管理局（Food and Drug Administration，FDA）批准该疫苗应用于临床。自此，预防、诊断、治疗病毒性肝炎的大门被人类开启，世界卫生组织也因此将其生日7月28日定为世界肝炎日，以纪念这位杰出的科学家。

需要提到的另外两位杰出学者是我国的陶其敏教授和赵铠院士，他们在我国的乙肝疫苗研发、生产及推广使用中做出了巨大贡献。

20世纪70年代，乙肝被列为导致中国人死亡的重大疾病。当时中国有上亿的乙肝病毒携带者，如未得到适当治疗，其中的20%~30%将会发展成肝硬化或肝癌。阻止我国乙肝疾病发展进程的当务之急是进行中国本土乙肝疫苗的研发和生产。"文革"刚结束，一直从事肝炎研究的北京大学人民医院陶其敏教授就开始了乙肝疫苗的研发。当时的实验条件极其有限，研制过程中为了验证乙肝疫苗的安全性和有效性，她不顾被感染的危险毅然接种了自己研制的第一支血源性乙肝疫苗（图6-2），终于在1975年成功研制出中国第一代血源性乙肝疫苗——"7571疫苗"。随后她将该疫苗的技术资料无偿转让给了长春生物制品研究所，以便扩大生产，让疫苗尽早在人民群众中推广使用。这位苏州振华女中的优秀毕业生一生都致力于"为了人民群众的健康"的事业。

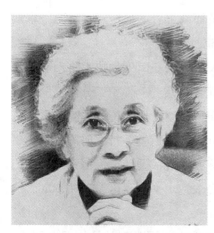 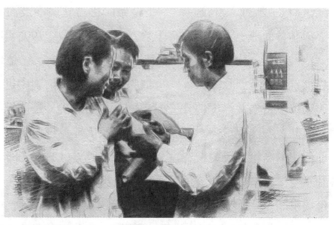

图6-2　陶其敏（左）、陶其敏注射第一支中国乙肝疫苗（右）

1981 年到 1985 年，赵铠院士团队也开始研制血源性乙肝疫苗的大规模生产工艺，在获得新药证书后，血源性乙肝疫苗很快在中国被推广使用。不幸的是，这时艾滋病席卷美国，血源性乙肝疫苗成为众矢之的。于是，赵铠院士又迅速与其他专家合作启动了重组乙肝疫苗的研制，并经多方考察后建议引进全球领先的乙肝疫苗生产工艺和技术，以尽快实现重组乙肝疫苗的规模化生产。经过不懈努力和艰难谈判，最终美国默克公司将其乙肝疫苗生产工艺和技术转让给了我国。随后，赵铠院士继续研究先进技术，不断提高乙肝疫苗的质量、产量，很快满足了我国新生儿免疫接种的需要。

1992 年，乙肝疫苗免疫接种在我国开始实施。2002 年 1 月 1 日，我国所有新生儿开始接受免费的乙肝疫苗接种。1992 年到 2014 年，预防接种乙肝疫苗这一举措，使我国避免了大约 9000 万人感染乙肝病毒，减少了近 2400 万乙肝病毒表面抗原携带者，也减少了约 430 万乙肝所致肝硬化、肝癌死亡者。最新调查显示，目前我国小于 15 岁年龄组人群的乙肝病毒携带率已经小于 1%，全年龄组人群的乙肝病毒携带率约为 6%（1980 年前约为 10%），中国终于脱离了乙肝病毒携带率大于 8% 的全球高流行区域，摘掉了"乙肝大国"的尴尬帽子。

二、特级杀手的克星——乙肝疫苗

乙肝疫苗是 20 世纪最伟大的医学突破之一，接受乙肝疫苗的接种是预防和控制乙肝疾病最有成效、最经济的措施。

乙肝疫苗的研制经历了三个阶段：血源性乙肝疫苗、重组乙肝疫苗、联合疫苗和治疗性乙肝疫苗。

（1）血源性乙肝疫苗。它是将无症状乙肝病毒表面抗原携带者的血液经提纯、减毒或灭活制备而成，血源供应有限且具有潜在危险，1995 年已被淘汰。

（2）重组乙肝疫苗，又叫基因工程乙肝疫苗。它是采用重组基因工程技术将乙肝病毒表面抗原的基因片段插入酵母细胞或哺乳动物细胞中进行体外培养、增殖、分泌乙肝病毒表面抗原蛋白并经提纯等工艺制得。其主要成分是能够编码多个抗原表位的化学合成氨基酸多肽，安全性更高，能更快诱导出保护性免疫应答，获得免疫后抗体持续时间更长。当前使用的重组乙肝疫苗有重组中国仓鼠卵巢（CHO）细胞乙肝疫苗、重组酿酒酵母乙肝疫苗和重组汉逊酵母乙肝疫苗，其中，重组汉逊酵母乙肝疫苗表达水平最高达 $500\sim1000\text{mg/L}$、母婴阻断率达 95% 以上、抗体阳转率达 95% 以上。

（3）联合疫苗和治疗性乙肝疫苗。联合疫苗是由两种以上不同类别的抗原混合制成，在减少疫苗注射次数的同时可以预防多种传染性疾病；这些联合疫苗有甲-乙肝联合疫苗、百白破-乙肝四联疫苗等。治疗性乙肝疫苗是通过诱导乙肝病毒感染者或乙肝患者机体的特异性免疫应答，使机体免疫系统正确识别体内乙肝病毒并降低其复制力进而治疗乙肝的一类疫苗制品，主要有重组蛋白疫苗、脱氧核糖核酸疫苗、树突状细胞疫苗等。目前治疗性乙肝疫苗已有部分进入临床试验。

目前使用的重组乙肝疫苗等乙肝疫苗产品剂型需要冷链系统储存、运输，使用成本高，在许多发展中国家的推广使用受到很大限制。口服乙肝疫苗是一种更方便、更易于推广使用的产品剂型，尼尔斯·玻尔研究所（Niels Bohr Institute）等研究机构的科学家们已在这方面的研究中取得一定成果。

乙肝疫苗特别是重组乙肝疫苗研制成功并在新生儿中免费接种后，全球乙肝疾病得到了有效控制。1992年，我国实施乙肝疫苗接种计划后，也有效控制了我国的乙肝疾病，但要完全控制这种传染病的发生、发展，还需要个人、医疗卫生机构和社会等多方面的努力和配合。特别需要注意的是，因为绝大多数乙肝病毒感染人群对其已感染乙肝病毒的现状并不知晓，以及乙肝疾病治疗效果的有限性（目前乙肝疾病的治疗仍未取得如直接使用丙通沙抗病毒药物根治丙肝疾病那样的突破性进展），所以在全民中普及乙肝预防、检测和治疗的卫生知识至关重要，普及新生儿和其他易感人群及时尽快接种乙肝疫苗等防疫知识更是任重而道远。

第三节　乙肝疫苗的正确接种

乙肝病毒严重危害着人们的身体健康，接种乙肝疫苗是预防和治疗乙肝疾病最有效的措施。那么，乙肝疫苗有效阻止乙肝疾病发生的免疫机理是怎样的？不同的人群如何正确接种乙肝疫苗呢？下面，我们就来了解一下。

一、乙肝疫苗有效阻止乙肝疾病发生的免疫机理

人体接种乙肝疫苗后可主动刺激机体免疫系统产生保护性抗体从而免受乙肝病毒的侵扰。乙肝疫苗有效阻止乙肝疾病发生的免疫机理见图6-3。

有效阻止乙肝疾病的发生一般需要接种三针乙肝疫苗，机体接种三针乙肝疫苗的具体免疫反应过程见图6-4。

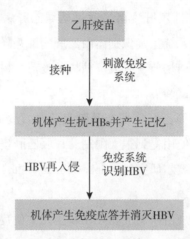

图 6-3　乙肝疫苗有效阻止乙肝疾病发生的机理

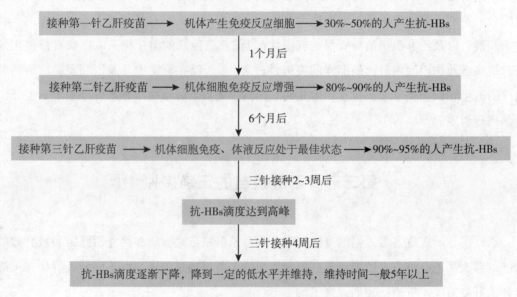

图 6-4　机体接种三针乙肝疫苗的免疫反应过程

二、接种乙肝疫苗后的不适症状

多数人接种乙肝疫苗后没有不良反应发生，少数人会有头痛、发热、接种部位轻微红肿等情况发生，但一般可自然消退。过敏性休克等罕见不良反应发生率极低，产生原因多为注射疫苗焦虑、疫苗反应等。

为了减少接种乙肝疫苗引起的不良反应，接种前最好先进行体检。

（1）乙肝病毒表面抗原阴性、乙肝病毒表面抗体阴性、乙肝病毒脱氧核糖核酸阴性（HBV DNA⁻）和肝功能指标检测正常的人群可以接种乙肝疫苗。

（2）以下这些人群不宜接种乙肝疫苗：对甲醛、硫柳汞等乙肝疫苗成分过敏的人；对青霉素等抗生素过敏、有哮喘等过敏体质的人；妊娠期妇女；严重急慢性疾病以及癫痫患者等。

（3）要选择合格疫苗进行接种，接种时严格按照不同厂家的说明书进行操作，特别要注意禁忌事项。

三、新生儿为什么要在出生后 24 小时之内注射乙肝疫苗

乙肝病毒的主要传播途径之一是母婴传播，刚出生的新生儿由于免疫机制不完善，感染乙肝病毒的风险极高，一旦感染，90%～95% 的感染新生儿会成为乙肝患者，且患病后期发展成肝硬化、肝癌的风险大大高于其他年龄感染人群。因此，新生儿应在出生后 24 小时之内注射第一针乙肝疫苗，并按 0-1-6 方案（先注射一针，1 个月后注射第二针，6 个月后注射第三针）全程接种，接种部位可选择上臂外侧三角肌或者大腿前外侧中部肌肉。完成全程接种后，95% 以上新生儿可获得抗乙肝病毒感染的免疫力。

据统计，目前我国 5% 的孕妇是乙肝病毒携带者，对于这些孕妇所生的新生儿可以采取以下措施进行有效母婴阻断：①母亲为单阳性（乙肝病毒表面抗原单项阳性）的新生儿，阻断方法同普通新生儿，即出生后 24 小时内注射第一针乙肝疫苗，按 0-1-6 方案接种，也可第一针剂量加倍。②母亲为双阳性（乙肝病毒表面抗原阳性、乙肝病毒 e 抗原阳性）的新生儿，联合注射乙肝疫苗和高效价乙肝免疫球蛋白（HBIG），具体注射剂量可根据医生建议。接种过乙肝疫苗和高效价乙肝免疫球蛋白的孩子，可以接受乙肝病毒携带者妈妈的哺乳。

那么，如何选择市场上不同的乙肝疫苗产品呢？目前市场上的乙肝疫苗产品都是重组乙肝疫苗产品，虽然不同厂家的疫苗产品生产工艺不完全相同，且所含乙肝病毒表面抗原蛋白量也不完全相同，但是它们的免疫效果和安全性没有明显差别，可根据医生建议进行接种。另外，国产疫苗产品安全有效且比进口疫苗产品价格便宜，建议新生儿使用免费的国家计划免疫乙肝疫苗产品进行接种。

四、除新生儿之外还有哪些人群需要注射乙肝疫苗

除了新生儿必须在出生后 24 小时之内注射乙肝疫苗之外，还需要注射乙肝疫苗的易感人群主要有：①婴幼儿（<6 岁）；②15 岁以下未获得免疫的人群；③经常接受输血或血液制品者、同性恋者、静脉药物注射者等高风险人群；④医务工作者、乙肝病毒携带者家

庭成员等中风险人群；⑤经常接触血液人员、托幼机构人员、器官移植人群、免疫功能低下人群、乙肝病毒意外暴露人群等低风险人群。

对于婴幼儿（<6岁），如果乙肝"两对半"检查发现乙肝病毒表面抗原和乙肝病毒表面抗体均为阴性、转氨酶等肝功能指标检测正常，可以按0-1-6方案进行疫苗接种，免疫成功率在90%以上。

15岁以下未获得免疫的人群应尽早注射乙肝疫苗以保护自身免受乙肝病毒感染，可采用0-1-6方案接种，也可按医生建议进行接种。

对于高、中风险人群，可以参照婴幼儿（<6岁）乙肝疫苗注射方法进行接种。

低风险人群可自愿接种。建议：免疫功能低下人群可注射20微克或者40微克高剂量重组酵母乙肝疫苗并按0-1-2-6共4剂次方案进行接种；人类免疫缺陷病毒（HIV）阳性患者经抗病毒治疗后再进行疫苗接种；慢性丙肝患者可正常接种乙肝疫苗。乙肝病毒意外暴露人群可采取以下防治措施：乙肝病毒表面抗体阳性人群不需注射乙肝疫苗；乙肝病毒表面抗体滴度未知或阴性人群应立即同时注射高效价乙肝免疫球蛋白和高剂量乙肝疫苗，1个月后、6个月后再注射两剂次高剂量乙肝疫苗。普通人群可自愿接种。接种部位可选择上臂三角肌肌肉，接种剂量按医生建议量。

五、乙肝疫苗需要复种吗？对于乙肝疫苗接种后不反应的人群该怎么办

对于接种过乙肝疫苗的人群是否需要复种，美国疾病预防控制中心认为：

(1)免疫状态正常且已接种过三针疫苗的人，五年内不需要加强免疫。

(2)五年后可根据乙肝病毒表面抗体滴度决定是否复种：乙肝病毒表面抗体滴度≥100IU/L人群不需复种；乙肝病毒表面抗体滴度10~100IU/L人群需加强一针20微克乙肝疫苗；乙肝病毒表面抗体滴度≤10IU/L人群（排除乙肝病毒低水平感染引起），可采取合适的疫苗复种方法提高乙肝病毒表面抗体滴度。

如果复种后乙肝病毒表面抗体仍然为阴性，那么这类人群可以放弃再接种，保持平常心，平时注意避免高危行为。

本章关于科学与人文精神的问题与讨论

(1)新生儿为什么要在出生后24小时之内及时接种乙肝疫苗？

(2)乙肝疫苗是否一定要打三针？

(3)如何看待我国乙肝防控的重要意义及取得的显著工作成效？

(4)怎样积极主动预防你和家人感染乙肝病毒？

第七章
容易被忽视的疫苗：甲肝疫苗

上海被誉为"东方巴黎"，是充满梦想的人们向往的"魔都"。然而，在 20 世纪 80 年代末，上海曾暴发过一场严重的公共卫生危机。1987 年，上海市政府决定全面疏浚长江口、黄浦江航道。在航道疏浚中，人们意外发现长江口江苏省境内启东县江段的江底淤泥中竟然蕴藏着大量毛蚶。上海人对毛蚶的喜爱就像现在很多人对小龙虾的狂热，新鲜廉价的"启东野生毛蚶"很快占据上海市场。到了 1987 年 12 月中旬，上海市急诊腹泻病人激增，后来证实启东毛蚶携带大量甲型肝炎病毒（hepatitis A virus，HAV）（简称"甲肝病毒"）。1988 年春节前夕，上海市甲型肝炎（俗称"甲肝"）大暴发，感染者超过 35 万人，死亡 31 人，直到 3 月初，疫情才基本得到控制。所幸，通过与这次疫情的较量，我国在甲型肝炎的预防和治疗领域积累了丰富的经验，防疫技术取得了极大的进步。我国于 1989 年自主研发了甲型肝炎减毒活疫苗，取得了良好的应用效果。自 2008 年起，甲型肝炎疫苗（简称"甲肝疫苗"）被列入我国计划免疫一类疫苗，甲型肝炎在我国的发病率明显降低。

第一节　甲型肝炎离我们有多远

一、古老的"黄疸病"——从"卡他性黄疸"到"流行性黄疸"再到"传染性肝炎"

甲型肝炎是由甲型肝炎病毒感染引起的急性传染病。感染者的症状可以有发热、头痛、疲劳、食欲不振、腹痛、恶心、呕吐或腹泻中的一种或几种，尿色加深和黄疸是最常见的体征表现，80% 以上的成年患者会出现黄疸。这些症状体征并不具有甲肝特异性，其他类型的肝炎或可引起胆红素代谢障碍的疾病都能出现这些症状，因此在医学技术不发达的古代，病毒性肝炎与其他引起黄疸的疾病共同被称为"黄疸病"。

早在两千多年前，祖国医学就有对"黄疸病"的记载。汉朝张仲景在《伤寒论》中提到"伤寒七八日，身黄如橘子色"。而历代医学史书也证实了这种"瘟疫"持续存在并不时传播流行致人暴毙，如隋代的《诸病源候论》提到热毒引致"急黄"，清代《杂病源流犀烛》中提到的"又有天行疫疠，以致发黄者，俗谓之瘟黄，杀人最急"等。

在西方，早在公元前的古希腊、古罗马时代就有"卡他性黄疸"的记录。美国南北战争时期的医学资料显示，军队中黄疸病流行加剧，被称为"军营黄疸"。1888 年，斯马特（Smart）医生记录了发生在联邦同盟军中的 71691 例黄疸病例，这些病例的临床表现和流行情况与现在的甲型肝炎非常相似。1912 年，美国医生柯凯因（Cockayne）对 2 万多例"黄疸病"病例进行回顾性分析，发现其中有 161 例死亡，死亡率近 1%，他因此潜心投入研究，提出"黄疸病"是一种可致急性肝损害甚至死亡的、人-人间接触传染病（当时更多的医生倾向于黄疸病是通过呼吸道传播的），并首次提到"流行性黄疸"的概念。1937—1939 年，英格兰的范迪（Fandly）医生在报道因接种黄热病疫苗而出现肝脏损害的黄疸患者时，首次使用了"传染性肝炎"这一名称。

二、肝炎病毒"五兄弟"发现史

1942 年，一名叫维奥特（Voegt）的医生用肝炎病人的肠道液经消化道感染了另一人，证实了肝炎能够通过消化道途径传播。与此同时，一位研究黄热病的英国医生麦加卢姆发现，接种含人血清的黄热病疫苗的人群中发生了肝炎的传播，此外他还观察到在一些使用未消毒注射器的老年患者和糖尿病患者中也发生了肝炎传染，因此他推测血液中含有肝炎病毒。1947 年，麦加卢姆提出，把通过污染的食物或水经由消化道传播引起的肝炎称为"甲型肝炎"，而经血液传播导致的肝炎称为"乙型肝炎"。

在随后的十几年间，人们尝试各种办法期望从血液中找到引发肝炎的"元凶"，然而受限于当时的医疗水平及条件，始终未能成功。直至 20 世纪 60 年代，对病毒性肝炎的研究才有了重大突破。

1965 年，内科学和生物化学家布隆伯格在澳大利亚土著居民中发现了人类史上首个肝炎病毒成分——澳抗，即乙肝病毒表面抗原（HBsAg），自此拉开了人类对于肝炎病毒病原学研究的序幕。

1970 年，完整的乙肝病毒颗粒被发现。

1973 年，甲肝病毒颗粒被发现。

1983 年，戊肝病毒颗粒被发现。

1984 年，丁肝病毒被命名。

1989 年，丙肝病毒基因序列被找到并被成功克隆。

至此，世界公认的肝炎病毒"五兄弟"甲型、乙型、丙型、丁型、戊型全部被找到。

三、导致甲型肝炎的元凶——珍珠西米样的甲肝病毒

甲肝病毒颗粒是斯蒂芬·范斯顿(Stephen M. Feinstone)博士在 1973 年利用免疫电镜技术，从临床急性肝炎患者的粪便中找到的。甲肝病毒呈无包膜的球形，由 20 面体的外衣壳和内含的长约 7.4kb、大小 35S 的单股正链线性 RNA 构成。病毒颗粒体积非常小，直径仅有约 27nm。在电镜下，成堆的甲肝病毒颗粒聚集在一起，就像一堆珍珠西米。范斯顿博士的研究揭开了甲肝病毒的神秘面纱，也开启了研究人员对病毒结构、特性和致病机制探寻的道路。随后在 1979 年，普罗沃斯特(Provost)等成功在狨猴肝细胞及恒河猴胚肾细胞中实现了甲肝病毒的连续传代培养，为甲肝疫苗的研发奠定了基础。1993 年，根据测序分析结果，甲肝病毒正式从肠道病毒属更名至微小 RNA 病毒科嗜肝病毒属，找到了自己的家。甲肝病毒主要感染人和灵长类动物，但人类是甲肝病毒唯一自然宿主。

甲肝病毒的耐受力非常强，高度耐热和干燥，耐碱并特别耐酸(pH<3.0)。在 25℃ 环境温度下，无论是在污染后 3 个月的水、潮湿的土壤中，还是在污染后 30 天干燥物体的表面，甲肝病毒仍能保持活力。即使在 80℃ 持续加热 10 分钟，甲肝病毒仍然具有感染力，只有加热到 90℃ 以上感染力才消失。此外，常用的洗涤剂(如 1%十二烷基磺酸钠溶液)和可溶性去污剂也不能灭活病毒，这也是高度纯化的凝血因子偶尔也可能传播甲肝的原因。由此，回想 1988 年那场甲肝疫情，生活在甲肝携带者众多，又是生产生活废水高浓度地带——长江入海口的启东毛蚶，体内本就富集了大量的甲肝病毒，恰好又碰上了好食用简单焯水、半生不熟鲜毛蚶的上海人，这样一来，小小的毛蚶竟然引发了如此轩然大波也就不足为奇了。

四、祸从口出，病从口入——甲型肝炎流行病学

甲肝是以粪-口途径、人-人传播为主要传播模式的传染病，是典型的"祸从口出，病从口入"的疾病。甲肝患者和亚临床感染者是甲肝的主要传染源，病毒在感染者肝细胞中复制后，经胆道系统随胆汁排泌至肠道，混入粪便排出体外。这些带毒的粪便可污染水源和种植物，进而再次感染易感人群。全球范围内数次大规模的甲肝暴发流行都有着发病人群密集、生活卫生条件差和关联污染的饮食等特点。其中，因食物或水源污染引起的甲肝暴发经常被报道，比如 1974 年在圣地亚哥海军基地，134 名士兵因食用由病毒携带者——军中厨师准备的沙拉和葡萄柚而发病；1991 年在密尔沃基，230 人因食用了病毒携带者制

作的三明治而发病；还有前文所提到的 1988 年发生在上海的甲肝大暴发。甚至有生活在卫生条件好，未接受过主动免疫的发达国家旅行者前往条件落后疫区，因游泳误饮了疫水导致急性甲肝的报道。

除了粪-口途径，甲肝也可经血源传播，通常发生在病毒血症时期。因输血或血制品导致甲肝传播的情况不常发生，但近年来注射吸毒成为甲肝血源传播的重要原因。在瑞典、丹麦、英国、美国等卫生管理严格、环境良好的发达国家，甲肝的暴发多与吸毒人群相关。此外，同性恋者间甲肝共感染也比较常见，可能与口肛或指肛等密切接触方式有关。研究显示，甲肝病毒不能通过胎盘感染胎儿，母婴垂直传播只可能是生产过程中婴儿被母亲的带毒粪便感染引发。

随着人们对甲肝的认识和卫生防控技术与措施的进步，目前甲肝的发病率较以前已大为降低。但是，因全球一体化等因素导致的人员流动增强，甲肝在局部地区仍不时出现疫情小暴发和疫区变动。如希腊就报道了 2016 年 4—12 月，在该国叙利亚难民收容所发生了 177 例甲肝暴发，其中大部分患者是 15 岁以下的儿童。而不同国家和地区甲肝暴发的传播途径也有所不同，在发展中国家和地区、卫生条件差的人群聚集场所，甲肝的传播途径通常是粪-口途径。而像欧美等发达国家，多在同性恋人群和吸毒人群间传播。据美国国家疾病预防控制中心报道，2016—2018 年，美国甲型肝炎的发病率比 2013—2015 年增长了 294%。2017—2019 年，中国新发甲肝病例分别为 18875 例、16196 例和 19271 例。这些数据说明，甲肝病毒始终潜伏在我们身边，并时刻准备卷土重来。

五、吓人的急性肝炎，有惊无险的自限结局

感染了甲肝，人与人的症状和结局是不一样的。

对绝大多数人来说，要么是无症状或轻微症状的隐性感染或亚临床感染，要么是病程不超过 2 个月的急性甲肝，一般预后良好。通常急性甲肝患者的临床症状与其他病毒性肝炎患者没什么两样，发热、头痛、疲劳、食欲不振、腹痛、恶心、呕吐或腹泻等都可以出现。常见的体征是尿色深黄和皮肤黄疸，大约 80% 以上的成年患者会出现黄疸。期间，患者的转氨酶升高，血清中病毒基因检测呈阳性。在 2 个月内，多数患者临床和生化指标恢复正常，感染约 1 个月后，可测到血清中甲肝病毒 IgM 抗体，之后不久产生甲肝病毒 IgG 抗体。IgM 抗体可持续存在 3~4 个月，而 IgG 抗体则可持续终身。

有极少数患者会发展为凶险的暴发性甲肝或致命性甲肝，这通常见于年老体弱或合并有基础疾病的人。患者表现为进行性加重的黄疸和肝功能异常，最终因肝衰竭和肝性脑病而死亡，只有肝脏移植能为这类患者带来一线生机。

感染甲肝病毒后病情的严重程度主要与感染的毒株、病毒载量和机体免疫反应的强弱

相关。影响预后的最重要因素是年龄，其次是机体基础疾病。甲肝病死率随年龄增长而升高，并在合并有其他肝、肾或心血管疾病者中也更高。

六、面对甲肝，我们应该怎么办

根据我国《传染病防治法》，甲肝是仅次于鼠疫和霍乱两种甲类传染病的乙类传染病。如果身边的亲友得了甲肝，我们应该怎么办呢？

(1)在甲肝发病期间，患者无论是住院治疗还是在家休养均应隔离。通过护肝、祛黄、补液等对症支持疗法，甲肝通常在 2 个月内自愈。

(2)应避免与患者共用餐具、杯子、毛巾、牙刷等物品，患者使用过的物品应经常煮沸消毒，接触患者前后应用肥皂彻底洗手。

(3)除了预防被甲肝患者感染，我们也应注意其他的感染源，如避免食用未煮熟的海鲜类特别是贝类食物，不在未取得卫生许可营业执照的餐饮店购买食物，远离毒品等。

(4)最重要的是要接种甲肝疫苗，未注射甲肝疫苗的人群对甲肝普遍易感，因此利用主动免疫产生的抗体来保护自己是最为明智的举措。

对于国家和政府而言，加强环保举措、改善卫生条件和设施、进行传染病防治教育、推行疫苗接种等，都是控制甲肝流行的有力手段。未来，在一些甲肝病毒流行的发展中国家和地区，如不能改善生活卫生条件，甲肝将持续存在；而在发达国家，甲肝的发病率将呈总体下降趋势，但若要根除甲肝，还需加强对特殊人群的管理，包括高危人群聚居区点（如幼儿托管中心、流浪汉聚居区）、吸毒者、男性同性恋以及疫区旅游归来者或来自高危地区的难民等。在儿童甚至更大范围的人群中接种疫苗，可以显著降低甲肝低发国家和地区由于上述因素引发的甲肝流行风险。但是在甲肝流行地区和国家，由于不确定的由疫苗获得免疫力的持续时间，以及因经济原因无法保证持续接种，单靠一次疫苗接种而不改善个人和环境卫生，反倒极有可能因此而导致甲肝发病率的升高。因此，除了预防接种，积极改善卫生设施和卫生条件，实施公共健康措施，加强对甲肝的监测等也非常重要。

第二节 防范甲肝的有力武器——甲肝疫苗

一、甲肝疫苗的发展史

1973 年，范斯顿博士利用免疫电镜发现了甲肝病毒颗粒，然后他就一直致力于甲肝疫苗的研发。

1979年，普罗沃斯特（Provost）的研究团队从狨猴肝脏组织中分离出甲肝病毒，并成功在体外培养细胞中增殖，为甲肝疫苗的诞生奠定了基础。

1986年，宾（Binn）团队首次报道通过动物实验证实成功制备了甲肝灭活疫苗。

1988年和1991年，有研究者分别报道了甲肝减毒活疫苗在灵长类动物和人类志愿者中应用成功的案例。但是，可能出于安全性考虑，减毒活疫苗并未获得国际社会青睐，通常情况下，灭活疫苗是国际疫苗市场的主流。

1992年，经过全球研究甲肝科学家的共同努力，被寄予厚望的甲肝灭活疫苗从动物实验成功到获批用于人类免疫接种历经了近十年时间，终于获批上市，这就是全球首个甲肝灭活疫苗——Havrix（贺福立适）。

我国在1989年左右就成功研发了甲肝减毒活疫苗（H2株），并于1992年在国内上市，该疫苗显示出了与灭活疫苗同样良好的保护性与安全性。

2002年，我国自主研发的，由北京科兴生产的甲肝灭活疫苗（孩尔来福）上市，目前是我国使用量最大的甲肝灭活疫苗。2017年该疫苗成为继葛兰素史克公司之后全球第二个通过WHO预认证的产品，已在亚洲和南美洲的十几个国家获得注册，代表着中国疫苗走向世界。

目前，全球共有37个国家将甲肝疫苗列入国家免疫接种清单中。我国在2006年将甲肝疫苗纳入批签发管理，2008年纳入国家计划免疫一类疫苗范畴，可见我国政府对于甲肝控制的重视和付出。

二、甲肝疫苗的种类

1. 甲肝灭活疫苗

甲肝灭活疫苗是将甲肝病毒株接种细胞并大规模培养、收获、纯化的甲肝病毒，经由甲醛灭活处理，最后辅以佐剂制备而成的疫苗。它既保留了病毒的免疫原性，又保证了注射后无病毒感染复制的安全性，目前是国际上甲肝疫苗的主流选择。

较为知名的甲肝灭活疫苗主要是葛兰素史克公司生产的贺福立适和美国默克公司生产的维康特（VAQTA），这两个产品在美国和其他一些国家应用广泛；在欧洲国家和加拿大主要应用的是赛诺菲巴斯德公司生产的巴维信（AVAXIM）和瑞士博尔纳公司生产的Epaxal。2017年，我国自主研发的灭活疫苗孩尔来福也走向国际市场。

国际主流的甲肝疫苗，通常推荐的接种次数是2次，其间隔至少6个月，不超过12个月。不同疫苗的首次接种年龄略有不同，但儿童均应在1岁以后接种。接种剂量一般成人是儿童的一倍。初次疫苗注射后4周，95%～100%的儿童及成人能够产生具有保护作用的抗体。在 6 个月后的第二次注射是加强免疫，将有利于人体产生足够持久的保护性抗体 IgG。

研究显示，按规定流程完成甲肝疫苗接种的成人或儿童体内抗体存在的时间至少是 5~10 年，一项完全针对成人的接种保护时间研究得出了 20 年甚至更长时间的结论。实际上，通过疫苗第二次注射后抗体迅速产生的情况推测，即使曾经接种过疫苗者的血清抗体水平降至保护性水平以下，免疫记忆激活后的免疫反应仍可产生足够的抗体保护机体免受感染。但是有部分人群应用甲肝疫苗的效果欠佳，比如 HIV 感染者、慢性肝病患者和老年人。但对这部分人群仍然有注射疫苗的必要性。HIV 感染者更容易感染甲肝，接种甲肝疫苗后虽然他们的抗体产生率低于正常人，大约为 50%~75%，但仍有保护性。

2. 甲肝减毒活疫苗

甲肝减毒活疫苗是用甲肝病毒减毒株制备的疫苗。减毒株来源于野生型甲肝病毒，经数十代传代培养，发生变异后形成。理论上讲，减毒活疫苗较灭活疫苗更具优势，比如成本更低、所需剂量更少、可以选择更多的给药途径如口服给药、更持久的免疫力等。更重要的是甲肝减毒活疫苗在免疫持久保护性方面优于灭活疫苗。但由于疫苗内包含活病毒，保存的条件较灭活疫苗严格，因而不受国际市场青睐。甲肝减毒活疫苗口服途径给药效果不理想，因此还是推荐采用肌肉注射的方式接种。

我国在甲肝减毒活疫苗研究方面处于国际领先地位，浙江省医学科学院毛江森教授研究团队 1989 年就报道了甲肝减毒活疫苗(H2 株)的初步应用效果，随后甲肝减毒活疫苗主要在我国推广应用，为 20 世纪 90 年代儿童免于甲肝感染发挥了巨大的作用。为了便于保存和运输，通过加入稳定剂，液态的减毒活疫苗可以制成冻干状态的预充注射器接种剂，这种疫苗在注射的过程中疼痛感也更轻。目前我国有多家企业生产这种减毒活疫苗，如浙江普康生物技术股份有限公司(浙江普康)、中国医学科学院医学生物学研究所(昆明所)、长春生物制品研究所有限责任公司(长春所)等。有研究显示，减毒活疫苗接种者的保护性抗体可持续存在至少 15 年。

3. 甲乙联合疫苗

甲乙联合疫苗是指一针剂注射疫苗内，同时包含了甲肝疫苗和乙肝疫苗的一种联合疫苗，注射联合疫苗可同时预防甲肝和乙肝的感染。

在美国，2001 年由葛兰素史克公司生产的甲乙联合疫苗双福立适获得 FDA 批准。该联合疫苗在美国仅被允许用于 18 岁以上人群的甲肝乙肝预防接种。接种剂次要求为连续 3 次，初次接种后的第 1 个月、第 6 个月再分别接种。据报道，该联合疫苗的免疫效果与分别接种两种疫苗单剂效果相似。

　　我国的甲乙联合疫苗研究始于 1999 年，主要由北京科兴生物制品有限公司负责研发，也是由灭活甲肝疫苗和基因工程乙肝疫苗联合制成，2005 年通过我国食品药品监督管理局批准上市，商品名为倍尔来福，这也是世界上第二支甲乙联合疫苗。它的诞生标志着我国在疫苗研发、生产等方面，日益与国际接轨。

三、甲肝疫苗的接种

1. 接种对象

　　理论上来讲，没有保护性抗体的人群都有感染甲肝病毒并患病的风险，即人人都应接种甲肝疫苗。由于各国条件不同，根据世界卫生组织的建议，以下人群非常有必要接种甲肝疫苗：

　　(1)年满 1 周岁的幼儿；

　　(2)同性恋者，特别是男同性恋者以及艾滋病患者；

　　(3)吸毒者；

　　(4)生活在非甲肝流行区，近期计划前往甲肝流行区者；

　　(5)患有慢性肝病，如乙型肝炎或丙型肝炎者；

　　(6)正在接受凝血因子浓缩物治疗者；

　　(7)有可能与甲肝感染或携带的人或动物密切接触者(如参与甲肝相关的动物实验者、医务工作者、国际接触多者)；

　　(8)以前没有接种过甲肝疫苗，想要预防甲型肝炎的成年人也可以接种。

2. 接种方案

　　(1)接种部位：甲肝疫苗接种部位选择上臂三角肌肌内注射，严禁静脉注射。

　　(2)接种程序：灭活疫苗需接种两剂，中间间隔至少 6 个月。减毒活疫苗只接种一剂即可。

　　各国幼儿首剂注射年龄稍有不同，但都在满 1 周岁以后，原因是此时来自母体的保护性抗体消失殆尽，且幼儿在此年龄起开始频繁接触多样化的成人食物，并且卫生自理能力不佳。

　　在我国，首剂于幼儿 18 个月时接种，6 个月后接种第 2 剂灭活疫苗。若选用两剂次灭活疫苗，则整个免疫接种期都应选用相同品牌。

　　有过免疫基础的人群一般保护性抗体持续时间很长，如无高危因素可以不加强免疫。

　　成年人群是否需要加强免疫，也可以通过测定抗体滴度决定，如抗体滴度低于最低保护水平(10mIU/mL),则需要加强免疫。

3. 禁忌证和不良反应

(1)禁忌证:对疫苗任何成分过敏者;患病毒性肝炎及急性传染病处于恢复期的患者;有发热或有严重的心脏病、肾病、活动性结核病、重度高血压的患者;有免疫缺陷和正在应用肾上腺皮质激素等免疫抑制剂的人群。对于妊娠期女性,理论上灭活甲肝疫苗中的甲肝病毒已灭活,对胎儿没有危险,但是由于缺乏相关的研究,一般不建议孕妇接种。

(2)不良反应:人体对甲肝疫苗耐受良好,大多数人接种后没有疫苗不良反应。少数人可有轻微的局部反应,如接种部位疼痛或发红,通常持续 1~2 天就会恢复。其他的不良反应还有如乏力、发热、厌食、腹泻、恶心、呕吐、过敏性皮疹等症状,通常也是短暂的,大多在 24 小时内可自行缓解。

对于轻度的不良反应,无需特殊处理。当局部反应较重时,可在 72 小时以后局部热敷,每日数次,每次 10~15 分钟。若产生严重不良反应,则应立即就医。对于初次接种者,注射后应留观半小时,防止发生速发性过敏反应,在接种之后的 72 小时内还应警惕迟发性过敏反应,严重过敏反应的现象包括荨麻疹、面部和喉咙肿胀、呼吸困难、心跳加快、头晕和虚弱等。有以上症状者应尽快到医院诊治,避免贻误抢救时机。

本章关于科学与人文精神的问题与讨论

(1)我国从 2008 年将甲肝疫苗纳入国家计划免疫一类疫苗范畴,为何每年仍有发病病例报道?

(2)多数甲肝患者呈自限性病程,是否有必要普遍接种甲肝疫苗?为什么?

(3)对于艾滋病毒、结核杆菌感染的高危人群和已感染者,应该采用什么样的甲肝疫苗接种方案?接种后可能出现的结局有哪些?

(4)你认为有无必要像监测乙肝表面抗体那样监测甲肝抗体滴度,以决策是否重新接种或加强接种甲肝疫苗?

第八章
保护力爆棚的疫苗：麻疹疫苗

俗语说："孩子出过疹和痘，才算解了阎王扣。"由此可见，麻疹和天花对于古代儿童来说是很凶险的两道人生坎。18世纪，詹纳发明了针对天花的牛痘接种法，而更为狡猾的麻疹病毒又成了科学家需要面对的一道关卡。众里寻他千百度，却总也寻不到麻疹病毒的真身。直到1954年，美国科学家恩德斯（Enders）和皮布尔斯（Peebles）才成功分离出麻疹病毒，给麻疹疫苗的研发带来了希望。经过科学家严谨的设计及试验，九年之后，麻疹疫苗首先在美国问世。仅仅在两年之后，中国科学家在科研条件相当落后的情况下，克服重重困难，成功研发了国产的麻疹疫苗。中国麻疹发病率从1959年的1432/10万下降到1995年的5/10万，麻疹疫苗的大力推广功不可没。下面让我们一起来了解一下麻疹病毒的真面目和麻疹疫苗背后的故事吧！

第一节　狡猾的麻疹病毒

一、麻疹的发现史

根据现代分子生物学的推算，公元500年后的某个时候，麻疹才成为一种人类疾病。第一个对麻疹进行系统描述，并将其与天花和水痘区别开的成就要归功于波斯医生穆罕默德伊本·扎卡里娅·拉齐（Mohammad Ibn Zakariya al-Razi），他出版了《天花和麻疹之书》。

鉴于现在人们对麻疹演变的了解，回头看拉齐是非常聪明和伟大的，他在一千多年前的描述是准确无误的。最近研究病毒突变率的工作表明，麻疹病毒是从牛瘟病毒演变过来的，在公元1100至1200年之间是一种人畜共感染病毒。由于麻疹是需要大于50万易感人群来维持的一种流行病，中世纪欧洲城市的人口密度达到了麻疹流行的人数要求。

1529 年，古巴暴发麻疹，造成三分之二以前在天花中幸存下来的本地人死亡。两年后，麻疹造成洪都拉斯一半人口死亡，它还阻碍了墨西哥、中美洲地区和整个印加文明的发展。

公元 855 年到 2005 年的 150 年间，麻疹在全世界造成约 2 亿人死亡。

19 世纪 50 年代，麻疹杀死了夏威夷 20% 的人口。

1875 年，在斐济麻疹造成 4 万多人死亡，约占其人口的三分之一。

1959 年，中国麻疹大流行，有近 1000 万人感染了麻疹，死亡人数达 30 万。

1999 年，麻疹在全世界造成 873000 人死亡。绝大多数死于麻疹的人（791000）为 5 岁以下的儿童。

2019 年，187 个会员国通过官方月报渠道向世界卫生组织报告了 440263 例麻疹确诊病例。

二、耐寒不耐热的麻疹病毒

麻疹病毒呈球形，直径只有 100~250nm。麻疹病毒对外界的抵抗力不强，害怕高温、干燥、日光等，对一般消毒剂都没有抵抗力，在空气飞沫中保持传染性不超过 2 小时。能耐寒不怕冻，4℃ 可存活 5 个月，零下 15℃ 能存活 5 年。因此，麻疹病毒总是在冬季和春季祸乱人类。

三、对人类具有特殊感情的病毒——麻疹病毒

人类是麻疹病毒唯一的自然宿主。如果能在人类中消灭麻疹病毒，那就可以宣布麻疹病毒灭绝啦！麻疹病毒有个外号叫"见面传"，其传播速度非常快，麻疹易感人群（未曾感染过麻疹病毒又没有接种过麻疹疫苗的人）只要跟麻疹病人见上一面就存在被感染的风险。

麻疹病毒存在于麻疹病人的眼泪以及呼吸道的分泌物中，可以借助喷嚏、咳嗽和说话产生的飞沫等进行传播。麻疹病毒的存在就像野火一样，非常善于在没有免疫力的人群中出现并传播。

麻疹病毒免疫原性较稳定，只有一个血清型。但近年来的研究证明，麻疹病毒抗原也存在微小的变异。根据核苷酸序列不同，全球流行株可分为 8 个不同的基因组、15 个基因型。

麻疹病毒感染急性期患者是重要的传染源，患者在出疹前 6 天至出疹后 3 天均具有高度传染性，恢复期则不带病毒。在随机混合的群体人口中，只有麻疹疫苗免疫水平高达

89%~94%，才有可能建立人群免疫屏障（即所谓的群体免疫），从而消灭麻疹。麻疹大流行容易在人口密集的地区且未广泛接种疫苗的地区发生，约 2~5 年发生一次。

四、麻疹的世界里没有特权

人群对麻疹普遍易感，所以麻疹的世界里没有特权，面对麻疹的时候每个人的感染机会都很大。特别是以下三类人群：

（1）未接种麻疹疫苗又未患过麻疹的儿童；

（2）疫苗接种后未产生免疫应答者；

（3）疫苗接种后多年，抗体水平太低，无保护性。

麻疹易感者接触麻疹病人后 90% 以上会发病，发病的潜伏期为 10~14 天，愈后有持久免疫力。

新生儿可以从母体获得 IgG 抗体，获得一定的保护力，发生感染的几率较低。但 6 个月以后，抗体滴度降低，加上婴儿自身免疫系统尚未发育完善，对麻疹的易感性增加。因此，6 个月至 5 岁的婴幼儿麻疹的发病率较高。

五、麻疹的发病机制及表现

麻疹病毒感染可以形成两次病毒血症。

经呼吸道进入的病毒与呼吸道上皮细胞相应受体结合，侵入细胞繁殖扩增，形成多核巨细胞，之后进入局部淋巴结增殖，随后进入血液，并在白细胞内增殖，形成第一次病毒血症。

病毒随血液扩散至全身淋巴组织，并在其中大量增殖，再次进入血液形成第二次病毒血症，病人出现发热的症状。由于病毒在眼结膜、呼吸道黏膜等处增殖，病人亦出现上呼吸道卡他症状（医学上，上呼吸道卡他症状是指黏膜渗出液过多，而成流滴下，包括咳嗽、流涕、打喷嚏、鼻塞等上呼吸道临床症状）。

病毒也会侵犯真皮层，此时病人的口腔两颊内侧黏膜出现中心灰白、周围红色的柯氏斑（Koplik 斑），全身的特征性皮疹约在 3 天后出现。

抵抗力较强的病人，一般在皮疹出齐 1 天后，发热缓解，体温恢复到正常水平，7 天左右呼吸道症状消退，皮疹颜色变暗，局部出现色素沉着。

有些抵抗力较差的病人，易并发细菌性感染，如中耳炎、继发性支气管炎，尤其是细菌性肺炎，这是麻疹患儿死亡的主要原因。大约有 0.1% 的患者发生脑脊髓炎，百万分之一的麻疹患者在 6 岁前出现亚急性硬化性全脑炎（subacute sclerosing panencephalitis,

SSPE)。亚急性硬化性全脑炎是麻疹急性感染的迟发并发症，主要表现为渐进性大脑衰退，病人在 1~2 年内死亡。

六、一次邂逅就终生免疫

一般人感染麻疹病毒后，麻疹病毒和人体免疫系统互相厮杀，最终麻疹病毒败下阵来，但人体的免疫系统也受到损伤，导致免疫力降低，这时麻疹病毒的帮凶一拥而上，患儿常被麻疹后继发性细菌感染如肺炎、喉炎等夺去生命。但患儿一旦完全战胜病毒而康复，则人体获得的免疫力足以终生让麻疹病毒不能再犯。

七、如何科学预防麻疹

(1)预防麻疹的主要措施是隔离患者，加强体育锻炼，提高抗病能力。

(2)麻疹流行期间尽量少带孩子去公共场所(尤其是医院)，外出尽量戴口罩做好防护，以减少感染和传播机会。

(3)注意个人及环境卫生，不挑食，均衡营养，多喝水。

(4)主动免疫：8 个月以上未患过麻疹者均应接种麻疹减毒活疫苗。接种后 12 天左右可产生免疫力，即使感染麻疹病毒，症状也会比较轻。

(5)被动免疫：在麻疹流行期间，对没有接种过疫苗的易感人群，在接触患者 5 天以内，肌肉注射丙种球蛋白或胎盘球蛋白，可增加易感人群的抵抗力，使易感人群免于被感染或减轻感染症状。接触 5 天后注射只能减轻症状。被动免疫只能维持 3~8 周。

八、麻疹的治疗

古代的人们，虽然不知道麻疹怎么治疗，但却深知麻疹的危害性，他们往往把得了麻疹的孩子关在家中，不让出门，不许见风，以减轻发热症状，静静地等待麻疹的自然消退。

中国古代有各种关于治疗麻疹的记载，其中最出名的是关于白茶的传说。据《宁德茶叶志》记载，相传尧帝时，太姥山下一农家女子，因避战乱，逃至山中，乐善好施，人称蓝姑。传说南极仙翁托梦给蓝姑说白茶可治麻疹瘟疫。蓝姑将费尽千辛万苦采摘来的白茶无偿送给乡亲们，让孩子们少受麻疹病毒的侵害。清代文学家周亮工(1612—1672 年，明代崇祯十三年进士)在《闽小记》中记载："白毫银针，产太姥山鸿雪洞，其性寒，功同犀角，是治麻疹之圣药。"

目前没有抗麻疹病毒的有效药物，所以麻疹没有直接的治疗方法。对麻疹患者的管理主要是对症支持疗法，包括控制发热，减轻口腔疼痛、鼻塞、咳嗽、结膜炎等症状。除非发生继发性细菌性并发症，例如肺炎或者中耳炎，麻疹治疗一般不推荐使用抗生素。所有急性患者应使用维生素 A，同时注意预防、治疗麻疹并发症和继发感染。因为麻疹有高度传染性，所以及时隔离患者是有效的干预措施，这样可以防止病毒进一步扩散。但最有效的措施还是通过接种麻疹疫苗来提高人群免疫力，防止麻疹病毒感染。

第二节　麻疹疫苗诞生之艰难历程及接种注意事项

麻疹疫苗发明出来之后，世界各国就把它作为新生儿常规接种疫苗。但是，对于麻疹疫苗的发明你了解多少呢？麻疹疫苗应该怎样接种才能起到好的保护效果呢？下面让我们一起来学习吧！

一、不幸的男孩埃德蒙斯顿给全世界带来了幸运

麻疹疫苗在没有发明之前，美国麻疹大暴发期间，几乎所有 15 岁以下的儿童都会被感染麻疹病毒，并且致死率极高。据保守估计，当时，每年都有 300 万~400 万儿童被感染麻疹病毒，其中至少有 400 例儿童死亡。所谓"壤无其种，虽溉不生"也，麻疹疫苗的研发必须基于对麻疹病毒的全面认识。但狡猾异常的麻疹病毒是个"躲猫猫"大师，科学家苦苦寻觅它的踪影，却总是无功而返。

就在科学家苦恼的时候，大卫·埃德蒙斯顿（David Edmonston）出现了。1954 年，美国波士顿地区暴发了麻疹疫情，当时埃德蒙斯顿还是个 13 岁的孩子，他也不可避免地感染了麻疹。在进行隔离期间，医生约翰·恩德斯（John F. Enders）和托马斯·皮布尔斯（Thomas C. Peebles）博士了解了他的症状之后，从他的喉咙上采集了分泌物，首次分离培养出了麻疹病毒，并成功接种到了人类肾脏细胞。为了纪念他对麻疹医学史的贡献，人们将这个病毒株命名为 Edmonston 毒株。正是这个麻疹病毒株的发现，美国才最早发明了麻疹疫苗，从而使数千万人免于麻疹病毒感染。埃德蒙斯顿成年后，有幸娶到了心仪的女子为妻。他的妻子是研究公共卫生教育学专业人士，但却是反疫苗行动的支持者。美国的医生们强烈建议他们的儿子接种麻疹、腮腺炎和风疹疫苗，但由于他妻子对麻疹疫苗错误的认知，最终他们没有给儿子接种疫苗。

二、长风破浪会有时，直挂云帆济沧海——漫长的麻疹疫苗研发之路

1. 莫里斯·希尔曼的麻疹疫苗

异常狡猾的麻疹病毒虽然被科学家捕获了，但麻疹疫苗的研发之路却异常坎坷。经过了九年大量的细胞学和临床前试验后，1963 年，默克公司的莫里斯·希尔曼团队成功开发了第一支麻疹疫苗。而且，研制的疫苗效果简直是立竿见影，希尔曼的麻疹疫苗估计每年可避免 100 万人死亡。开发并获得许可的两种麻疹疫苗是福尔马林灭活全病毒疫苗和减毒活疫苗。福尔马林灭活全病毒疫苗因为免疫原性差，刺激机体产生的保护力有限，且维持时间较短，接种者发生非典型性麻疹综合征的几率较大，因此，1967 年麻疹灭活疫苗停止使用，开始大量使用减毒活疫苗。

2. 中国麻疹疫苗——"M9"株、"长 47"株、"沪 191"株

1965 年，中国自行研发成功了麻疹疫苗，仅比世界上第一株麻疹疫苗晚了两年。因为有了疫苗，我国麻疹发病率逐年下降，至 2017 年，中国麻疹发病人数已不到 6000 例。1990 年以来，中国至少避免了 1.17 亿人发病，99 万人死亡。我们在庆幸麻疹被基本控制的时候，不应该忘记为研制麻疹疫苗而做出了突出贡献的科学家，包括汤飞凡、朱既明、张菁以及成百上千的研制者和生产者，他们的研发经历彰显了中国科学家不可磨灭的功绩。

（1）汤飞凡与中国的第一个麻疹病毒株——"M9"株

1957 年初，麻疹在北京地区肆虐，1956 年建成的北京儿童医院虽然很大，但是麻疹患儿满院皆是，占满了所有的病床甚至走廊，医院的院长诸福棠和北京生物制品研究所所长汤飞凡（图 8-1）看后都非常心痛和着急。于是，汤飞凡团队紧急开展了麻疹疫苗研发的科研攻关。

1957 年 3 月 29 日，汤飞凡团队从儿童医院一名合乎标准的 3 岁男童（第九号标本）身上幸运地采到了血液标本，随后用猴肾细胞进行病毒培养，经过多次试验，终于成功得到了麻疹病毒。这株麻疹毒株被命名为"麻 9"（"M9"），是中国本土分离出来的第一个麻疹病毒株，仅比美国晚了 4 年。为了挽救患儿生命，尽快使用麻疹疫苗预防病毒，北京生物制品研究所试制了一批死疫苗应急。就这样，中国的第一株麻疹死疫苗诞生在了北京。但这批疫苗仅仅供北京儿童医院应急救命使用，没有进行大规模生产。

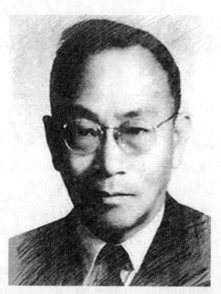

图 8-1　中国麻疹疫苗开发的先驱者——汤飞凡

（2）朱既明与中国的第一个减毒麻疹病毒株——混血儿"长 47"株

麻疹死疫苗副作用大，长春生物制品研究所朱既明团队立志要研制中国自己的减毒活疫苗。只感染人细胞的麻疹病毒的减毒工作必须在动物细胞上进行，但麻疹病毒偏偏不感染其他动物。根据国际上的报道，麻疹病毒在人胚肾细胞上连续传若干代以后，就可以用人羊膜细胞和鸡胚细胞继续培养。他们将苏联的列宁格勒 4 号麻疹病毒在鸡胚细胞上传到第 47 代时，鸡胚细胞出现了特异性的细胞病变，就这样，这个病毒株被命名为"长 47"株。经过合适的减毒处理，"长 47"株的病毒滴度明显提高，免疫原性显著提高，而病毒的致病性明显减弱。为了疫苗使用的绝对安全，朱既明团队选择在大连的獐子岛进行后续大规模的临床前应用检测。结果显示，接种三年后麻疹抗体阳性率仍达 90% 以上。1965年，朱既明团队申请并获得了中国第一个减毒活疫苗的生产批文。

（3）张菁与中国第一个地道的国产减毒麻疹病毒株——"沪 191"株

"长 47"是基于苏联的"L4"株进行改造的，国家卫生部决定要制作地道的国产减毒株。上海生物制品研究所张菁团队负责这项科研攻关。1960 年，他们从上海儿科医院取到的第191 号样本中成功分离了麻疹病毒，这株病毒因此被命名为"沪 191"株。他们迎难而上，成功地将"沪 191"株减毒。1966 年，该疫苗获国家卫生部批准生产和应用，1978 年获中国科学大会奖。由"沪 191"生产的麻疹减毒活疫苗至今已在我国应用超过 20 亿剂次，为我国控制和消除麻疹作出了重大贡献。

（4）中国的第一个冻干减毒活疫苗——"娇气"疫苗变身为"皮实"疫苗

减毒活疫苗被开发后，科学家仍面对很多难题，比如疫苗的保存、毒株的保存传代以及疫苗效果是否具有持久性等。

常规减毒活疫苗是液态的，不易保存，常温容易变质，不利于疫苗的长途运输，属于"娇气"疫苗。因此，急需将"娇气"的液体疫苗变为"皮实"的冻干疫苗。原长春生物制品研究所赵克俭团队研究出特殊的保护剂，命名为"长春8号"。有了"长春8号"的保驾护航，"皮实"的麻疹冻干减毒活疫苗于1966年开始在全国大批量生产，麻疹疫苗变坚强了，更易于运输和保存了。"长春8号"保护剂于1987年获得国家科技进步三等奖。

此外，1976年3月，陈志慧教授作为传染病学专家，被调往上海生物制品研究所麻疹组工作。经过反复摸索尝试，他们保证了病毒株遗传稳定性，并成功地提高了麻疹病毒种子的有效代次。陈志慧团队同时也进行了麻疹疫苗免疫持久性研究。经过对3500名适龄儿童15年的跟踪观察，他们确认麻疹疫苗具有长时间的良好保护力。我国国产的疫苗丝毫不逊色于进口疫苗的免疫效果。

三、疫苗世界的斜杠青年——麻风疫苗和麻腮风疫苗

我国自2001年起对麻疹及含麻疹成分的联合疫苗实行批签审批制度，单价麻疹疫苗逐渐退出计划免疫的舞台，含麻疹成分的二联与三联疫苗隆重登场。

麦瑞克·阿尔伯是《纽约时报》专栏作家，他撰写的书籍《双重职业》中提到了"斜杠青年（Slash）"，特指一些不再满足于"专一职业"的生活方式，而选择拥有多重职业和身份的多元生活的人群。麻腮风疫苗一比三还能打胜仗，它可谓是疫苗世界真正的斜杠青年！

1. 二价麻风疫苗

二价麻风疫苗是注射一针就能同时预防麻疹和风疹两种病毒性疾病的二联疫苗。人们听到这个名字，很多人以为这种疫苗是预防麻风病的，但这个疫苗真的和麻风病压根儿就没什么关系。

2. 三价麻腮风联合减毒活疫苗

三价麻腮风联合减毒活疫苗（MMR）系用麻疹病毒减毒株、腮腺炎病毒减毒株分别接种鸡胚细胞，风疹病毒减毒株接种人二倍体细胞，经细胞培养扩增病毒，并将以上三种病毒液按一定比例混匀冻干后制成。

MMR接种对象是8个月龄以上健康儿童。全年均适宜接种。

接种MMR后，可刺激机体产生抗麻疹病毒、腮腺炎病毒和风疹病毒的免疫力，三种病毒的特异性抗体血清转化率分别为96%、97%、100%。

四、科学地接种麻疹疫苗

1. 儿童接种

我国目前安排儿童 8 月龄和 18 月龄分别接种麻风疫苗和麻腮风疫苗。

我国有部分地区(如北京、天津、上海等)会给 4~6 岁的孩子再接种一针麻腮风疫苗来加强免疫；还有一些地区(如河南、浙江等)已经将 8 月龄需要接种的麻风疫苗替换为麻腮风疫苗，增加了对流行性腮腺炎的保护。

麻腮风疫苗最小接种月龄就是 8 月龄，因此 8 月龄的宝宝也可以直接接种。

麻腮风疫苗属于减毒活疫苗，93%的接种者可以获得对麻疹的抵抗力，其免疫力至少可保持 8~15 年。

但是，可能由于某些机体因素或疫苗因素，导致初次接种后抗体滴度较低，所以建议在 18 个月龄进行加强接种，经过两次接种，机体获得免疫效价可达 97%以上，从而可有效增加机体对麻疹病毒的保护力。

2. 成人接种

成人也会感染麻疹，而且成人麻疹的死亡率高于儿童麻疹。

对于那些未感染过麻疹、且既往无含麻疹成分疫苗免疫史或麻疹疫苗免疫史不详的人群，特别是对于外来务工人员、新入校大学生以及出国旅游者，推荐接种 1 剂麻疹疫苗，以刺激机体产生抗麻疹病毒的免疫力。

无麻疹抗体的医疗机构医务人员应接种两剂麻疹疫苗，两剂之间至少间隔 28 天。这既是对个体的保护，也有利于建立起高水平的人群免疫屏障。

五、麻疹疫苗接种注意事项

(1)需要接种的人员可到有医疗机构执业许可证的接种单位进行预防接种，此项疫苗的接种是国家免费提供的。

(2)接种前填写《疫苗接种知情同意书》。

(3)勿空腹，防止因低血糖或紧张晕倒影响注射后的观察。

(4)接种后在现场附近留观 30 分钟，以便观察接种后是否出现不良反应。接种不良反应一般可自行缓解，通常不需要特殊处理。

(5)接种当天不要擦洗注射部位的皮肤，或进行剧烈运动，防止皮肤局部感染。接种后个别人可能会出现一过性发热反应以及散在皮疹，一般2天左右可自行缓解，但也有发生在一周或10天左右的迟发性反应。

(6)研究显示，麻疹疫苗可以和大多数疫苗同时接种，而不会影响彼此的接种效果。如甲肝疫苗、风疹疫苗、百白破疫苗、卡介苗、脊灰糖丸疫苗、腮腺炎疫苗、流脑多糖疫苗等都可同时接种。但麻疹疫苗不能和乙肝疫苗同时接种，因为两种免疫原可能会相互影响。

六、麻疹疫苗接种的禁忌证

以下人员禁止接种麻疹疫苗：

(1)孕妇；

(2)对该疫苗所含任何成分，包括辅料以及抗生素过敏者；

(3)血液病、发热的呼吸道疾病、活动性结核、恶性肿瘤患者；

(4)接受免疫抑制剂治疗者或原发性和继发性免疫缺陷患者；

(5)患脑病、未控制的癫痫、个人或家族有惊厥史和脑外伤史，以及其他进行性神经系统疾病的人。

七、接种麻疹疫苗的风险与防控

1. 麻疹疫苗总体上安全可靠

麻疹疫苗是一种减毒活疫苗，就是把麻疹病毒降低到基本无毒，保留它的免疫原性而降低其致病性，再注射入人体，人工感染该减毒麻疹病毒，让病毒在人体内生长繁殖。该疫苗能让人体产生针对麻疹病毒的抵抗力，同时会引起轻微的临床反应。

2. 预防接种麻疹疫苗会有两种反应

(1)一般接种反应。局部反应或全身反应都有，比如注射部位出现短时间的不适感，出现轻微的灼痛或刺痛，亦有极少数儿童在接种后5~12天出现轻微的发热或全身散在的少量皮疹。这是生物制品本身所引起的反应，一般症状较轻，持续时间不长，不需要做任何特殊处理。如果出现高烧等较严重的症状，则需要及时到医院就诊。

(2)异常接种反应。异常接种反应因人而异，过敏体质儿童更易发生，通常表现为疫苗接种后全身感染、过敏性皮疹、晕厥、过敏性休克等。

第三节 黎明前的黑暗——被忽视的麻疹疫苗

一、预防麻疹的春天来了

我国自 1965 年开始普及接种麻疹减毒活疫苗后，基本再没有出现麻疹大流行。但由于麻疹疫苗所产生的免疫力并不能维持终生，而且很多人不重视加强免疫，因此麻疹病毒依然有作乱的机会。那些没有规范接种疫苗的儿童，依然是麻疹病毒的易感人群。

自然感染麻疹病毒后人体可以获得终生免疫，而接种疫苗后的免疫力维持时间有限。目前 30~50 岁的中青年，因为接种疫苗而获得对麻疹的免疫力，没有感染麻疹。但他们的免疫力已逐渐下降，因此便成了麻疹病毒的攻击对象。近年发生的某些大城市麻疹患者中，成人的比例为 50%~60%，而且成人麻疹症状重，发热高，皮疹多，并发症严重，死亡率高。

麻疹疫苗自问世以来，已经大幅度降低了麻疹死亡人数。2000—2016 年，麻疹疫苗普及接种计划使全球麻疹死亡率下降了 84%，拯救了 2040 万患者。而美国全面实施疫苗计划后，在 2000 年就早早宣称"成功消灭麻疹"，他们认为麻疹会随着疫苗逐渐普及而慢慢消失，即便有新发病例，因为已经建立群体免疫，也不足以暴发开来。2012 年，第 65 届世界卫生大会批准了《全球疫苗行动计划》（GVAP），设定了到 2020 年在五个区域消灭麻疹的目标，全世界都对消灭麻疹信心十足。从世界卫生组织公布的数据可以发现，2000—2016 年，世界各个地区的麻疹新发人数显著下降。这一切看起来像是康庄大道。但在 2017 年，全球一共就出现了 10900 例"本可避免"的麻疹感染死亡病例。截至 2019 年 4 月 26 日，美国 2019 年已确诊 704 例麻疹病例，创下 25 年来新高。2019 年，世界卫生组织估计全球约有 14 万人死于麻疹。世界卫生组织称：全球麻疹病例同比激增 300%！麻疹可能会卷土重来，在全世界蔓延。

麻疹为什么会死灰复燃呢？原因可能有两个，一是由于一些国家和地区已经极少发生麻疹病例，导致人们对麻疹重视不足。二是一篇文章作为导火线，让人们产生"疫苗犹豫"，最终引燃了"反疫苗运动"这场熊熊大火。1998 年，英国肠胃病学家安德鲁·韦克菲尔德（Andrew Wakefield）于《柳叶刀》（*The Lancet*）发表了一篇学术论文，他认为接种麻腮风疫苗可能会增加某些慢性肠道疾病（如克罗恩氏病或溃疡性结肠炎）的发病率，进而对小孩的大脑发育造成不良影响，诱发自闭症。这篇权威杂志发表的文章影响甚广，许多父母拒绝给他们的孩子接种麻腮风疫苗，直接的后果是欧美国家一段时期内的麻疹、腮腺炎、风疹发病率大大增加。随后多位科学家进行了相关研究并未取得相同结果。英国全科医学委员会于 2010 年 1 月判定韦克菲尔德等人在 1998 年论文中的多项内容是不正确的，并且与调查的结果甚至是相反的。

我国每年发布的《疑似预防接种异常反应监测数据分析》统计，麻腮风疫苗的总体不良反应上报数少于麻风疫苗的不良反应上报数。

反疫苗的谣言，也让很多地区都丧失了疫苗的保护力，无数无辜的孩子最终不得不承受这一恶果。这种"蝴蝶效应"，就好比多米诺骨牌坍塌，一旦感染病毒，麻疹病毒传染性强，目前没有任何特异性抗麻疹病毒的治疗方法，其危害巨大。由于反疫苗组织的不断宣传，疫苗普及率因此逐渐下跌，这些曾经几乎绝迹的疾病也就死灰复燃了。另外，不时爆出的疫苗造假问题，也让人们对疫苗产生了极大的不信任感。

二、越坚持就越幸运

我国受到关于麻腮风疫苗的谣言和反疫苗组织的影响较小，麻疹暴发的可能性不大。根据世界卫生组织公布的各国疫苗接种率，我国的第 1 剂和第 2 剂麻疹类疫苗的接种率，从 2002 年起基本就保持在 95% 以上，最近几年都保持在 99% 及以上。由于疫苗接种率高，我国的麻疹疫情总体上控制在较低水平（2/100000 左右）。2010 年我国卫生组织成功完成了创纪录的壮举，即在全国范围完成了 1.02 亿人次适龄儿童（从 8 个月至 14 岁）的麻疹疫苗强化免疫，以最大限度提高人群免疫力，阻断麻疹病毒的传播。经过这次大范围的麻疹疫苗接种，麻疹发病率较上年同期下降 25.8%。

我国严格的监管机制为我们的疫苗提供了安全保障。科学地接种疫苗，不信谣不传谣不造谣，是利国利民利己的好事。国家加强监管力度，树立良好的舆论导向，老百姓提高自身意识，让我们一起努力，共同阻止公共卫生不良事件的发生。

本章关于科学与人文精神的问题与讨论

(1) 患过出疹性疾病的人还需要接种麻疹疫苗吗？

(2) 周围没有麻疹病人，为什么还要给儿童普种麻疹疫苗呢？

(3) 为什么科学家致力于研究麻疹减毒活疫苗而不是满足于使用麻疹死疫苗？

(4) 为什么要进行麻疹疫苗的再次接种？

(5) 麻疹病毒感染后有没有特效药？

第九章
想说爱你不容易的疫苗：流脑疫苗

目前，人们已经逐渐忘记了流行性脑脊髓膜炎(简称"流脑")对人类健康所造成的危害。索尔仁尼琴说："总盯着过去，你会瞎掉一只眼；然而忘却历史，你会双目失明。"中国流行病学科学家曾光教授曾回忆说："我国 1967 年流行性脑脊髓膜炎的暴发流行，有人得了以后，啪一下在火车上就带到全国各处都是了，越传越多。当时发生了 300 多万人感染，16 万人死亡。"2019 年 3 月，因贪污和洗钱罪名入狱的巴西前总统卢拉获准临时保释出狱，为什么呢？这与流脑又有什么关系呢？原来他是参加其孙子的葬礼，他 7 岁的孙子席尔瓦因患流脑不幸夭折。纵然是总统的后代，也无法逃过疾病的魔掌。可见，流脑，不管是过去还是现在，其实并没有走远。下面就让我们了解流脑和流脑疫苗，以便增加预防和抵御流脑的科学知识吧。

第一节 流脑——"危"力不容小觑

一、认识流脑

流脑通常在冬春季多发从而引起社会性大流行。其易感人群为儿童，流行时成年人患病率也会有所上升。流脑是脑膜炎球菌感染引起的急性呼吸道传染病。脑膜炎球菌别称为脑膜炎奈瑟氏球菌，它属于 neisserial(奈瑟氏菌属)，是一种革兰氏阴性球菌，呈卵圆形，具有抗吞噬作用的荚膜，常成对排列。脑膜炎球菌可分为 13 个血清群，其依据是细菌表面多糖类荚膜的结构及抗原性的不同，其中，A、B、C、W135 和 Y 群菌株是造成绝大多数病例的原因。该菌仅存在于人体，可从带菌者的鼻咽部以及患者的血液、脑脊液和皮肤瘀点中检出。

带菌者和流脑患者是本病的传染源，人是脑膜炎球菌唯一的天然宿主。本病隐形感染率高，流行期间人群带菌率高达 50%，感染后细菌寄生于正常人鼻咽部，无症状，不易被发现，而患者经治疗后细菌很快消失。因此，带菌者为重要的传染源。

流脑主要通过呼吸道飞沫传播或者通过口腔分泌物接触传播，是细菌性脑膜炎中唯一能造成流行的疾病。流脑的临床症状主要有高烧、头痛、喷射状呕吐、颈项强直等脑膜刺激征，皮肤和黏膜有出血点或瘀斑，脑脊液呈化脓性病变，暴发型病人可在发病后 24 小时内死亡。流脑可引起较高的病死率和致残率，即使在医疗条件比较完善的地方，流脑病死率仍然高达 5%~10%，10%~15% 的幸存者会遗留明显的神经系统后遗症，如精神异常、耳聋、皮肤疤痕以及截肢等，严重危害人类健康。

二、逐渐远去的流脑大流行

脑膜炎的症状在古代文献中便有描述，甚至希波克拉底在他的作品中也描述了脑部炎症。流脑是一种世界性的流行病，16 世纪在欧美就有流行。第一次流脑的暴发是在 1805 年的日内瓦，当时流行的"瘴气理论"将这种疾病的传播归因于"空气不良"，人们认为这不是传染病。1887 年，魏希瑟尔鲍姆（Weichselbaum）从患者脑脊液中分离出脑膜炎双球菌。自脑膜炎球菌疫苗广泛接种后，流脑发病率大幅下降，流行高峰被削平。2000 年后，欧美国家和地区流脑发病率维持在 0.11/100000~2.0/100000。

我国曾是流脑的高发国家之一，历史上曾发生过 5 次（1938、1949、1959、1967、1977 年）周期性全国大流行，1967 年流脑发病率高达 403/100000，病死率 5.49%。1984 年实施普遍接种 A 群脑膜炎球菌多糖疫苗策略，随着人们居住条件和卫生状况的不断改善，我国流脑发病率呈现逐年下降趋势。2005 年全国报告流脑发病率降至 0.20/100000 以下，2007 年继续降为 0.09/100000。2008 年，我国将脑膜炎奈瑟氏球菌多糖疫苗纳入国家扩大免疫规划中，C 群流脑发病得到有效控制，发病率继续下降，2010 年流脑发病率为 0.024/100000，2012 年降至 0.015/100000。

三、流脑仍在继续

目前全球流脑处于低流行态势，报告发病率降至历史最低水平，但由于疫苗开发的进展有限、发病率的自然循环变化以及广泛使用抗生素等多种因素，仍不能排除流脑的零星存在及再次大暴发的可能性。尽管发病率较低，但流脑总的病死率保持不变。

朝觐是一年一度的伊斯兰朝圣之旅，朝圣地沙特阿拉伯麦加是穆斯林最神圣的城市。2000 年，1.1 万名朝圣者从美国前往麦加朝圣。2000 年 4 月 9 日，从麦加返回的朝圣者及其密切接触者中出现了脑膜炎病例。截至 2000 年 4 月 20 日，纽约市卫生部已报告 3 例脑膜炎病例。其中一名患者是返回的朝圣者，第二名患者是回国朝圣者的家庭接触者，第三名患者没有参加朝圣，也没有同麦加旅行的家庭成员或其他近亲接触。但在疾病发作前 5 天，患者可能已经与返回的朝圣者或其家人发生过接触。这三名患者没有确定的共同朋友或组织，对这三名患者进行了采样并进行实验室测试，鉴定出病原体为脑膜炎球菌。

2018 年，毒性强、危险性高的脑膜炎球菌在荷兰全国大暴发。这种在 2015 年还十分罕见的脑膜炎球菌突然"发力"，感染人数急剧上升。2018 年 1~5 月有 57 人因感染该细菌而进入重症监护室，11 人死亡，死亡人数超过 2017 年全年的死亡人数。

此外，流脑的流行菌株也在发生变化，2018 年荷兰常见的脑膜炎双球菌群为 B 群、C 群、W 群和 Y 群。英国以前主要流行 C 群，最近几年出现了其他群别脑膜炎球菌，2016 年英国小女孩费伊·伯德特（Faye Burdett）感染的是 B 群，2015 年截肢的英国小男孩泰勒·马绍尔（Taylor Marshall）感染的脑膜炎球菌是 W 群。

四、流脑发生无安全季节

流脑在全年均可发生，但一般为散发。每年 2—4 月患者明显增多，形成流行期。但是，随着近几年气候的变化，流脑的季节性流行也发生了轻微的变化，而且各个国家的气候不一致，其发病流行的月份也不尽相同。

第二节 复杂的流脑疫苗

一、流脑疫苗为何如此复杂

1. 原因一：脑膜炎球菌包含 13 个群别

脑膜炎球菌有 13 个血清群，常见致病的有 A、B、C、W135 和 Y 群，不同群别之间互相缺乏交叉保护。也就是说，A 群流脑血清群疫苗无法预防 C 群球菌引发的疾病，AC 群流脑疫苗无法预防 B 群球菌引起的疾病。因此，目前全球范围内针对不同流脑菌群的疫苗有以下 5 种：①流脑 A 群疫苗；②流脑 B 群疫苗；③流脑 C 群疫苗；④流脑 AC 群疫苗；⑤流脑 4 价疫苗（A+C+Y+W135 群）。

2. 原因二：两种制备工艺

除了型别多，流脑疫苗还有两种主要制备工艺：多糖和多糖结合（简称结合）。多糖疫苗是将流脑菌培养后，提取菌体表面的荚膜多糖做成疫苗。多糖疫苗的优点是成本比较低，但缺点也很明显：一是只能激发体液免疫，免疫效果维持时间不长；二是对≤2岁人群效果很差。但流脑疫情以儿童为主，流脑多糖疫苗无法解决小年龄组发病问题，急需技术改进。如果将流脑菌的荚膜多糖与特殊的载体结合，就可以对≤2岁人群有很好的免疫效果，这就是流脑结合疫苗。其中，B群流脑球菌是个例外，其多糖成分或结合成分的免疫效果均很差。这样一来，根据流脑菌型别和工艺的组合，流脑疫苗家族就更庞大了。全球现采用的流脑疫苗如下：①流脑A群多糖疫苗；②流脑A群结合疫苗；③流脑B群蛋白疫苗；④流脑C群多糖疫苗；⑤流脑C群结合疫苗；⑥流脑A群+C群多糖疫苗；⑦流脑A群+C群结合疫苗；⑧流脑4价多糖疫苗；⑨流脑4价结合疫苗。

二、流脑疫苗的发明史

1907年，戴维斯首次尝试生产一种脑膜炎球菌疫苗，该疫苗是从患者脑脊液中分离出的脑膜炎球菌培养物经热灭活后制备的一种生物制剂。脑膜炎球菌全细胞疫苗的使用持续了近30年，直到试验表明全细胞疫苗在苏丹基本上是无效的，并且磺胺类药物的出现可以治疗脑膜炎球菌的感染，这类疫苗才被终止使用。

20世纪60年代末，戈奇利希（Gotschlich）和他的同事引入了流脑多糖疫苗，志愿者体内产生了杀菌的抵抗物质，但仅仅只产生了短暂的B细胞反应。20世纪70年代起，A、C、Y和W135群流脑多糖疫苗被研制出来。20世纪80年代，多糖疫苗得以改进，结合疫苗出现，该疫苗是将多糖与载体蛋白（例如破伤风或白喉类毒素）偶联，结合疫苗可激活长寿命的免疫细胞应答，产生抗体和记忆性B细胞。1999年11月，英国率先将脑膜球菌C群结合疫苗引入其国家免疫方案，有效降低了流脑疾病发病率。1999年至2001年，英国C群流脑病例下降了86.7%。随着科技的进步，科学家们研制出了三种C群流脑结合疫苗，包括以没有毒性的变异白喉毒素为蛋白载体的两种疫苗和以破伤风类毒素为蛋白载体的疫苗，这些疫苗都可以产生滴度较高的抗荚膜多糖的IgG抗体和记忆性B细胞，A、Y和W135群流脑疫苗的研制开发使用了相同的方法，并获得成功。2012年5月，两种四价A、C、W135和Y群脑膜炎球菌多糖-蛋白结合疫苗在美国注册，并被推荐为青少年和年轻人常规免疫接种疫苗。

与其他血清群不同的是，B群脑膜炎奈瑟氏球菌的荚膜多糖成分和结合成分免疫效果均很差。因此，人们开始寻求替代疫苗接种策略，以防止B群流脑的发生。在20世纪70

年代，戈奇利希和他的同事发现外膜囊泡（outer membrane vesicles，OMV）可以诱导保护性抗体，开启了 B 群流脑 OMV 疫苗的时代。20 世纪 80 年代，B 群流行性脑脊髓膜炎在北美洲的古巴共和国暴发，科研工作者利用本地的流行菌株研发出 B 群流脑 OMV 蛋白疫苗，1991 年古巴国家免疫规划纳入了该疫苗，并在儿童（年龄为 3 月~7 岁）中进行疫苗接种，此措施使古巴 B 群流脑的暴发得到了一定程度的缓解。该疫苗还相继在巴西、哥伦比亚等国家使用，极大地遏制了这些国家 B 群流行性脑脊髓膜炎的流行。

三、流脑疫苗在中国的发展史

1966 年，我国开始自主研发流行性脑脊髓膜炎菌体疫苗，但由于此疫苗需要接种的次数多，副作用大且免疫效果不好，故未被采用。

1969 年，研制无毒活疫苗，但以失败而告终。

1972 年，研究提纯疫苗，由于纯度不高，因此未能推广使用。同一年，开始研制流脑 A 群多糖疫苗。

1979 年，我国研制的疫苗已经达到了 1976 年世界卫生组织要求的疫苗条件。

1980 年，经卫生部批准，第一批国产流脑疫苗正式生产。

2001 年，流脑 A 群+C 群多糖疫苗获得批准并开始生产。

目前，我国已经广泛推广使用流脑 A 群多糖疫苗、流脑 A 群+C 群多糖疫苗。近年来 B 群流脑增多，但针对 B 群的流脑疫苗在我国尚属空白，因此，研发和提供针对 B 群等其他菌群流脑的新疫苗应是我国今后流脑防控面临的重要任务之一。

四、流脑疫苗的展望

疫苗的研究开发与科学技术的进步和发展息息相关，从 20 世纪 70 年代至今，基因组测序方法、反向疫苗学、结构疫苗学等技术的革命性发展对流脑疫苗的研制具有至关重要的促进作用。目前，已经成功研制出脑膜炎球菌的 A、C、Y 和 W135 血清群有效疫苗，针对 B 群脑膜炎球菌的疫苗也在逐步发展和完善，在不远的将来我们通过疫苗接种使流脑得到有效预防和控制的目标一定会实现。

1. 反向疫苗学基础上的流脑疫苗

B 群流脑的荚膜多糖与 A、C、Y 和 W135 群的荚膜多糖结构不同，采用多糖结合疫苗制备方法无法得到有效预防及控制 B 群流脑的效果。20 世纪末期，反向疫苗学技术被完美地应用于 B 群脑膜炎球菌流脑疫苗的研制中。诺华疫苗研发组、英国牛津大学科学家理查德·莫克松（Richard Moxon）的脑膜炎球菌遗传小组和美国圣地亚哥基因组研究所开始致力于解码 B 群脑膜炎球菌的基因组，尝试寻找新型疫苗候选抗原。

2. 流脑疫苗的设计理念：利用结构疫苗学从原子水平设计

伴随着 X 射线晶体学、核磁共振成像技术和冷冻电镜的进步，结构疫苗学迅速发展，研发较为困难的 B 群脑膜炎球菌流脑疫苗的研究得到推进。脑膜炎球菌的 H 因子结合蛋白（factor H-binding protein，f HBP）是一种毒力因子，与致病性密切相关，它可以和补体调节蛋白 H 因子相作用。采用结构生物学的方法，在原子结构的基础上，确定 HBP 中决定 B 群脑膜炎球菌免疫原性的氨基酸，进行改造，通过加入来源于三种脑膜炎球菌抗原变异株型的非重叠抗原表位形成嵌合抗原，而该类型嵌合抗原不但可以发挥原本的作用，而且拥有所有抗原变异的 H 因子结合蛋白，从而更好地为 B 群脑膜炎球菌感染提供免疫保护作用。

第三节　流脑疫苗接种知识

一、为什么对于流脑疫苗想说爱你不容易

尽管我国流脑的发病率大幅度下降，近 20 年未出现全国范围流行，但是流脑的高病死率和导致的沉重经济负担仍是严重的公共卫生问题。据调查，我国流脑病死率约为 10%；2006 年流脑产生的直接医疗费用为 1138. 82 万元。如果考虑流脑死亡、致残等因素及其他间接费用，流脑疾病导致的经济负担更加巨大。因此，寻找一种安全有效的预防流脑发生的疫苗，必将成为预防流脑发生的最佳途径。

我国国家免疫规划的接种程序规定：流脑疫苗接种 4 剂，第 1、2 剂用流脑 A 群多糖疫苗，第 3、4 剂用流脑 AC 群多糖疫苗。如上所述，流脑 A 群多糖疫苗用于 6 月龄~18 月龄儿童接种的效果不佳，但在当前国家经济承受能力下，选择成本低的流脑 A 群多糖疫苗是一个迫不得已的选择，毕竟效果不佳总比没有效果强。流脑 AC 群多糖疫苗在 3 岁和 6 岁各接种 1 剂，能够有效预防流脑球菌 A 群和 C 群疫情，但由于还存在 Y 群和 W135 群的威胁，流脑 AC 群多糖疫苗还是显得力量单薄。而且，流脑的流行型别也发生了巨大改变，我国 2005 年以前的流脑疫情主要是 A 群引起的，后来 C 群成了主流，再后来又加入了 B 群和 W 群。我国给孩子接种免费的流脑疫苗，但是只针对 A 群和 C 群，而且免费疫苗是多糖工艺的，保护期只有 3~5 年。另外，由于我国还没有 B 群流脑疫苗，因此给流脑的防治同样带来了巨大的困难和挑战。

二、免疫接种程序与方法

1. 接种对象和接种剂次

A 群流脑多糖疫苗接种 2 剂次，分别于 6 月龄、9 月龄各接种 1 剂。AC 群流脑多糖疫苗接种 2 剂次，分别于 3 周岁、6 周岁各接种 1 剂。

2. 接种部位和接种途径

上臂外侧三角肌下缘，皮下注射。

3. 补种原则

扩大免疫规划后年龄 ≤14 岁的适龄儿童，没有接种流脑疫苗或没有完成规定剂次接种者，可依据补种时的年龄选择相应的流脑疫苗种类：

(1)年龄<24 月的儿童补齐流脑 A 群多糖疫苗剂次；

(2)年龄≥24 月的儿童补齐流脑 AC 群多糖疫苗剂次，不需要补种流脑 A 群多糖疫苗；

(3)流脑 A 群多糖疫苗第一剂次和第二剂次间隔时间≥3 个月；

(4)流脑 AC 群多糖疫苗第 1 剂与流脑 A 群多糖疫苗第 2 剂间隔时间≥12 个月；

(5)流脑 AC 群多糖疫苗两剂次间隔时间≥3 年，3 年内避免重复接种。

4. 接种禁忌

存在以下情形的人群禁止接种：

(1)已经明确对此疫苗的任何成分过敏者；

(2)患有急性疾病、严重慢性疾病、慢性疾病的急性发作期和发热者；

(3)患脑病、未控制的癫痫和其他进行性神经系统疾病者。

5. 接种推荐

婴幼儿期，可以用自费的流脑 AC 结合疫苗替代免费的 A 群多糖疫苗，3 岁和 6 岁时可以用自费的流脑四价多糖疫苗替代免费的 AC 多糖疫苗。

三、流脑疫苗接种注意事项

(1)世界卫生组织建议，在侵袭性脑膜炎球菌病呈高度(每年>10 例/10 万人口)或中度(每年2~10例/10万人口)地方性流行的国家,以及在频繁发生脑膜炎球菌病流行的国家,应引进适宜的大规模脑膜炎球菌疫苗接种规划。在上述国家,脑膜炎球菌疫苗可通过常规免疫接种规划、补充免疫接种活动(如在暴发期间)、私营免疫接种服务等方式接种。各国可根据本国的流行病学和社会经济资源,选择并实施最适宜的防控策略。

(2)在脑膜炎球菌病呈低度(每年<2例/10万人口)地方性流行的国家,建议对特定的高危人群,如居住在封闭社区(如寄宿学校或军营)中的儿童和年轻成人接种脑膜炎球菌疫苗。有暴露于脑膜炎球菌风险的实验室工作人员也应接种脑膜炎球菌疫苗。前往脑膜炎球菌病呈高度地方性流行地区的旅行者应根据当地流行的菌群接种相应的疫苗。此外,应向所有免疫缺陷者提供脑膜炎球菌疫苗接种。所谓的免疫缺陷状况包括无脾、补体成分缺乏、HIV感染晚期等。

(3)在部分国家,因经济资源有限或疫苗供应不足,导致脑膜炎球菌结合疫苗使用受到很大限制。在这些国家,可采用多糖疫苗来控制暴发。如发生A群或C群暴发,建议使用A、C二价多糖疫苗开展大规模免疫接种活动。

(4)对于W135群或Y群引发的脑膜炎球菌病暴发,应使用三价(A、C、W135)或四价(A、C、W135、Y)多糖疫苗。

本章关于科学与人文精神的问题与讨论

(1)流脑疫苗接种的科学意义和社会影响是什么?

(2)流脑疫苗接种自费的好还是免费的好?两者有什么区别?

(3)如何看待B群流脑疫苗的疫苗研发之战?

(4)如何看待最先进的结构晶体学在B型脑膜炎球菌的流脑疫苗研发中的应用价值及意义?

第十章
到底要不要打的疫苗：流感疫苗

　　第一次世界大战（以下简称"一战"，1914年7月28日—1918年11月11日），是欧洲历史上破坏性最强的战争之一，大约有6500万人参战，1000多万人丧生，2000万人受伤，战争造成了严重的经济损失。但是流行性感冒病毒（以下简称"流感病毒"）导致的危害丝毫不逊色于战争。在"一战"结束后不久的1918—1920年，暴发了一场病毒性感冒大流行，它横扫美洲、欧洲、亚洲，甚至爱斯基摩人聚集区，这场灾难性的流感被世人称之为西班牙流感，它还有一个美丽的别名："西班牙女郎"。"西班牙女郎"是致命的，造成全世界约10亿人感染，夺去了5000万到1亿人的生命，死亡人数达到当时世界人口的5%。本章将从病毒性流行性感冒（以下简称"流感"）的流行史、致病病原体以及疫苗预防几个方面揭开"西班牙女郎"的神秘面纱。

第一节　致命的"西班牙女郎"

　　"西班牙女郎"并非起源于西班牙，对这场毁灭性疾病的来源至今已无从考证。由于疾病的传播速度太过迅速，给人感觉各地的流感几乎是同时发生的，无法确定流感最先发源于何处。西欧人把西班牙人当成始作俑者，俄国人认为是土耳其的游牧民族引起的传染，德国人认为是在驻的法国士兵携带的病毒，美国人又断定是德国的潜艇把流感作为秘密武器带到了北美大陆……众说纷纭，目的是都不想当"背锅侠"。

　　当时西班牙有800万人感染了此病，甚至连西班牙国王也感染了此病。正值"一战"结束，士兵回国，各国都在散播好消息，而西班牙十分诚实地爆出本国暴发了流感，所以才被称为西班牙型流行性感冒，别名"西班牙女郎"。

　　"西班牙女郎"是一种令人谈之色变的烈性传染性疾病。一旦"西班牙女郎"来访，从患病到死亡仅有短短的几天时间。最开始可能有点像普通的感冒，但很快患者的身体出现大面积暗红色的脓疹，脸部和唇部变成青紫色，几天之内便死亡了。1918年死亡的阴影笼罩着欧美大陆，有数不清的人在几天内死去，所有医院的太平间都停满了尸体，大街上到处都是无人认领的尸体，警察戴着口罩在大街上喊话，让人们去认领亲人的遗体。由于死人太多，挖掘坟墓成了一项巨大的工程，挖墓工人成了最为忙碌的人，开着挖掘机昼夜不停地工作。

究竟"西班牙女郎"是什么？为什么具有这么大的传染性和危害性？如何阻止"西班牙女郎"对人类社会的肆虐呢？现在我们知道，"西班牙女郎"的实质是一种强致病性的流感病毒，感染人体后引发流行性感冒，也就是我们俗称的"流感"。

第二节 流行性感冒为什么"流行"

一、"流感"知多少

流行性感冒（俗称"流感"）是流感病毒引起的急性呼吸道感染，也是一种传染性强、传播速度快的疾病。其主要通过空气中的飞沫、人与人之间的接触或与被污染物品的接触传播。典型的临床症状是：急起高热、全身疼痛、显著乏力和轻度呼吸道症状。一般秋冬季节是其高发期，所引起的并发症和死亡现象非常严重。

二、谈"流"色变

人类历史是一部和传染病作斗争的历史，如前所述，1918年由甲型H1N1流感病毒引起的流感大流行造成全球5000万到1亿人死亡，这是有历史记录以来最为严重的一次流感疫情。在此之后又发生了3次流感大流行，分别是"亚洲流感"（H2N2，1957年）、"香港流感"（H3N2，1968年）和甲型H1N1流感（2009年），这三次流感大流行都给人类健康和社会经济带来沉重的打击，造成了巨大的社会恐慌。

100年来，随着人们对流感病毒越来越深入的了解，对流感的防控能力有了显著提升。然而，每年的流感季节性地发生，仍然给人类健康带来不小的威胁，也是对全球公共卫生工作的巨大挑战。

三、流行性感冒和普通感冒是一回事吗

流行性感冒和普通感冒不是一回事，引起以上两种疾病的致病病毒不同。

1. "容易流行"的流行性感冒

（1）流行性感冒的症状

流感属于急性呼吸道传染病，它由流感病毒引起。此病有较高的发病率，易发生暴发性大流行。流感病毒分为甲、乙、丙 3 种类型，主要通过飞沫传播，感染者常有急起高热、乏力、全身酸痛和眼结膜炎等症状。流感症状较轻者可自愈，而症状较重的患者往往出现全身严重症状，影响身体健康和劳动能力。老年人、心脏病患者及慢性呼吸道疾病患者感染流感病毒后易并发肺炎。

（2）流行性感冒的特点

流感能引起地区性、全国性甚至全球性的大流行。因此，流行是临床医师诊断流感的主要依据。由于流感病毒特别是甲型流感病毒容易发生变异，因而，每一年引发流感的病毒株，或者病毒血清型往往不相同，一般每隔 3 年就有可能出现一个流行高峰，发病患者数量猛增。

2. "甘于普通"的普通感冒

（1）普通感冒（简称"感冒"），也就是俗称的"伤风"，是由急性上呼吸道病毒如鼻病毒等引发的疾病，于初冬多发，但其他季节（如春天、夏天）也可能发生。不同季节感冒的致病病毒并非完全一样。

（2）引起普通感冒的主要病毒为鼻病毒，其次为副流感病毒、腺病毒、埃可病毒、柯萨奇病毒以及呼吸道合胞病毒等，感染这些病毒后常易合并细菌感染。

（3）感冒的特点：起病较急，早期有咽部干痒或灼热感症状，进而出现鼻塞、喷嚏、流涕，鼻涕开始为清水样，2~3 天后变稠，一般不出现发热及全身症状。感冒大多不引起流行，多呈自限性，一般经 5~7 天患者即可痊愈。

四、流感病毒——引起流感的幕后真凶

流感病毒（influenza virus）属于正黏病毒科（Orthomyxoviridae）（图 10-1）。

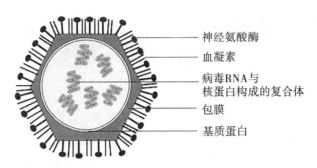

神经氨酸酶
血凝素
病毒RNA与
核蛋白构成的复合体
包膜
基质蛋白

图 10-1 流感病毒的形态结构

流感病毒呈球形，新分离的毒株则多呈丝状，其直径为 80~120 纳米，丝状流感病毒的长度可达 4000 纳米。流感病毒结构自外而内可分为包膜、基质蛋白以及核心三部分。

根据病毒感染的对象，可以将流感病毒分为人流感病毒、猪流感病毒、马流感病毒以及禽流感病毒等。其中，人流感病毒根据病毒核蛋白的不同分为甲、乙和丙三型（也称 A、B 和 C 三型），它们的病毒株分别于 1933、1940 和 1949 年成功分离。其中，甲型流感病毒极易变异，曾多次引起全球大流行，例如 1918 年西班牙大流感，造成 5000 万到 1 亿人死亡；乙型流感病毒致病性也较强，但目前尚未发现乙型流感病毒引起世界性大流行；丙型流感病毒致病性相对较弱，只引起人类不明显或轻微上呼吸道感染，很少造成流行。感染猪、马和鸟类等其他动物的禽流感病毒，其核蛋白虽然与人甲型流感病毒相同，但是由于甲型、乙型和丙型流感病毒的分类只是针对人流感病毒，因此，不将禽流感病毒等非人类宿主的流感病毒称作甲型流感病毒。

五、流感病毒变异

很多因素能导致流感病毒的变异，其中最主要的是抗原变异。

抗原变异通常是病毒表面抗原血凝素（hemagglutinin，HA）和神经氨酸酶（neuraminidase，NA）发生变异。变异包括两种形式，即抗原漂移和抗原转变（图 10-2）。

流感病毒表面抗原变异程度的大小与流感暴发规模直接相关。若抗原变异程度不大，则称为抗原漂移，产生突变株病毒，可能引发中小型流感流行。若抗原变异程度大，则称为抗原转变，会出现新的病毒亚型，此时人群普遍易感，往往会暴发大型流感流行。如甲型流感病毒的 HA 和 NA 特别容易发生抗原变异，造成其分子的大部分或全部氨基酸改变，此时免疫原性完全不同的新亚型病毒就会诞生。

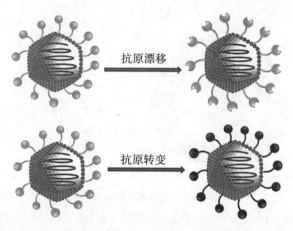

图 10-2　抗原变异示意图

第三节　预防流感的有力武器——流感疫苗

最有效预防流感及其并发症的手段是接种流感疫苗，这也是其他方法不可替代的。流感疫苗需要每年接种才能使人体获有效保护力，每年更新的疫苗型别由世界卫生组织根据全球监测结果来决定。

世界卫生组织建立了全球流感监测系统——全球流感监测和响应体系（GISRS），每年预测南北半球优势流行毒株。目前世界卫生组织在全球 100 个国家建立了国家流感中心，并与包括中国在内的六个中心进行合作，对流感病毒的变异进行全球性监控，并根据监控和检测结果为实验室诊断、疫苗生产、抗病毒药物及风险评估提供推荐建议。每年 2 月和 9 月，世界卫生组织根据监测结果，分别对南北半球下一个流感季节的流感疫苗候选株进行预测性推荐（图 10-3）。对于处于北半球的中国来说，流感疫苗接种的最佳时间是每年的 9—10 月份。

一、流感疫苗史

1933 年，人类首次从雪貂身上分离出甲型流感病毒，之后又在 1940 年分离出乙型流感病毒，对流感病毒的深入认识很快促成了 20 世纪 30—40 年代流感疫苗的早期研制。

世界上第一个流感病毒灭活疫苗在 1937 年由美国实验医学家、病毒学家乔纳斯·索尔克研制而成，1945 年获得美国批准，并被首先应用在军队和学生中，这也是世界上第一

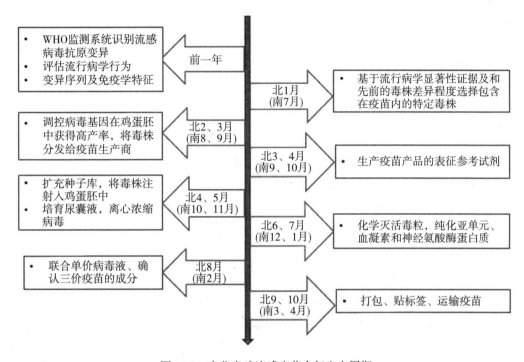

图 10-3 南北半球流感疫苗全年生产周期

支商业流感病毒灭活疫苗。进入 20 世纪 70 年代,新型流感病毒疫苗的研制取得飞速发展,除全病毒灭活疫苗外,非全病毒灭活疫苗(如裂解疫苗的研制成功)也得到广泛应用。20 世纪 70—80 年代,英国成功研制出流感病毒亚单价疫苗。

单价流感疫苗因效果不好而极少获得使用,1978 年以后大部分流感疫苗都是三价的,20 世纪 90 年代出现四价流感灭活疫苗,效果趋于改善。2013 年流感三价重组疫苗在美国获批上市,2017 年流感四价重组疫苗在美国获批上市,疫苗保护效果有明显的提升。

我国流感疫苗的研究生产有 60 余年的历史。1954 年,我国著名的病毒学家朱既明教授开始进行流感病毒的研究。1957 年,我国暴发了有史以来最严重的流感,受害最严重的地区患病率达 50% 以上。面对如此严重的流感,朱既明教授迎难而上,在长春生物制品研究所建立了我国第一个流感疫苗研究生产基地。1958 年,科研人员培育出"长生 57-2"流感疫苗株,生产出少量流感减毒活疫苗。1975 年,我国单价和多价流感灭活疫苗试制成功。经过多次改良和提高疫苗免疫原性,1995 年我国流感灭活疫苗研制成功,该疫苗于2001 年获得国家食品药品监督管理局批准,在我国大量推广使用。

目前发现的人类及动物源性流感病毒至少有几十种,加之流感病毒本身经常因发生抗原变异而产生新的流感病毒亚型,南北两半球也还存在着抗原特点不同的流感病毒,因此，人们期望有一种通用流感疫苗，可同时预防两种或以上型别的流感病毒感染，减少疫苗生产周期和人群接种频率。

二、流感疫苗的选择

1. 流感疫苗的类型

目前，经各国食品药品监督管理部门批准可市售使用的流感疫苗，主要有鸡胚疫苗、细胞疫苗和亚单位疫苗3种。

（1）鸡胚流感疫苗。此疫苗主要用鸡胚来生产，其优点在于：一是全球生产鸡胚流感疫苗的设施储备充足，每年能生产疫苗15亿剂次，完全能满足全球对疫苗的需求；而其他疫苗生产技术很难达到如此规模，这也是鸡胚疫苗最大的优势所在。二是生产成本低，是目前价格最为便宜的疫苗。

（2）细胞疫苗。MDCK细胞系（MDCK cell lines）是从犬的肾脏组织分离培育建立的贴壁生长上皮样细胞（Madin-Daby canine kidney cells），可以用于流感病毒的繁殖和纯化，并用来生产疫苗。

（3）亚单位疫苗。其疫苗的主要成分是流感病毒的血凝素HA成分，副作用较灭活疫苗更小，只在儿童和65岁以上老年人群中使用。

2. 接种流感疫苗的禁忌证

（1）一般禁忌证

急性传染病、高血压患者，较为严重的心脏病、风湿病、活动性肺结核、肝肾疾病、哮喘患者，荨麻疹等过敏者，严重的湿疹或化脓性皮肤病患者，有惊厥或癫痫史的儿童，慢性疾病急性发作者，孕妇及哺乳期妇女等不宜接种。

（2）特殊禁忌证

有动物血清过敏史者不能接种；正在接受免疫抑制剂治疗者应推迟接种疫苗。具体疫苗制品的特殊禁忌证应严格按照厂商提供的使用说明执行。

三、流感疫苗的优先接种人群

1. 患流感后发生并发症风险较高的人群

（1）六个月至两岁半的婴幼儿；

（2）60 岁以上老人；

（3）患慢性呼吸道病、心血管病、肾病、肝病、血液病、代谢性疾病等的成人和儿童；

（4）患有免疫抑制或免疫功能低下相关疾病的儿童和成人；

（5）生活不能自理者和因神经系统疾患等自主排痰困难、有上呼吸道分泌物等误吸风险者；

（6）长期居住在疗养院等慢性疾病护理机构者；

（7）妊娠期妇女及计划在流感季节怀孕的妇女；

（8）长期接受阿司匹林治疗的 18 岁以下青少年。

2. 有较大机会将流感病毒传播给高危人群的人员

（1）医疗卫生系统工作人员；

（2）疗养院、敬老院等慢性疾病护理机构工作人员；

（3）患流感后并发症风险较高人群的家庭成员和看护人员。

本章关于科学与人文精神的问题与讨论

（1）1918 年西班牙大流感对于第一次世界大战产生了什么影响？

（2）为什么进入秋冬季会更容易发生流感呢？

（3）如何判断是流行性感冒还是普通感冒？

（4）流感疫苗为何需要每年接种呢？

（5）在日常生活中如何做好个人防护以预防流行性感冒的发生呢？

第十一章
救人于疯狂之中的疫苗：狂犬病疫苗

狂犬病是一种人畜共患、致死率100%的传染病，每年全世界因为狂犬病而造成的经济损失高达86亿美元。然而，从1885年现代"微生物学之父"路易斯·巴斯德用狂犬病疫苗成功救治首位男孩开始，狂犬病成了一种可防可控的疾病。目前，对于狂犬病疫苗的注射接种已日趋成熟。世界卫生组织也提出"2030计划"，计划在世界范围内将人类狂犬病的致死率降为零。本章将从名人故事入手，简单介绍狂犬病及狂犬病疫苗的作用机理、发展历程和接种知识。

第一节 让人疯狂的"狂犬病"

一、"名人"也不能幸免的狂犬病

1. 中国第一位死于狂犬病的名人竟然贵为皇太后

纵观中国历史，汉高祖刘邦的结发妻子吕雉绝对在历史上有着浓墨重彩的一笔。吕雉在乱世陪着刘邦颠沛流离，最后终于一起坐拥天下。从皇后到皇太后，她权倾朝野，但最后竟暴毙而亡。那么吕雉到底是怎么死的呢？《史记》记载："三月中，吕后祓，还过轵道，见物扣苍犬，䠟高后掖，忽弗复见。卜之，云赵王如意为祟。高后遂病掖伤……七月中，高后病甚……辛巳，高后崩。"《汉书》里也记载："秋七月辛巳，皇太后崩于未央宫。"也就是说，吕雉是被疯狗咬伤腋窝后，死于狂犬病，她也是中国历史上第一位有记载的死于狂犬病的名人。

2. 诗人埃德加·爱伦·坡死于狂犬病

19世纪美国诗人、小说家和文学评论家，美国浪漫主义思潮时期的重要人物埃德加·爱伦·坡（Edgar Allan Poe）也死于狂犬病。1849年，在他死亡之时，人们只知道他神志不清，忍受幻觉的折磨，然后很快就身亡，但他的死因是个未解之谜。直到1996年，医生才推断出他死于狂犬病。

二、狂犬病的秘密

1. 狂犬病的流行

狂犬病，又称"恐水症"，是由狂犬病病毒（rabis virus，RV）所致的一种人畜共患的、病死率为100%的传染病。人感染狂犬病病毒通常是被已患上狂犬病的动物所传染，包括狗、浣熊、臭鼬、蝙蝠和狐狸等。狂犬病发生在150多个国家和地区，每年在全世界造成26000~55000人死亡，其中有95%以上发生在亚洲和非洲，死亡病例绝大多数（97%）由狗引起。15岁以下的儿童死亡率占40%，每年造成的经济损失为86亿美元，其中亚洲和非洲是重灾区。

2. 狂犬病是怎么传染的

狂犬病的传播途径主要有三种：被动物咬伤或抓伤、无咬伤传播和人际传播。其中，由患狂犬病的动物咬伤或抓伤最为常见；无咬伤传播则多为被病毒感染的唾液污染伤口所致；人际传播（如感染者的器官移植导致的传播）最为罕见。狂犬病病毒是一种嗜神经病毒，从伤口处侵入黏膜上皮处神经末梢或在附近肌细胞内增殖后再侵入近处末梢神经，经脊髓入脑，接着由中枢神经向外周神经扩展，到达腺体、舌味蕾、嗅神经和眼角膜等处，最后感染者因脑实质损伤导致呼吸和循环衰竭而死亡。

3. 疯狂的"恐水症"

狂犬病的潜伏期通常为2~3个月，但也可能从1周到数年不等。潜伏期的长短取决于狂犬病病毒的进入位置和病毒载量。狂犬病的临床症状主要分为三个时期：前驱期、兴奋期和麻痹期。前驱期的发病症状为发热、疼痛、伤口处不同寻常的刺痛或灼烧感。当病毒扩散到中枢神经系统时，大脑和脊髓会出现进行性和致命性的炎症。兴奋期的发病症状为极度活跃、易激动、恐水、恐风，最后因心跳和呼吸停止而死亡。麻痹期的发病症状为肌肉逐渐麻痹、吞咽困难、昏迷，最后死亡。然而，并不是所有个体中都能观察到这些阶段，并且存在一些猝死病例。

目前，对于动物狂犬病的诊断技术已经成熟，可以从患病动物的脑干和小脑中提取部分组织，用直接荧光抗体法、小鼠接种技术、组织培养感染技术、聚合酶链式反应等进行诊断。对于人患狂犬病的诊断，在患者死亡后可通过对从其颅内取出的中枢神经系统组织进行解剖，进一步确认是否患狂犬病。

第二节　狂犬病疫苗

一、狂犬病疫苗的发展历程

中国东晋医药学家葛洪（图 11-1）在《肘后备急方》提道："疗猘犬咬人方，先咖去血，灸疮十壮……乃杀所咬之犬，取脑敷之，后不复发。"这大概可以算是中国古代治疗狂犬病的方法——"以毒攻毒"。现代狂犬病疫苗的发展起源还得从微生物学之父——路易斯·巴斯德说起，其中最有名的就是巴斯德成功救活被疯狗咬伤的小男孩梅斯特的故事。

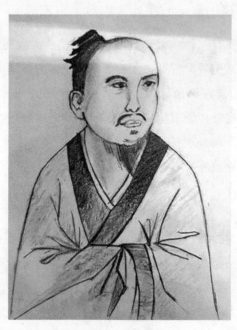

图 11-1　葛洪

1. 起源之争

路易斯·巴斯德被认为是发明狂犬病疫苗的第一人，然而这仍然存在起源之争。里昂医学院的皮埃尔-维克多·盖尔提（Pierre-Voctor Galtier）在 1879 年首次证明狂犬病可以传播给兔子，并且在 1881 年再次得到羊事先被注射了狂犬病病毒之后就会对狂犬病免疫的研究结果。几乎同一时期，巴斯德则选择用狗来研究狂犬病病毒。1882 年，巴斯德在一篇报告中指出，用静脉注射的方式将含有狂犬病病毒的唾液或血液注射给狗，注射之后狗仍可存活；之后，再将新的含有狂犬病病毒的物质以颅内或静脉注射的方式注入狗的体内，狗依然可存活并且没有狂犬病症状。这两位科学家的研究成果可以说是狂犬病疫苗的研究雏形，但这一时期的研究还只是停留在动物模型阶段。

2. 横空出世

1885 年，狂犬病疫苗首次被成功运用在人身上。当时，年仅 9 岁的约瑟芬·梅斯特（Joseph Meister）被一只疯狗咬得伤痕累累，在当时那个年代，这几乎是必死无疑的。幸运的是，梅斯特被带到了巴斯德面前，巴斯德大胆采用了当时还处于研究阶段的狂犬病疫苗，成功救下了他的性命。在此之后，巴斯德声名远播，被疯狗咬伤的患者都看到了一线生机，慕名而来的患者络绎不绝。1885 年 12 月，巴斯德运用狂犬病疫苗成功救治了来自美国的 4 名疑似被疯狗咬伤的儿童。一时间狂犬病疫苗研制成功的消息传遍了大洋彼岸，加速了狂犬病疫苗的应用脚步。

3. 空前发展

随着科学的进步和技术的不断完善，狂犬病疫苗得到了空前的发展。狂犬病疫苗的发明和发展过程见图 11-2。

1908 年，费米（Fermi）用 1% 的酚处理感染了狂犬病病毒的动物脑组织的病毒悬液，使得病毒部分灭活，增加了悬液的安全性。

1911 年，森普尔（Semple）将感染了狂犬病病毒的羊脑组织制成 10% 的组织悬液，然后加入 1% 的酚灭活病毒，最后稀释成 5% 的病毒脑悬液，成为完全无感染性的灭活病毒疫苗，这也是世界上应用最为广泛的疫苗之一。

1925 年，汉普特（Hempt）通过加乙醚处理，进一步确保了疫苗的安全性。

1955 年，弗恩加利达（Fuenjalida）和帕拉西奥斯（Palacios）发明了新生鼠脑狂犬病疫苗，减少了神经组织疫苗对神经可能造成的麻痹反应。

1956 年，派克（Peck）发明了鸭胚狂犬病疫苗，进一步避免了疫苗引起的神经组织

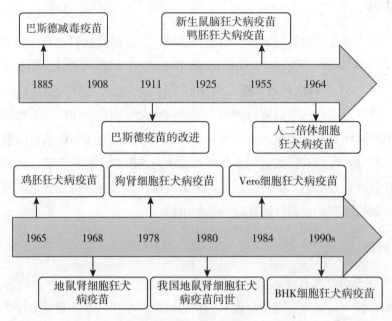

图 11-2 狂犬病疫苗的发明和发展过程

反应。

1964 年，维克托（Wiktor）和维斯塔（Wistar）发明了人二倍体细胞狂犬病疫苗。

1965 年，坎多（Kando）发明了鸡胚狂犬病疫苗。

1968 年，地鼠肾细胞狂犬病疫苗问世。

1978 年，凡威佐（Van Wezal）和凡斯汀尼斯（Van Steenis）发明了狗肾细胞狂犬病疫苗。

1980 年，我国地鼠肾细胞狂犬病疫苗问世。

1984 年，法国梅里厄（Merieum）研究所成功研制 Vero 细胞狂犬病疫苗。

20 世纪 90 年代，BHK 细胞狂犬病疫苗研制成功。

4. 未来趋势

随着基因重组技术的发展，目前新型人用基因工程载体狂犬病疫苗有望成为未来广泛使用的疫苗。目前已研制出的新型人用狂犬病疫苗有：以痘病毒为载体的重组狂犬病疫苗、以腺病毒为载体的重组狂犬病疫苗、DNA 狂犬病疫苗、基因工程表达的亚单位狂犬病疫苗、以植物病毒为载体或用转基因植物制备的狂犬病疫苗和以反向遗传学方法制备的重组 RV 减毒活狂犬病疫苗。

二、狂犬病疫苗的接种知识

1. 接种方式

目前，狂犬病疫苗的接种在全球范围内主要采用两种接种方式：肌肉注射和皮下注射。我国目前批准的狂犬病疫苗注射方式为肌肉注射，2 岁及以上人群疫苗接种于上臂三角肌，2 岁以下儿童可选择大腿外侧 1/3 处接种。2018 年 WHO 文件推荐皮下注射方式，有研究表明，由于皮肤组织中抗原提呈细胞更密集，免疫应答更强烈，故有起效快、节省疫苗等优势。

2. 暴露前接种

WHO 建议对某些高危职业的人进行暴露前接种，如需要研究活狂犬病病毒或与狂犬病病毒相关病毒的实验人员；因职业需要或个人活动可能直接接触蝙蝠、食肉动物或其他可能受到感染的哺乳动物的人员(动物饲养员、动物疾病控制人员、畜牧人员或兽医等)；此外，还建议户外旅行者和居住在狂犬病高危地区的人员进行暴露前接种。暴露前接种为在第 0 天和第 7 天分别给予接种。

3. 暴露后接种

暴露后接种，一般为被动物咬伤、抓伤或皮肤黏膜被动物舔过，为避免感染狂犬病病毒，需要接种狂犬病疫苗。

(1)及时冲洗伤口。用 3%~5%肥皂水或 0.1%新洁尔在流水下冲洗伤口。冲洗时为减少组织损伤，应避免流水垂直于创面。对于污染严重或者就医迟于 6 小时的患者，应在用流水清洗的同时，用无菌纱布擦拭创面从而更彻底地清洁。流水冲洗至创面无污物后，用生理盐水再次清洗，避免肥皂液和其他清洗液的残留。

(2)消毒处理。在彻底冲洗完伤口之后，用 75%乙醇涂拭伤口，继而用浓碘酊涂擦。

(3)清创与缝合。清创前应仔细探查伤口，排除伤口异物的存在，避免遗漏深部组织的损伤。对于被严重咬伤的患者，应该联合使用抗狂犬病血清或狂犬病免疫球蛋白，浸润被咬伤局部和肌内注射。在制剂浸润和注射之后，予以创面缝合。

(4)接种狂犬病疫苗。被咬伤患者应在被咬伤后 24 小时内接种狂犬病疫苗，并在第 0、3、7、14、28 天共接种 5 针。对被严重咬伤患者，除接种上述 5 针外，在第 0、3 天注射加倍量疫苗，同时在第 0 天联合使用抗狂犬病血清或狂犬病免疫球蛋白，并在注射疗程完成后第 15、75 天或第 10、20、90 天分别加强注射 1 针，必要时还要使用抗生素和破伤风抗毒素。

4. 再次被咬伤后接种

当再次被咬伤距离上次狂犬病疫苗的注射完成超过 3 个月时，需要再次接种狂犬病疫苗。在第 0 天和第 3 天分别接种 1 针。

5. 特殊人群接种

孕妇和哺乳期妇女接种狂犬病疫苗是安全有效的。接受正规的抗逆转录病毒治疗且临床监控和控制良好的 HIV 感染者，接种狂犬病疫苗具有正常的免疫应答。严重免疫功能缺陷者，如处于 HIV 感染期、造血干细胞移植后等，由于免疫应答低下，其暴露前接种为：在第 0、7、21、28 天共接种 4 针。

三、狂犬病疫苗的管理与风险防控

1. 狂犬病疫苗接种的安全性

通常而言，接种狂犬病疫苗是安全的。对于暴露前接种，若处于妊娠期、过敏期或疾病期，以及使用类固醇和免疫抑制剂者可酌情推迟接种。接种后注射部位可发生轻微搔痒、疼痛、红肿、硬结，少见短暂轻微的发热、头痛、头晕、胃肠道症状等不良反应，大多数无需处理可自行缓解。水肿、淋巴结肿大或全身反应很少发生。

2. 狂犬病疫苗接种注意事项

应到正规的疫苗接种部门，如正规医院、卫生防疫部门或疾病控制中心等国家正规机构进行接种。在接种疫苗时，应注意疫苗质量。疫苗应在有效期内，并且疫苗制品中无变色、沉淀或凝块。如果存在安瓿有裂纹、液体疫苗曾经冻结等情况，应拒绝接种该疫苗制品。在接种期间，注意饮食，不要进食刺激性食物，忌饮酒、浓茶，并不要从事剧烈劳动，以避免引起不良反应。

3. 狂犬病"2030 计划"

2017 年 9 月 28 日，世界卫生组织、世界动物卫生组织、联合国粮食及农业组织和全球狂犬病控制联盟宣布了"2030 计划"，即到 2030 年将人类狂犬病的病死率降低至零。这个计划对于阻断传播和消灭狂犬病具有重大意义，将会极大提高人类的健康生活品质。

本章关于科学与人文精神的问题与讨论

(1) 狂犬病发病的流行病学数据说明了什么问题？

(2) 你如何看待狂犬病疫苗的起源之争？

(3) 狂犬病疫苗未来还可以从哪些方面进行突破与创新？

(4) 为什么暴露后注射狂犬病疫苗的注射疗程至少为 5 针？

(5) 狂犬病"2030 计划"的主要挑战在哪里？

第十二章
预防女性癌症的疫苗：宫颈癌疫苗

宫颈癌疫苗，又称为人乳头瘤病毒（human papilloma virus，HPV）疫苗或者 HPV 疫苗，是一种预防宫颈癌的疫苗。宫颈癌主要由人乳头瘤病毒感染而引起，该疫苗通过预防人乳头瘤病毒感染，不仅可有效预防宫颈癌的发病，还可防止人体感染人乳头状瘤病毒引起的其他疾病。研究发现，95%以上的宫颈癌都是因感染人乳头瘤病毒造成的，人乳头瘤病毒还可以引发其他相对少见的癌症，如阴茎癌、喉癌、肺癌和肛门癌等。人乳头瘤病毒的主要感染途径是性接触、皮肤接触等。

第一节　神奇的 HeLa 细胞与可恶的宫颈癌

一、永生的细胞之母——HeLa 细胞

说起 HeLa 细胞，不得不提到一位名为海里埃塔·拉克丝（Henrietta Lacks）的女性。她是一位出生于美国弗吉尼亚州的黑人女性，主要以种植烟草为生。拉克丝与自己的表兄结婚，14 岁就有了第一个孩子。1951 年，在生完自己的第 5 个孩子后，拉克丝因腹部不适前往约翰斯·霍普金斯大学（the Johns Hopkins University）医院接受治疗。诊断结果显示，拉克丝不幸患上了宫颈癌。治疗过程中，主治医生从拉克丝身上采集了癌组织标本，交由盖伊博士在实验室中进行培养。拉克丝的疾病进展非常快，在确诊后仅仅 7 个多月，拉克丝便撒手人寰，年仅 31 岁，留下了 5 个儿女。

盖伊博士在培养细胞时发现，这些细胞经培养后没有死亡，反而出现了生长迹象，每 24 小时增殖一代。在这之前，科学家已成功地人工培养出某些动物细胞，但人类细胞的培养一直没有成功。人类细胞因其分裂次数有限，难以实现长期留存。盖伊博士用拉克丝

姓和名的前两个字母，将医学史上首例体外培养而"永生不死"的这组细胞命名为 HeLa 细胞。此后，全世界用于研究而繁育的 HeLa 细胞总数目已经远远超过了拉克丝本人所有的细胞数。科学家估计，如果可以把所有生长过的 HeLa 细胞堆起来，它们可能重达 5000 万吨；如果将它们从头到尾排列起来，它们可以绕地球至少三圈，相当于 1 亿多米。

HeLa 细胞默默无闻地被世界各地的研究机构用于研究癌症和药物，甚至贡献出多个诺贝尔奖成果。2010 年，美国为拉克丝树立了纪念碑，墓碑上刻着"HeLa 细胞，将永远造福于人类"，这句话对 HeLa 细胞为人类科学做出的贡献进行了完美注解。

HeLa 细胞永生的原因至今尚未被完全揭示，推测的一个可能原因是因为它拥有非常高效活跃的端粒酶。Hela 细胞每次进行细胞分裂时，端粒酶都会修复端粒，以维持端粒长度，而不像一般细胞的端粒会随着老化而变短，直至细胞死亡。另外，现代科学研究还表明，HeLa 细胞因为感染了人乳头瘤病毒，体内正常抑制肿瘤形成的抑癌基因表达被关闭，从而使得细胞无限增殖，"永生不死"。而人乳头瘤病毒正是导致拉克丝罹患宫颈癌的元凶。

二、必须引起重视的宫颈癌

宫颈癌是最为常见的妇科恶性肿瘤，近年来其发病有越来越年轻化的趋势，必须引起人们足够的重视。

事实上，宫颈癌是一种可预防、及早治疗可痊愈的肿瘤。加强宫颈癌防治知识的宣传教育，提高人群对宫颈癌的认知程度，积极主动进行宫颈癌的筛查，对降低宫颈癌的发病率和死亡率有着举足轻重的意义。

宫颈癌的发病高峰为 35~55 岁。我国宫颈癌的发病率居世界第二位，且发病年龄越来越小。宫颈癌最终的危害是夺去患者的生命，除此之外，还严重影响到女性的生育能力。

宫颈癌早期常因无明显症状和体征极易漏诊或误诊。早期表现多为性交时接触性出血以及经期延长、经量增多等，中晚期则多表现为不规则阴道流血，若累及大血管也可引发大出血。大多数患者阴道有白色或血性液体排出，可有茶色或深褐色的分泌物，质地稀薄，偶有淡淡的腥臭味。

宫颈癌晚期阴道常排出大量米汤样脓性白带，伴恶臭，以及经期外不规则的出血。因肿瘤累及不同部位，患者可出现尿急、尿频、便秘，下腹部、腰或下肢的疼痛等继发性症状。若肿瘤压迫输尿管可导致肾盂积水及尿毒症的发生；若癌细胞浸润至膀胱，可出现血尿、排尿障碍、尿道阻塞等症状；若浸润至直肠，则可引起血便或肠道阻塞等症状。患者晚期常出现贫血、恶病质(医学上，恶病质亦称恶液质，表现为极度消瘦、皮包骨头、形如骷髅、贫血、无力、完全卧床、生活不能自理、极度痛苦、全身衰竭等综合征)等全身衰竭症状。

第二节　宫颈癌与人乳头瘤病毒

　　研究表明，超过 95% 的宫颈癌病例与人乳头瘤病毒（以下简称 HPV）的持续感染有关。HPV 是一种双链闭合环状 DNA 病毒，具有高度的宿主特异性，主要引起人类皮肤黏膜的增生性病变。作为生殖道中最常见的病毒感染，大多数 HPV 感染不引起临床症状，但持续感染 HPV 却可导致疾病的发生。其中，高危性 HPV16 型和 18 型可能导致癌前病变，与子宫颈癌等恶性肿瘤的发生密切相关；低危性 HPV 6 型和 11 型等主要引起生殖器尖锐湿疣等。HPV 也可以引发一些相对较少见的癌症，比如阴茎癌、喉癌、肺癌和肛门癌等。

　　HPV 具有高度的宿主和组织特异性，至今已分离出 130 多种不同型别病毒。HPV 对人的皮肤及黏膜上皮细胞具有特殊的亲嗜性，可在易感细胞核内增殖形成核内嗜酸性包涵体，靶细胞转变成空泡细胞。HPV 主要通过直接接触感染者的病变部位或间接接触被病毒污染的物品而传播。紫外线或 X 射线等照射造成皮肤、黏膜受损都易为 HPV 入侵创造条件。

　　根据感染部位不同，HPV 主要分为嗜皮肤性和嗜黏膜性两大类，两类之间有一定交叉（见表 12-1）。皮肤跖疣或扁平疣多属于自限性损害，一般仅引起局部皮肤和黏膜的病变。HPV 1~4 型主要引起手和足部角化上皮细胞的感染，多见于青少年和青春期孩子；HPV 3 和 10 型引起的皮肤损伤多见于青少年颜面、手背或前臂等处。HPV 6、11、16、18、31 和 33 等型常侵犯泌尿生殖道，女性感染的部位多为阴道、阴唇和宫颈，男性感染的部位则多为外生殖器及肛门周围。患有生殖道 HPV 感染的母亲在分娩过程中可以通过垂直传播引起新生儿感染。

表 12-1　　　　　　　　　　　　　　　　HPV 的主要分类

分类	型　别	诱发疾病
皮肤低危型	主要包括 HPV-1,2,3,4,7,10,12,15 型	寻常疣、扁平疣等
皮肤高危型	主要包括 HPV-5,8,14,17,20,36,38 型	外阴癌、阴茎癌等恶性肿瘤
黏膜低危型	主要包括 HPV-6,11,13,32,34,40,42,43 型	生殖疣、肛门疣等
黏膜高危型	主要包括 HPV-16,18,30,31,33,35,39 型	宫颈癌、直肠癌、口腔癌等

　　除病毒感染外，宫颈癌还与性行为及分娩次数有关。不洁性行为、多个性伴侣、初次

性生活小于 16 岁、初产年龄小、多孕多产等均与宫颈癌发生密切相关。沙眼衣原体、单纯疱疹病毒 Ⅱ 型、滴虫等病原体感染在高危 HPV 感染导致宫颈癌的发病过程中有协同作用。另外，也有研究表明，吸烟、营养不良、卫生条件差也可增加宫颈癌的患病风险。

第三节　宫颈癌疫苗的研发

宫颈癌是目前人类所有癌症中唯一可以通过早期预防和治疗而消灭的癌症。从普通宫颈炎症发展到宫颈浸润癌，一般需要 10 年甚至 20 年的时间。如果患者能在这个时期及时干预，就能避免病变发展为威胁生命的浸润性癌。但遗憾的是，80%的患者确诊时已是浸润癌。

预防宫颈癌的主要措施是：一级预防，接种 HPV 疫苗和开展健康教育；二级预防，对适龄妇女定期开展宫颈癌的筛查，确诊患者及早治疗；三级预防，根据临床分期，开展适宜的手术、放疗、化疗及姑息疗法。

世界卫生组织建议，接种 HPV 疫苗是预防宫颈癌最主要的方法。

一、什么是宫颈癌疫苗

我们常说的宫颈癌疫苗指的是 HPV 疫苗，严格意义上来讲，它并不是抗宫颈癌的疫苗，而是通过降低 HPV 感染率，从而预防宫颈癌的发生。接种 HPV 疫苗后，通过刺激机体的免疫系统，免疫细胞可产生保护性抗体，一旦 HPV 入侵，抗体就能迅速起作用，阻止 HPV 感染。因此，HPV 疫苗不仅可以预防 HPV 感染，也可以预防与 HPV 感染有关的肿瘤，特别是宫颈癌。1980 年，德国科学家哈拉尔德·楚尔·豪森（Harald Zur Hausen）（图 12-1）证实，宫颈癌是由 HPV 感染所致。2008 年，豪森因此发现获诺贝尔生理学或医学奖。作为首个肿瘤疫苗，HPV 疫苗被称为抗癌史上的伟大突破。

虽然超过 95%的宫颈癌是由 HPV 感染所致，但宫颈癌疫苗并没有使用真正的病毒，而是用 1991 年伊恩·弗雷泽（Ian Frazer）博士和周健博士合作发明的病毒样颗粒生产的。这种颗粒不含病毒感染成分却能刺激机体产生免疫应答，这是人类医学史上的一项突破。然而，周健博士却未能亲眼看到这项研究成果造福人类。

1957 年，周健出生在杭州，父亲是部队转业的医学专家。恢复高考后，周健就考上了温州医学院（现温州医科大学）临床医学专业。在攻读硕士期间，周健对 HPV 的研究很感兴趣，并很快展露才华。1988 年，周健申请到剑桥大学的癌症研究基金会从事病毒和癌症研究。在这里，周健遇见了他的好伙伴，宫颈癌疫苗另一位发明人伊恩·弗雷泽教授，他

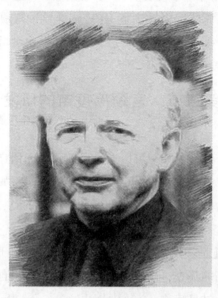

图 12-1 哈拉尔德·楚尔·豪森

们都对 HPV 十分感兴趣。1990 年，周健接受弗雷泽教授的邀请，携全家去了澳大利亚昆士兰大学。周健擅长克隆基因并在细胞中表达，他试图通过重组 DNA 技术制造出一个类似"稻草人"的病毒样颗粒，外表类似 HPV，却又不含有病毒 DNA，能让体内产生免疫应答，但又非常安全。他努力了好几个月却一无所获。有一天，周健和太太孙小依散步时突然想到，能否将已有的 HPV 晚期蛋白、病毒壳膜蛋白 L1 和 L2 直接放在组织液里，看看它们能否合成病毒样颗粒？抱着试一试的心态，他这样做了。两周后，周健在电子显微镜下观察到一个体外合成的病毒样颗粒。1999 年 3 月 9 日，周健因感染性休克病重。第二天，积劳成疾的周健不幸离开了人世，年仅 42 岁。

伊恩·弗雷泽博士和周健博士是 HPV 疫苗的共同发明者，他们把部分专利权转让给了默沙东公司，之后才有了在 2006 年推出的首个 HPV 疫苗。2006 年 8 月 28 日下午，在澳大利亚昆士兰州的亚历山大医院，一对少年姐妹接种了世界上第一支宫颈癌疫苗，她们邀请周健的儿子周子晞见证了这一历史性时刻。

作为人类历史上第一个癌症疫苗，宫颈癌疫苗的问世在人类征服癌症的道路上具有里程碑的意义。2015 年，由欧洲专利局主办的欧洲发明奖，将最受欢迎发明奖颁给已故的中国癌症研究专家周健和澳大利亚免疫学家伊恩·弗雷泽，以嘉奖他们发明的全球首个宫颈癌疫苗。

从 2006 年起，基于 HPV 的宫颈癌疫苗已陆续在美国、澳大利亚等国家上市，2008 年英国将宫颈癌疫苗纳入中学生免疫规划。目前，全球已有超过 50 个国家将宫颈癌疫苗纳入国家补贴，疫苗的接种在宫颈癌的预防中带来令人鼓舞的结果。

二、宫颈癌疫苗的分类

目前，全球主要有三种 HPV 疫苗，见表 12-2。

表 12-2 **HPV 疫苗的分类**

疫苗种类	预防毒株	预防疾病
二价苗	16,18 型	70% 的宫颈癌
四价苗	6,11,16,18 型	70% 的宫颈癌,70% 的阴道癌和 50% 的外阴癌,75% 的肛门癌以及 90% 的尖锐湿疣
九价苗	6,11,16,18,31,33,45,52,58 型	90% 的宫颈癌,85% 的阴道癌,80% 的宫颈癌病变,95% 的肛门癌以及 90% 的尖锐湿疣

1. HPV 二价疫苗

商品名为"希瑞适"（Cervarix）的 HPV 二价疫苗是由葛兰素史克公司生产的。该疫苗于 2016 年获得我国国家食品药品监督局的上市许可，并于 2017 年 7 月 31 日在我国内地正式上市。该二价疫苗主要针对 HPV16 和 18 型病毒感染，而这两种类型的 HPV 可引起至少 70% 的宫颈癌。

2020 年 1 月，我国国家药品监督管理局发布了首个国产重组人乳头瘤病毒疫苗获批上市的通知，该疫苗由厦门万泰沧海生物技术有限公司（简称"厦门万泰"）生产，商品名为"馨可宁"（Cecolin），为 HPV 二价疫苗。该疫苗 2002 年开始研发，历时 18 年才最终完成并上市。国产二价宫颈癌疫苗已经于 2020 年 5 月起在全国范围开展接种，这是首款国产宫颈癌疫苗，也是世界上第四种宫颈癌疫苗。该疫苗适用于 9~45 岁女性，价格仅为进口疫苗的一半左右。

2. HPV 四价疫苗

商品名为"佳达修"（Gardasil）的 HPV 四价疫苗是由默沙东公司生产的，四价疫苗主要预防 HPV6、11、16 及 18 型病毒感染。

2018 年 1 月 9 日，默沙东公司生产的四价宫颈癌疫苗"佳达修"在温州市老年病医院打出第一针，这也是浙江省第一针。据悉，四价宫颈癌疫苗首针注射之所以放在温州，是由于该疫苗共同发明人之一周健是温州医科大学毕业生，且周健博士的夫人孙小依与他是同班同学。这次首针仪式，孙小依特意来到温州见证这一历史性时刻，并将第一针疫苗的盒子制成牌匾赠予了母校温州医科大学。该疫苗适用于 20~45 岁适龄女性。

3. HPV 九价疫苗

HPV 九价疫苗是由默沙东公司生产的，九价疫苗在四价疫苗的基础上，还增加了 HPV31、33、45、52、58 五种亚型，保护更全面。在我国，该疫苗于 2022 年 8 月 30 日获批扩展适用于 9~45 岁的女性。

第四节 宫颈癌疫苗接种的相关问题

一、宫颈癌疫苗接种安全且有效

有人会顾虑，接种疫苗会有感染的危险吗？前面说过，现有的 HPV 疫苗不同于大多数疫苗（通常为减毒或灭活毒株），它们是以 HPV 的特征蛋白作为疫苗，模拟病毒的衣壳蛋白。通俗地说，现有的 HPV 疫苗就像一只披着狼皮的羊，它的目的是让人类记住狼的模样，提高警惕，做好防御，但疫苗本身却像羊一样，不会对人体造成伤害。因此，HPV 疫苗注射不会造成感染，却能有效保护女性免于 HPV 感染，从而更好地保护女性生育健康。

到目前为止，已有超过 3 亿剂次 HPV 疫苗在全球使用。世界卫生组织 2017 年 6 月发布的疫苗安全性报告指出，HPV 疫苗具有良好的安全性。全球疫苗安全咨询委员会 2017 年公布的数据显示，每 100 万接种者中仅有 1.7 例发生过敏性反应，注射过程中常见的不良反应为昏厥，主要原因是焦虑和心理压力较大。

二、宫颈癌疫苗接种的年龄

各国对 HPV 疫苗接种的年龄建议略有差别。美国疾病预防控制中心建议接种年龄为 9~26 岁，且疫苗的最低接种年龄为 9 岁，男女性都应该接种。在我国，因对 HPV 疫苗的有效性和安全性有严格的审核制度，二价疫苗直到 2017 年才正式上市，主要适用于 9~25 岁的女性。随着对 HPV 疫苗的研究不断深入，疫苗的保护年限及保护作用都在逐步放宽。最新的大型临床研究证实，四价疫苗对于 25~45 岁的保护效果仍较为理想，我国香港特别行政区和澳大利亚已纷纷将疫苗的适用年龄放宽至 45 岁。但是，九价疫苗在我国初始获批上市时的推荐年龄为 16~26 岁。

所有疫苗都是在接触 HPV 之前接种最为有效，因此，最好在首次性生活之前接种。世界卫生组织建议的疫苗接种年龄为 9~13 岁，这个年龄段注射疫苗，体内产生的抗体量最多，而抗体水平越高保护作用越强。

宫颈癌疫苗一般在六个月内完成三针的疫苗注射，第一次注射后一到两个月注射第二次，第六个月注射第三次。人群中展开的"免疫后抗体持续性研究"显示，接种 HPV 疫苗后至少 5~8 年，血清中相关抗体仍保持阳性。在接种率较高的澳大利亚，HPV 相关疾病的预防效果很好，在接种后的 10 年内，HPV 疫苗的保护作用持续存在。需要注意的是，如果曾经感染过 HPV，只要未感染疫苗预防型别中的任何一个，也是可以接种疫苗的。

目前，国内大部分地区已上市可以使用的 HPV 疫苗，均可用于预防高危 HPV（16 型和 18 型）感染所致的宫颈癌和宫颈上皮瘤样病变。2014—2016 年中国医学科学院肿瘤医院肿瘤流行病学研究室的研究数据显示，我国 HPV 感染的最常见 HPV 型别为 16、18、33、52、58 五种亚型，且在高危病变中，52 和 58 亚型的感染率极高。

三、宫颈癌疫苗接种的注意事项

由于 HPV 疫苗属于自费疫苗，遵循自愿接种原则，适龄人群需提前预约居住地附近的社区卫生服务中心预防接种门诊，然后按照预约时间前往接种。接种时需签署疫苗接种知情同意书，未成年人接种需取得监护人的同意。

目前还没有孕妇和哺乳期妇女接种疫苗的相关数据，暂时不推荐孕妇和哺乳期妇女接种疫苗。

目前也没有发现疫苗对胎儿的不良影响，若疫苗接种过程中意外怀孕，可以暂停接种，严密观察，继续妊娠。

和其他疫苗一样，注射 HPV 疫苗并不会发生明显副作用，少数人群可能会有轻微的注射部位的潮红、胀痛，个别人群会有胳膊酸痛或倦怠感。建议在身体健康时实施接种，接种后静坐休息，观察 30 分钟后再离开。对 HPV 疫苗的任何成分及其辅料过敏，是 HPV 疫苗接种的主要禁忌证。酵母作为 HPV 疫苗的主要杂质成分，也是人类常见的过敏原，因此，对酵母过敏被列为 HPV 疫苗接种的首要禁忌证。

最后，需要注意的是疫苗接种并不能代替常规的宫颈癌筛查。适龄女性除了尽早接种宫颈癌疫苗，还应该按时进行宫颈癌筛查。宫颈癌筛查应从 21 岁开始，30 岁以下女性需进行单独细胞学检查，每 3 年筛查一次。30~65 岁女性推荐每 5 年进行细胞学和 HPV 联合检查。30 岁以上女性如果细胞学和高危 HPV 检测均为阴性，那么五年内发展为宫颈癌的风险极低。

本章关于科学与人文精神的问题与讨论

（1）宫颈癌疫苗打不打？要不要算个经济账？

（2）大学生是否需要打 HPV 疫苗？男生可以打 HPV 疫苗吗？

（3）接种宫颈癌疫苗前你应该了解的注意事项有哪些？

（4）接种 HPV 疫苗对于女性健康有什么重要意义？

（5）接种 HPV 疫苗就一劳永逸了吗？

第十三章
值得"破费"的疫苗：肺炎疫苗

秋末的一天傍晚，一对年轻的宝爸宝妈抱着 2 岁男宝急匆匆地走进医院急诊室：孩子发热 39℃，阵发性连声咳已有三天，有痰不易咳出，伴有气喘。经过检查及化验后，医生诊断孩子患了肺炎，要求孩子立即住院治疗。肺炎严重吗？什么情况下会患肺炎？有哪些方法可以预防肺炎呢？下面我们就来聊聊肺炎及肺炎的克星——肺炎疫苗。

第一节　不可小觑的肺炎

一、止步于肺炎的名人

列夫·尼古拉耶维奇·托尔斯泰（1828 年 9 月 9 日—1910 年 11 月 20 日），19 世纪中期俄国批判现实主义作家、思想家、哲学家，代表作有《战争与和平》《安娜·卡列尼娜》《复活》等。托尔斯泰虽然出身于贵族家庭，但他认为财富与私产是一种罪恶。世界观的激变和生活的纠纷使他悲观失望，时刻想逃避现实生活。1882 年和 1884 年他曾两度想离家出走，终于，1910 年 10 月 28 日，一个风雪之夜，82 岁的托尔斯泰再也忍受不了家庭生活琐事的各种矛盾，从亚斯纳亚·波利亚纳家中秘密出走，逃入寒冷的黑暗之中。他饥寒交迫，漫无目标地走着，也不知道自己要去什么地方。就在这迷茫的途中他不幸感染上了肺炎，最终肺炎无情地夺走了他的生命，他于 1910 年 11 月 20 日在阿斯塔波沃小车站去世。遵照遗言，他的遗体被安葬在亚斯纳亚·波利亚纳的森林中，坟上没有树立墓碑和十字架。

南非前总统曼德拉，被尊称为"南非国父"，1993 年获得诺贝尔和平奖，一生获得超过一百个奖项，2013 年 12 月因为严重的肺部感染去世，享年 96 岁。91 岁高龄的"新加坡国父"李光耀先生成功地战胜了心脏、神经等方面的疾病，但 2015 年 3 月也因肺部感染去世。

二、古老的"朋友"——肺炎

早在公元前 1200 年，古埃及木乃伊上就有肺炎存在的证据。古希腊著名医学家希波克拉底(公元前 460 年—公元前 370 年)曾这样描述肺炎："急性发烧，其中一侧或两侧疼痛，或是有咳嗽，且咳出的痰是金色或青灰色的，或者是稀的、起泡、带有血丝……"

时至今日，肺炎仍是我们健康生活的拦路虎。联合国儿童基金会 2018 年公布的数据显示，肺炎所造成的儿童死亡高于其他任何感染。2020 年 4 月，《中国儿童肺炎发病及疫苗普及白皮书》数据显示，肺炎仍是造成我国 5 岁以下儿童死亡的主要原因之一。

肺炎这个冷面杀手也盯上了老年人群。100 年前，现代医学之父威廉·奥斯陆就说："肺炎是老年人的朋友。"生活中，老年人更多提防的是心脑血管疾病和肿瘤，往往忽视了肺部感染。而正是肺炎，常常导致已患有慢性病、恶性肿瘤患者的最后死亡。

第二节 擒获幕后真凶——肺炎球菌

随着微生物学的发展，人们发现，导致肺炎的最主要原因是肺炎球菌感染，虽然其他细菌(流感嗜血杆菌、克雷伯杆菌等)、病毒(流感病毒、巨细胞病毒、冠状病毒等)、真菌(白色念珠菌、放射菌、曲霉等)、非典型病原体(军团菌、衣原体、支原体、立克次体、原虫、弓形虫等)、理化因素(放射线、刺激性气体、异物吸入、药物等)、免疫过敏损伤等也均可引起肺炎。

一、科学家接力追凶——肺炎球菌的发现

1865 年，欧洲蚕业暴发了一种蚕病，患病的蚕体上不明原因地出现许多黑色斑点，接着这些蚕体大批死亡。法国科学家路易斯·巴斯德在显微镜下观察到，患病蚕体内有大量椭圆形的微粒，这些充满活力且能快速繁殖的小不点，就是细菌，是导致蚕虫生病的原因。这是人类历史上首次发现细菌能引起动物、植物疾病，巴斯德便称它们为"致病的细菌"，即"病菌"或"病原体"。

"肺炎球菌"也是这样被发现并走向前台的。1880 年 12 月，巴斯德从一位狂犬病患者

的唾液中发现了一种陌生的"微粒"，单个椭圆形，呈短链状排列。巴斯德意识到一种新的病原体将被揪出来，他先分离出这种细菌，接着用营养丰富的牛肉汤培养一段时间，再将培养的菌液注射到健康的狗体内。这些狗很快发病，但不同于狂犬病的病症，并且陆续出现死亡。在这些狗的体内又找到了呈短链状排列的细菌，与唾液中的细菌相同！狂犬病的潜伏期通常较长，而这种病菌致病致死作用却很快。1881年1月，巴斯德公布了他的发现，这种唾液病菌是不同于狂犬病病原体的一种新的病菌。

　　很巧合的是，远在大洋彼岸的美国军医乔治·斯坦伯格（George Miller Sternberg）几乎在同时也捕捉到了这种细菌。乔治起初是在健康人口腔中发现了这种呈短链状排列的细菌，1880年9月，他患了大叶性肺炎，从自己的唾液样本中也发现了该菌，接着他继续研究这种细菌的致病机制。看到巴斯德发表的论文后，乔治意识到两人发现的很有可能是同一种病菌。在巴斯德的论文见刊3个月后，1881年4月，乔治也发表了论文，并指出就是这种病菌导致了大叶性肺炎。

　　这个新的"小不点"吸引了众多科学家的关注。

　　1882年，弗里德兰德（Friedlander）和塔拉蒙（Talamon）发现肺炎患者体内常常出现有荚膜的球菌；1884年，德国医生艾伯特·法兰克尔（Albert Fraenkel）从一名肺炎患者的口腔咽部发现了这种细菌。

　　1886年，艾伯特发表论文，确认该菌是大叶性肺炎的病原菌，并给这种细菌正式命名为"肺炎链球菌"（*Streptococcus Pneumoniae*）。

　　1892年，科学家发现了流感杆菌，证实肺炎链球菌和流感杆菌都可能引发肺炎。

　　1928年，英国细菌学家弗雷德里克·格里菲斯（Frederick Griffith）发现了两种不同特质的肺炎链球菌：一种是有荚膜的肺炎链球菌，毒力强，菌落呈光滑型(S)；另一种是无荚膜的肺炎链球菌，毒力减弱，菌落呈粗糙型(R)。他指出肺炎链球菌有不同菌株，并且各种菌株的致病力不同。此外，在中耳炎、脑膜炎、心内膜炎、关节炎和胸膜脓肿等疾病中也相继发现了这种细菌的身影。

　　1945年，一系列研究已阐明了肺炎链球菌荚膜多糖的化学结构、抗原性质以及毒力与致病性的相互联系，并发现肺炎链球菌有多种血清型。细菌的血清型，是根据免疫学原理中抗原与其特异性抗体结合可形成免疫复合物，鉴定不同的抗原；能和同一种抗体特异性结合的细菌就是同一种血清型。

　　这种细菌1926年曾被命名为"肺炎双球菌"（*Diplococcus pneumonia*），1974年又重新被命名为"肺炎链球菌"（*Streptococcus pneumoniae*），因为它是肺炎的主要致病菌，常简称为"肺炎球菌"。

二、如影相随的肺炎球菌

肺炎球菌广泛分布于自然界，常常存在于健康人的口腔及鼻咽部，可以通过呼吸道、日常接触等途径在不知不觉中传播。肺炎球菌一般不致病，与机体和平共处，机体表现为带菌状态。当机体免疫力低下，尤其是在合并其他呼吸道病原体感染时，这种病菌就会展显毒力。

1. 肺炎球菌的自画像

官方名"肺炎链球菌"，小名"肺炎球菌"，别名"肺炎双球菌"，于1881年开始出现在大众视野。属链球菌家族，外形呈矛头状，有点像哪吒手中的"火尖枪"头，又有点像"傻子"瓜子。菌体周围披有一圈厚厚的称为"荚膜"的多糖外套，看起来像装在套子里的人。肺炎球菌个头不大，直径约1μm，肉眼看不见，只能用显微镜寻找。在固体培养基中细菌常成双结对在一起，菌体宽端相对，尖端相背。在液体培养基中又排列成链状，变换造型，可威风了，这也是它有多个名字的缘由。革兰氏染色菌体阳性(紫色)，荚膜不着色，表现为菌体周围透明环，可用于与其他细菌区别(图13-1)。

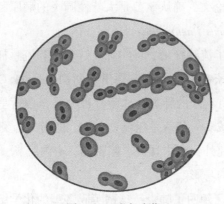

图13-1 肺炎球菌

肺炎球菌属于兼性厌氧菌，菌体表面的黏附素能够紧紧钩住呼吸道的黏膜上皮细胞，没日没夜地潜伏在此，伺机而动。生活饮食挑剔，营养要求高，在含有血液或血清等高营养的培养基中才能生长。肺炎球菌胆小敏感，各种不适的理化因素如温度、射线、消毒剂等都可能影响其生长发育，56℃的环境中20分钟，或者使用抗生素(青霉素、红霉素等)，都会要了它的命。但如有荚膜护体，则能在干燥环境中存活两个月左右。

2. 肺炎球菌的大家族

肺炎球菌家族人丁兴旺，成员众多。根据荚膜多糖结构（也可称为免疫原性）的差异，可将肺炎球菌分为不同血清型和亚型。目前有 95 个血清型（简称"型"），不同的血清型用数字表示，亚型用数字后面的字母区分。肺炎球菌疾病 80% 以上主要是由其中 20 多个血清型引起，70% 左右是由 13 种血清型引起。成人肺炎球菌感染由 1、2、3、4、5、7、8、9 及 12 型引起的占 75%，半数以上的感染由 1、2、3 型引起；儿童感染则多由 6、14、19 及 23 型引起。3 型毒力最强，致死率高。

3. 肺炎球菌的主要"装备"

藏而不露的肺炎球菌，个子虽小却蕴藏着巨大能量，发起威来的毒力不逊于化脓性金黄色葡萄球菌。

荚膜是肺炎球菌主要的毒力因子，有毒株在体内形成光滑荚膜，可抵抗吞噬细胞的捕获吞噬，有利于细菌在宿主体内定居并繁殖。

另外，肺炎球菌有许多种蛋白成分，如肺炎球菌溶血素是一种含有巯基的多功能毒力蛋白，可抑制支气管黏膜纤毛的运动，有助于细菌的黏附、侵袭，并能直接溶解宿主细胞。肺炎球菌表面 A 蛋白、C 蛋白、M 蛋白、神经氨酸酶等均参与该菌的致病过程。

4. 肺炎球菌与机体免疫力的较量

肺炎球菌虽然"装备"优良，但在入侵致病的道路上并非畅通无阻，也会遭遇机体的多道防线、多种方式抵抗，要达到目的还需要"过五关、斩六将"。

机体的第一道防线就是完整的黏膜屏障，上皮细胞的迅速更新、纤毛的定向摆动及黏膜分泌液的冲洗作用，均可清除黏膜上的肺炎球菌。肺炎球菌如果有足够的毅力突破机体的第一道防线，就会侵入机体局部组织，并向下感染肺部组织，然后进入血液，再入侵机体其他免疫器官。机体有多种监控装置，一旦病原体侵入，就会发出危险信号给免疫系统，引起机体全体戒备。

机体的第二道防线是各种免疫细胞和免疫分子。白细胞中的中性粒细胞是小吞噬细胞，似野战兵，数量多、灵活、机动、高效，冲在最前线，经常在血管内外进行巡视，随时捕获病原体，将病原体包裹并吞入细胞内，通过细胞内的各种酶分解破坏病原体。但肺炎球菌也是有备而来，特别是它的荚膜！光滑且厚的荚膜是肺炎球菌的隐身衣和防弹衣，穿上这身衣服的肺炎球菌，让中性粒细胞发懵，看不清，近不了，也捉不到。不同质量的荚膜外衣效果差异较大，但肺炎球菌如果不小心弄掉了这套衣服，那就等着束手就擒吧。躲过了中性粒细胞的盘查，还不能掉以轻心，随时随地还会碰到许多其他免疫兵种，如常驻边防的大吞噬巨噬细胞、工程兵树突细胞、机动兵 NK 细胞、哨兵肥大细胞等。另外，机体释放的一些小暗器，如免疫分子补体 C3b，类似双面胶，一面黏附在肺炎球菌荚膜上，另一面黏附在吞噬细胞(如中性粒细胞和单核巨噬细胞)上，有利于捕捉病原体。还有些免疫分子如细胞因子、防御素等直接攻击入侵的敌人。当然，肺炎球菌也有一些反制武器，如肺炎球菌溶血素等。

机体的前面两道防线，是人类在进化过程中逐渐建立起来的特异性较低的天然防御功能，官方名称叫"固有免疫"，民间也称"天然免疫"。这种免疫与生俱来，一出生就存在，以不变应万变，可抵御多种病原体。

经过多番来回较量，即便肺炎球菌取得了胜利，也还不能高兴得太早，这只是初步胜利。从前方战场传来的肺炎球菌抗原信息，通过抗原提呈，已开始激活整装待发的淋巴细胞，这是机体的第三道防线，这道防线主要由 T 细胞和 B 细胞把守。这道防线是鼎鼎大名的"适应性免疫"，它具备特异的"人脸识别"技能，扫描病原体的各种特征，对肺炎球菌实施精准打击。辅助性 T 细胞、杀伤性 T 细胞、调节性 T 细胞、B 细胞相互协同作战抗击病菌。如 B 细胞发射的特异性子弹 IgG、IgM 和 IgA 等抗体，挑起抗感染大梁，IgG 抗体紧紧抓住肺炎球菌，将其拖到吞噬细胞表面，促进吞噬细胞吞噬细菌。在"适应性免疫"打击病原体的过程中，还形成部分记忆淋巴细胞，保存力量，可快速、高效、精准对付胆敢再次入侵的肺炎球菌。在对抗机体适应性免疫防御中，肺炎球菌的荚膜多糖隐身衣有时会使 T 细胞、B 细胞陷入迷魂阵，不能高效接收到抗原信息刺激。

机体的两种免疫应答承前启后，团结互助，联手打击病原体。如果肺炎球菌一路奋力拼杀，突破了机体的三道防线，就会大展手脚，引起各种肺炎球菌疾病。

5. 肺炎球菌所致疾病

肺炎球菌感染可引起大叶性肺炎(lobarpneumonia)。大叶性肺炎，从名字上就可知道这个病的厉害了。作为五脏六腑之一的肺是人体直接与外界相通的内脏器官，位于胸腔，左二叶，右三叶，肺泡是 O_2 与 CO_2 交换的基本单位，通过一吸一呼吐故纳新，维持机体的生命活动。同时，肺与血小板生成有关。若肺部受到细菌感染而损伤，肺泡换气功能就会出现障碍，导致患者发绀缺氧及呼吸困难，严重时还会危及患者生命。

大叶性肺炎常发于冬春季节。当机体免疫力低下时，病原体入侵致病。患者常有咳嗽、高热，肺泡腔内有浆液性渗出物，咳铁锈色痰，听诊有湿啰音。胸部 X 片或 CT 检查表现为整个肺叶急性炎症改变。引起大叶性肺炎的细菌有多种，但绝大多数为肺炎球菌，其中以 3 型致病力最强，所以该病又称为肺炎球菌肺炎。

但是如果大家以为肺炎球菌只会引起肺炎，那可就真被它忽悠了。它只需小施拳脚，就能闹得天翻地覆。它引起的疾病可分为非侵袭性肺炎球菌疾病(noninvasive pneumococcal disease，NIPD）和侵袭性肺炎球菌疾病（invasive pneumococcal disease，IPD）两大类。

非侵袭性肺炎球菌疾病是指细菌在原本寄居部位引起的疾病，如鼻窦炎、中耳炎及反复发作的支气管炎等。

侵袭性肺炎球菌疾病则是指肺炎球菌侵入原本无菌的部位所引发的感染，穿越黏膜屏障及血脑屏障引发的一系列疾病，如细菌性肺炎、胸膜炎、心内膜炎等，细菌侵入血液形成菌血症，全身播散，造成多器官感染。如不及时治疗，常有严重的后遗症，如瘫痪、行为异常、智力低下等，甚至可导致死亡。

6. 肺炎球菌攻击的对象及引起的流行

肺炎球菌藏匿在各年龄段人群的呼吸道，健康成人鼻咽部携带率为5%～10%，孩童为20%～40%，医院、军营、学校带菌率更是高达60%。当机体免疫功能正常运行时，病菌一般都选择低调休眠状态。肺炎球菌欺软怕硬，它一旦抓住机体免疫力低下的机会，就会大显身手。肺炎球菌总是在荚膜保护伞的掩饰下，借助天时地利（如呼吸道合并其他病原体感染）攻击机体。

各类人群均易感肺炎球菌，几乎所有人都会得一种或多种肺炎球菌性疾病，6个月至2岁的婴幼儿及老年人是主要被攻击的对象。原因可能是：婴幼儿免疫功能尚未发育健全，6个月以上婴幼儿来自母亲的保护力逐渐消失；65岁以上的老年人由于基础疾病多，组织器官退化，呼吸道黏膜萎缩，免疫力低下。特别是当流感病毒或流感杆菌兄弟来访时，肺炎球菌的威力就更大了。

1918年全球流感大流行夺走了大约5000万到1亿人的生命，绝大部分死亡病例并非死于单纯流感病毒感染，而是流感病毒感染后发生的细菌性肺炎，其中最主要的致病菌就是肺炎球菌。流感大流行期间死亡患者肺部常常能够分离出3型和4型肺炎球菌。研究提示，流感病毒感染使患者对肺炎球菌的易感性增加，并加速了它在感染人群中的传播能力。1957年亚洲流感及1968年香港地区流感暴发时，从患者体内可分离出肺炎球菌、金黄色葡萄球菌和流感嗜血杆菌，许多患者因细菌性肺炎死亡。研究表明：在感染性肺炎疾病的病原体中，肺炎球菌、流感病毒与呼吸道合胞病毒等具有明显相关性。由此可见，流感肆虐的真正杀手是肺炎球菌！

根据世界卫生组织的数据，全球每年大约160万人死于肺炎球菌感染，肺炎球菌疾病是导致全球5岁以下儿童，尤其2岁以下婴幼儿死亡的重要病因。我国每年约有174万名儿童发生严重的肺炎球菌感染，其中3万名儿童夭折。

肺炎球菌感染首选抗生素治疗，但是从20世纪60年代开始又出现了耐药的肺炎球菌菌株。目前超过7成的肺炎球菌对青霉素、头孢菌素等常见的第一线抗生素具有抗药性，一些血清型球菌对抗生素的耐药性几乎达到100%，导致临床上肺炎球菌感染的治疗常需要用到二、三线抗生素，并且出现了高比例的多重耐药(对三种以上抗生素耐药)，加大了治疗难度，延长了住院天数，也大大增加了医疗费用。并且导致肺炎球菌感染后遗症多、重症多、致死率高，特别是对于有心脑血管疾病、糖尿病、高血压、慢阻肺等慢性疾病的老年患者，肺炎球菌感染带来的危害更大。

每年11月12日是"世界肺炎日"。美国约翰斯·霍普金斯大学和英国慈善组织救助儿童会发布了一份研究报告，预估从2019年到2030年，全世界可能会有上千万5岁以下儿童死于肺炎。如何遏制肺炎球菌的危害呢？答案是：疫苗！肺炎球菌疫苗！

第三节　肺炎球菌的克星——肺炎疫苗

《黄帝内经》有："故圣人不治已病治未病，不治已乱治未乱，此之谓也。"其寓意为，预防重于治病，预防重于治乱。用免疫的方法预防传染病有着悠久的历史，有计划地接种肺炎球菌疫苗(简称"肺炎疫苗")是预防、控制、消灭肺炎球菌性疾病最方便、最有效、最经济的手段。正如肺炎球菌不仅仅引起肺炎一样，肺炎疫苗预防的疾病不仅仅是肺炎，而是包括肺炎球菌所致的一系列相关疾病。疫苗接种后产生针对肺炎球菌的抗体，可直接锁住肺炎球菌的毒力。在许多接种肺炎疫苗的国家，肺炎球菌肺炎、中耳炎、败血症和脑膜炎等疾病的发病率已经显著降低。

一、肺炎疫苗的出生和成长档案

1. 肺炎球菌全菌体疫苗

受"牛痘"预防天花的启示，人们分离培养出肺炎球菌后，即开始肺炎疫苗的研制。1911年，用加热灭活方法制备出了肺炎球菌全菌体疫苗。

1914年，南非金矿矿工暴发大叶性肺炎，全菌体疫苗首次大规模应用以控制该病流行。

1937年，尝试给婴儿免疫接种1型肺炎球菌全菌体疫苗。遗憾的是没有取得理想的效果，全菌体疫苗成分复杂，有毒力回复危险。随着其他疫苗的发展，全菌体疫苗也就逐渐退出了历史舞台。

2. 肺炎球菌荚膜多糖疫苗

1918年，面对肺炎球菌的肆虐，人们加快了疫苗研制的进度。

1930 年，小鼠动物试验显示肺炎球菌荚膜多糖能和全菌体疫苗一样，刺激机体产生抗菌免疫应答。肺炎球菌有 90 多种血清型，是不是具有免疫原性的 90 多种荚膜多糖组团一起免疫机体，就可以预防所有肺炎球菌疾病了呢？答案是"No"，疫苗制作工艺的限制及机体免疫应答的特点给出了这个答案。

那么，选择哪些型别的荚膜多糖作为疫苗呢？"射人先射马，擒贼先擒王"，宜选择致病率最高的菌株改良后制备疫苗。1938 年，诞生了 2 价肺炎球菌荚膜多糖疫苗（1、2 型）；1945 年，诞生了 4 价多糖疫苗（1、2、5、7 型）；5 价多糖疫苗其实是早产儿，早在 1915 年，有报告用 5 价多糖疫苗免疫人体，但接种部位反应较强，效果太差；1946 年，诞生了 6 价多糖疫苗（成人 1、2、3、5、7、8 型；儿童 1、4、6、14、18、19 型）；1947 年，3 价多糖疫苗（1、2、3 型）被证实接种者对同型感染有保护效果。这些多价疫苗在预防肺炎球菌感染方面有明显的作用。但由于当时人们对青霉素、磺胺药等抗生素治疗肺炎球菌引起的疾病抱着乐观及依赖的态度，肺炎球菌多糖疫苗未受到足够的重视，在预防接种的有效性和实用性的争论中发展缓慢。

尽管抗生素在减少细菌感染中取得了显著效果，但是药物并没有完全遏制住肺炎球菌的威风。在其后的几十年，肺炎球菌感染死亡率高居不下，随着耐药菌株队伍不断壮大，抗生素对某些肺炎球菌血清型的威力荡然无存，人们又重新将目光投向肺炎球菌疫苗的研发。

1977 年，14 价肺炎球菌多糖疫苗（1、3、4、6A、6B、7F、8、9N、12F、14、18C、19F、20 和 23F）获得生产许可证；1983 年，美国默沙东公司 23 价肺炎球菌多糖疫苗取代了 14 价多糖疫苗在美国获准上市；1996 年，默沙东公司 23 价肺炎球菌多糖疫苗获批在中国上市。2005 年 1 月 4 日，我国（中生集团）成都生物制品研究所研制的 23 价肺炎球菌多糖疫苗获得国家食品药品监督管理局的新药证书，这是中国首家自主研发成功的 23 价肺炎球菌多糖疫苗（商品名"惠益康"），填补了国内空白，结束了跨国公司独占中国疫苗市场的时代。

但是，荚膜多糖属于 TI 抗原，受多糖免疫机理的限制，多糖疫苗无法为 2 岁以下宝宝提供保护，人们期待更新的疫苗——第三代肺炎疫苗！

疫苗的"价"是指细菌的血清型，多价疫苗就是包含有多种细菌血清型的疫苗。比如，13 价肺炎疫苗就是包含 13 种肺炎球菌血清型的组合疫苗，23 价肺炎疫苗就是包含 23 种肺炎球菌血清型的组合疫苗。"价"数越高，涵盖的血清型别就越多，预防的肺炎球菌血清型疾病也就越广泛。

3. 肺炎球菌多糖结合疫苗

1929 年，埃弗里（Avery）与戈贝尔（Goebel）证实多糖与蛋白质结合后免疫原性增强，蛋白质载体好似媒人，使荚膜多糖抗原转变为 TD 抗原，婴幼儿的免疫系统也可以识别多糖抗原，从而产生有效的保护性抗体，并能产生免疫记忆。于是，自 20 世纪 20 年代起，科学家紧锣密鼓地开始了肺炎球菌多糖结合疫苗的研发。

2000 年开始，多个采用多糖和蛋白结合新工艺的第三代肺炎疫苗诞生了：辉瑞公司的 7 价肺炎结合疫苗 2000 年在美国上市，13 价肺炎结合疫苗 2010 年在美国上市；史克公司的 10 价肺炎结合疫苗，2009 年在欧盟上市；沃森公司的 13 价肺炎结合疫苗 2020 年在中国上市；辉瑞公司的 20 价肺炎结合疫苗已经顺利完成全部三期人体临床试验，有望在不久的将来上市。其中，7 价结合疫苗全称"7 价肺炎球菌多糖结合疫苗"（7-valent pneumococcal polysaccharide conjugate vaccine，PCV7），包含致儿童感染最常见的 7 种肺炎球菌血清型（4、9V、14、19F、23F、18C 和 6B），能有效保护婴幼儿抵抗肺炎球菌感染。7 价结合疫苗在 2015 年光荣退役，接力棒转交给了 13 价肺炎结合疫苗。

肺炎疫苗的技术发展趋势是结合疫苗替代多糖疫苗，以取得更良好的免疫效果，并避免一些不良的免疫效应。由于疫苗中多糖、蛋白成分的组成和剂量会影响免疫效果，糖-蛋白结合工艺复杂，费用高，肺炎球菌多糖疫苗和多糖结合疫苗未能涵盖所有肺炎球菌的血清型；不同地区不同人群肺炎球菌血清型分布也有差别；病原体变异株不断出现，所以目前肺炎多糖疫苗及结合疫苗均还有一定的局限性。与此同时，人们也在尝试开发其他疫苗。

4. 肺炎球菌蛋白疫苗

"以不变应万变，万变不离其宗"，我们可以选择某些在肺炎球菌中高度保守蛋白质成分作为疫苗。

蛋白疫苗有以下特点：

（1）该类蛋白可以产生更广泛的免疫保护作用，避免疫苗未涵盖的血清型细菌引起的疾病（血清型替代疾病）；

（2）蛋白质疫苗属 TD 抗原，免疫原性较强，对各年龄组的人群均能产生保护作用，并诱发免疫记忆；如该蛋白是肺炎球菌的毒力因子，则免疫效果会更直接；

（3）生产成本低，能够大批量使用。

有希望成为候选蛋白疫苗的潜在成分包括肺炎球菌的溶血素、肺炎球菌 A 蛋白、肺炎球菌表面 C 蛋白等。肺炎球菌蛋白疫苗需要进一步考虑的是，肺炎球菌某些蛋白成分如溶血素，一般被荚膜掩盖，不表达在菌体表面，会干扰相应抗体的结合作用。另外，蛋白疫苗的广谱抗感染作用会影响到鼻咽部正常菌群的平衡状态。

5. 肺炎球菌 DNA 疫苗

肺炎球菌 DNA 疫苗仍在探索中，需要选择有价值的靶基因，配置合适的载体，来保证有效表达。

二、国内上市的肺炎疫苗

目前，国内上市的肺炎疫苗按制作的工艺分为两类，即多糖疫苗（23价肺炎多糖疫苗）和结合疫苗（13价肺炎结合疫苗），其覆盖的肺炎球菌血清型别见图13-2。

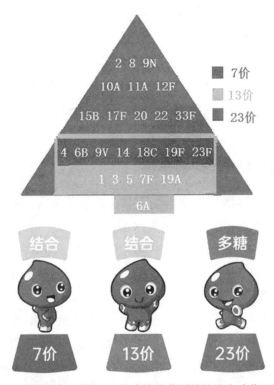

图 13-2　13价结合疫苗和23价多糖疫苗覆盖的肺炎球菌血清型别

1. 老护卫手——23价肺炎多糖疫苗

全称"23价肺炎球菌多糖疫苗"（23-valent pneumococcal polysaccharide vaccine, PPV23），是由经高度纯化的23种最流行或侵袭力最强的菌型（1、2、3、4、5、6B、7F、8、9N、9V、10A、11A、12F、14、15B、17F、18C、19A、19F、20、22F、23F及33F型）的肺炎球菌荚膜多糖混合物组成，覆盖90%以上侵袭性肺炎球菌感染的血清型。绝大多数健康的成年人在接种后2~3周内均能产生良好的保护性抗体。PPV23为无菌液体，一般是肌肉注射或皮下注射。PPV23在全球使用已超过30年，在我国使用也有20余年。

目前国内上市的PPV23有进口和国产两种。2019年一季度，国内重点省市公立医院终端PPV23销售额近百万元，其中国产PPV23占据份额近53%，进口疫苗和国产疫苗呈现二分天下的竞争格局。未来国产PPV23潜在市场空间巨大，因免疫效果好、价格优惠，所占份额有进一步扩大的趋势。

单纯的PPV23是TI抗原，不能有效刺激2岁以内的婴幼儿产生保护性抗体。PPV23主要适用于2周岁以上人群，尤其推荐给高危人群，如65岁以上的老人、免疫能力低下者、患有基础性疾病(如糖尿病、慢性支气管炎、呼吸功能不全、心衰等)的群体、免疫缺陷者(如脾切除、镰状细胞贫血、肾病综合征患者)。

对已接种PPV23的免疫功能正常者一般不建议再次接种。但对肺炎球菌感染高危人群且首次接种肺炎球菌疫苗已超过5年，或肺炎球菌抗体水平明显下降者，建议再接种一次。对10岁以下患有肾病综合征、脾切除和镰状细胞病的儿童建议间隔3~5年再次接种本疫苗。由于3次以上PPV23接种的安全性数据不充分，一般不建议在第2次接种后再接种。

2. 网红疫苗——13价肺炎结合疫苗

全称"13价肺炎球菌多糖结合疫苗"(13-valent pneumococcal polysaccharide conjugate vaccine，PCV13)。PCV13能预防13种肺炎球菌血清型(1、3、4、5、6A、6B、7F、9V、14、18C、19A、19F和23F)所致疾病。本品肌肉注射。目前国内上市的PCV13有进口和国产两种。

(1)进口13价肺炎结合疫苗。

该疫苗由辉瑞公司研制，2010年经美国FDA批准上市，商品名"沛儿13"(Prevenar13)。沛儿13是国外唯一可用于整个生命阶段的肺炎疫苗，并被纳入常规免疫接种。沛儿13在我国上市时间是2016年，本品在国内主要用于6周龄至15月龄婴幼儿接种。

参照沛儿13使用说明，推荐常规免疫接种程序：基础免疫在2、4、6月龄各接种一剂，加强免疫在12~15月龄接种一剂。基础免疫首剂最早可以在6周龄接种，之后各剂间隔4~8周。因无相关临床数据，国内暂不推荐本品与其他疫苗同时接种。

(2)国产13价肺炎结合疫苗。

2020年1月，中国第一个肺炎结合疫苗，全球第2个13价肺炎结合疫苗——沃森公司的沃安欣13，正式获得国家药监局批准上市。沃森生物也是全球第二家生产该类疫苗的企业，打破了进口13价肺炎结合疫苗垄断市场的现状。从2005年开始研发的沃安欣13，拥有多项自主知识产权，是中国疫苗史上一个重要的里程碑。

2020年4月22日，沃安欣13在江西完成了国内首次接种，国产首个PCV13开启了上市之路。参照使用说明，沃安欣13主要用于6周龄~71月龄(6周岁生日前)的婴幼儿和儿童接种。

沃安欣13能给予儿童接种更多的时间选择，并且费用低于同类进口产品，从适用接种年龄和价格来看，沃安欣13更有优势。世界卫生组织在2019年相关文件中也推荐对1~5岁儿童尽快开展查漏补种PCV13。

沛儿13和沃安欣13均能预防由13种肺炎球菌血清型引起的中耳炎、鼻窦炎、支气管炎、菌血症性肺炎、脑膜炎、败血症和菌血症等侵袭性疾病。其中，14、19A、19F、23F型是引起我国5岁以内婴幼儿侵袭性肺炎球菌疾病的最主要的血清型，对我国5岁以下儿童肺炎球菌相关疾病中侵袭性菌株的血清型覆盖接近90%。

根据2000年和2015年的研究数据对比，接种PCV13后，全球5岁以下儿童因肺炎球菌疾病死亡人数下降了51%。

PCV13是目前血清型覆盖最广、使用最广的肺炎结合疫苗，与多糖疫苗相比，结合疫苗对婴幼儿有更好、更持久的免疫保护效果。

在世界卫生组织大宗采购的疫苗目录中，肺炎球菌结合疫苗也是最高优先级、全球急需、全球销售额最高的疫苗品种，144个国家或地区作为儿童免疫指定疫苗，是当之无愧的"网红疫苗"！

三、肺炎疫苗的未来

肺炎球菌性疾病是全球关注的公共卫生问题，肺炎球菌感染是世界范围内导致死亡的重要病因之一，世界卫生组织将肺炎球菌性疾病列为需"极高度优先"使用疫苗预防的疾病之一。2018年1月30日，中华预防医学会(CPMA)疫苗与免疫分会发布了《肺炎球菌性疾病免疫预防专家共识》，将我国肺炎球菌性疾病免疫预防提上重要日程。自2013年以来，上海市政府就开展了为60岁以上老年人免费接种肺炎疫苗的服务。另外，苏州、无锡、昆明等地也相继实施了该项服务。

因肺炎疫苗目前在国内属于二类疫苗，需要自愿、自费接种。相较于其他疫苗，肺炎疫苗，尤其是PCV13，全程接种下来价格较高，所以肺炎疫苗的接种率一直不高。目前PPV23和PCV13均有进口和国产的产品，可满足不同群体的需求，尤其是国产13价肺炎结合疫苗的上市，为我国儿童健康提供了基本保障。接种肺炎疫苗是预防、控制乃至消灭肺炎球菌性疾病的有效手段。为了自身健康，提醒大家，特别是儿童和老年人，"破费"接种肺炎疫苗，值得！

本章关于科学与人文精神的问题与讨论

（1）目前国内上市的肺炎疫苗，有进口和国产的 PPV23 及 PCV13，如何理性选择疫苗接种呢？

（2）按程序接种肺炎疫苗后就不会再患肺炎了吗？

（3）孩子得过肺炎还需要接种肺炎疫苗吗？

（4）接种肺炎疫苗能预防新冠肺炎吗？

第十四章
战"痘"疫苗：水痘疫苗

如果说人一辈子一定会得什么病，那恐怕就非水痘莫属了。水痘，是由水痘-带状疱疹病毒(varicella-zoster virus，VZV)感染而引起的一种高传染性疱疹。从古至今，人类一直在与水痘作斗争。水痘虽然较少引起严重病症，但是因为感染率高，对人群健康影响仍然非常大。

清乾隆五十五年(公元 1790 年)，有"神童"之称的戴敦元(浙江衢州人)在参加皇上主持的殿试前突发水痘，考试主管部门既担心他会传染其他考生，更怕影响到皇上龙体，遂暂时取消了戴敦元的考试资格。由于戴敦元乡试、会试成绩优异，病愈后通过补试才被录为进士。由此可见，在科学不发达的时代，人们对水痘充满了恐惧和忌讳。

第一节　水痘-带状疱疹病毒及其所致疾病

那么，什么是水痘呢？水痘-带状疱疹病毒引起的水痘又有哪些主要的临床表现？针对水痘-带状疱疹病毒感染我们该怎样防治呢？

一、水痘-带状疱疹病毒

水痘-带状疱疹病毒，从名称上我们就可以感受出这种病毒感染后病症的异质性，可以说是"一种病毒两种病症"。实际上，水痘-带状疱疹病毒感染不同的人群，可引起不同的症状。

水痘-带状疱疹病毒是 α-疱疹病毒家族成员，为 DNA 病毒。水痘-带状疱疹病毒通常感染口咽部的表皮细胞，并在细胞内进行繁殖，随后产生大量水痘-带状疱疹病毒入血，形成病毒血症。进而感染其他表皮细胞，并发生水痘，机体的免疫系统激活并清除病毒。

水痘-带状疱疹病毒没有动物宿主，人是唯一的自然宿主，所以水痘-带状疱疹病毒都是在人群之间传播的。

根据血清学研究显示，超过95%人群水痘-带状疱疹病毒抗体呈阳性。这也就意味着95%以上的人体内都可能有水痘-带状疱疹病毒的存在，都是水痘-带状疱疹病毒的潜在感染人群。一般情况下，有超过90%患者的水痘-带状疱疹病毒感染发生在青春期之前，还有约5%成年人易感。

水痘的发病有明显的季节性，发病率最高的季节在冬季和春季，大规模流行周期约为2~5年。而带状疱疹好发于成人，病毒潜伏在人的脊髓神经后根神经节的神经元内，当机体抵抗力下降时，病毒可再次生长繁殖，并沿神经纤维移至皮肤。

二、不留疤的痘痘——水痘

初次感染水痘-带状疱疹病毒，主要表现为出水痘。虽然水痘的英文名是 chickenpox，但实际上水痘与鸡一点关系都没有。目前还没有发现水痘-带状疱疹病毒可以在动物中自然储存，它的唯一自然宿主是我们人类。

水痘患者主要为婴幼儿和学龄前儿童，成人一旦发病则症状会比儿童更严重，以发热及皮肤和黏膜成批出现周身性红色斑丘疹、疱疹、痂疹为特征，皮疹呈向心性分布，主要发生在胸、腹、背，四肢很少。严重者甚至"体无完肤"，暴发高峰期可直接秒杀密集恐惧症患者。但是，不幸中的万幸是，水痘为自限性疾病，一般不留瘢痕，如合并细菌感染可能会留瘢痕，病后可获得终身免疫。很多人这时候就会自豪地说，我再也不会得水痘了！但是这不等于你不会再因水痘-带状疱疹病毒感染患病。实际上，那种让人长水痘的病毒仍一直潜伏在人体里，并随时可能卷土重来。只不过，当它复发时就不再叫作水痘，而是被称为带状疱疹。

三、疼死人的带状疱疹

当有些水痘-带状疱疹病毒成为我们机体免疫系统防御下的漏网之鱼，便会让我们成为水痘-带状疱疹病毒的携带者。病毒以静息状态存留于神经节，多年后潜伏病毒激活，感染复发而出现带状疱疹。由于活化的病毒经感觉神经纤维轴突下行至所支配的皮肤区，增殖后引起带状疱疹。水痘-带状疱疹病毒重新激活而发生带状疱疹的风险约为30%。

带状疱疹发病初期患者皮肤有瘙痒、疼痛等异常感觉，随后出现带状疱疹。在传统医学上，带状疱疹常被称为金蛇、金龙缠腰，或者缠腰火丹等，因为长出的疹子常出现在腰部及后腰部，或是沿着肋间神经分布。又红又热的疹子绕着身体走了大半圈，如同一条龙缠在身上一样。但多数情况下仅限于腰部一侧，不会到脊柱对侧。

与当初水痘痒得令人抓狂不同，带状疱疹是从神经发出的剧痛，分分钟让人痛不欲生。当然，这种疼痛也是沿着那根受累的神经所支配的区域分布的。一些人带状疱疹只发在肋间神经的背后那段，就只有后背痛；另一些人发在面神经上，就半边脸痛。带状疱疹带来的疼痛能达到 10 级最高级别，比分娩时的疼痛还要强烈，号称"疼痛之王"。带状疱疹目前尚无有效治疗方法，接种带状疱疹疫苗是唯一有效的预防控制策略。

庆幸的是，带状疱疹本身是一种自限性疾病。一般情况下，它无需治疗也会自动痊愈。也就是说，就算你完全不管它，一般也就两到三个星期带状疱疹就消退了。此时，我们大概能明白一些所谓民间偏方也能治好带状疱疹的原因了吧。

四、水痘-带状疱疹病毒感染的其他症状

1. 特殊部位的带状疱疹

除了常见的水痘和带状疱疹，水痘-带状疱疹病毒侵犯不同的神经，可以引起其他症状。医学临床上可见到某些特殊部位的带状疱疹，包括以下几种：

（1）眼带状疱疹：常伴有同侧三叉神经受累，可见眼睛红肿、结膜充血、水疱及痂皮，可累及角膜形成溃疡性角膜炎，后因疤痕形成失明；严重者可发生脑炎，甚至死亡。

（2）耳带状疱疹：由于水痘-带状疱疹侵犯面神经及听神经所致，临床特点为耳部急剧疼痛和同侧面瘫，间伴重听、眩晕等。可伴有发热、局部淋巴结肿胀甚至出现腮腺炎。

（3）带状疱疹性脑膜炎：病毒直接从脊髓神经前、后根向上逆行侵犯中枢神经系统所致，大多见于颅神经、颈或上胸脊髓神经节段受侵的患者，表现有头痛、呕吐、惊厥或其他进行性感觉障碍，亦有可能出现共济失调及其他小脑症状等。

（4）内脏带状疱疹：病毒侵及内脏神经纤维，引发胸膜炎、胃肠炎、膀胱炎、腹膜炎，一旦出现这些症状就需要及时就医并进行药物干预治疗。

2. 带状疱疹后遗神经痛

有些人的带状疱疹在完全消退后仍然存在疼痛，甚至还会持续达半年甚至数年之久，这在医学上称为带状疱疹后遗神经痛。这种疼痛感觉实际上并非提示病毒未清除，而是病灶局部以及中枢神经损伤没有很好地恢复。超过 50 岁的患者约有 40% 会发生带状疱疹后

遗神经痛，超过 75 岁的患者则有 75% 发生带状疱疹后遗神经痛。带状疱疹后遗神经痛的严重程度和持续时间随着年龄增大而增加。带状疱疹后遗神经痛是困扰中老年人群的顽痛症之一，目前仍是世界级的疼痛难题。

3. 带状疱疹重症病例

水痘-带状疱疹病毒感染并不总是轻症，还可能并发病毒血症、肺炎、败血症等。据统计，感染水痘-带状疱疹病毒后重症病例约为千分之五，死亡比例约为十万分之三。

那么，什么样的人群感染水痘-带状疱疹病毒后症状比较重呢？

（1）第一类是有免疫缺陷的儿童和免疫力低下的新生儿，他们感染水痘-带状疱疹病毒后病情会比较凶险，致死率较高。

（2）第二类是孕妇，孕妇若感染水痘-带状疱疹病毒，可导致胎儿畸形、流产或者死亡。

（3）第三类就是成人水痘，成人水痘比儿童水痘症状要严重，常并发肺炎，特别是中老年水痘患者，死亡率较高。

因此，上述人群如果感染了水痘-带状疱疹病毒，一定要高度重视，及时就医，千万不能等着它自愈。

由以上内容可以看出，水痘-带状疱疹病毒就是个欺软怕硬的家伙，这一特点也是人类疱疹病毒的共性。

第二节　水痘疫苗可预防水痘-带状疱疹病毒感染

一、感染了水痘-带状疱疹病毒后的注意事项

感染了水痘-带状疱疹病毒之后，我们怎么办呢？又疼又痒的，总是忍不住会去抓。这时候你就要管住自己的手脚了。因为水痘的疱液里含有大量的水痘-带状疱疹病毒，基本上抓到哪儿水疱就会长到那儿。所以，对于水痘患者，有以下几点需要注意。

1. 避免抓挠

水痘的发生按照自然病程，即使溃破形成糜烂面，只要不合并其他感染，都会很快愈合，愈合后不留疤痕。所以，水痘患者需要保持皮肤清洁，避免反复抓挠，以免水疱破溃形成继发感染。对于患病幼儿，要注意给他们修剪指甲，并勤换衣服。

2. 加强隔离

水痘-带状疱疹病毒存在于患者的血液、疱疹的浆液和患者的口腔分泌物中，并能通过飞沫经呼吸道传染，接触被病毒污染的尘土、衣服、用具等也可能被传染。得过水痘的人由于体内有了抗体，不会被再次感染。在患水痘期间最好不要跟其他人接触，以免传给他人。同时，要尽早隔离患者，直到其全部皮疹结痂为止。对于患者的用具，需暴晒或煮沸消毒。

3. 谨慎退热

因皮疹分批出现，故在一个患者身上可见各种皮疹同时存在。患者发热期间，只要温度在 38.5℃以下，一般不做退烧处理。如果患者出现 38.5℃以上的高热，不要服用阿司匹林退烧，因为阿司匹林会引起儿童的瑞氏综合征，严重的还会导致死亡。

4. 增强抵抗力

患者要注意休息，并摄入高热量易消化的饮食和充足的水分。正在使用皮质激素治疗其他疾病或患有其他皮肤病的儿童，更要注意避免与水痘患者接触。这些患儿如果患上水痘，病情往往会很严重。

二、"战痘"疫苗

1. 水痘疫苗

水痘疫苗通常为减毒活疫苗。1974 年，日本开发出了第一种水痘减毒活疫苗，称为 vOka，极大地减少了免疫力低下儿童发生重症并发症的几率。最初的水痘-带状疱疹病毒是从一个典型的水痘患儿体内分离出来的野生型水痘-带状疱疹病毒，然后在人胚胎成纤维细胞和豚鼠胚胎成纤维细胞中连续传代来减毒。水痘-带状疱疹病毒在传代过程中发生基因突变，毒力减弱，在皮肤中的复制也会减弱，故此采用减毒的活疫苗可诱发较好的保护力，且不会像野生型的水痘-带状疱疹病毒那样引起明显的病症。

水痘疫苗最先于 1984 年在德国和瑞典获批用于临床，1988 年在日本和韩国获批，1995 年在美国获批。现在水痘疫苗已经在包括中国在内的大多数国家应用了。

21 世纪初，北京生物制品研究所、上海生物制品研究所和长春生物制品研究所相继研制成功冷冻干燥水痘疫苗。目前国产水痘疫苗质量要优于进口疫苗，水痘疫苗的免疫后再评价已进行了超过 6 年，结果显示免疫效果良好，疫苗质量稳定，不良反应较少。

目前常用的水痘疫苗分为单价的水痘疫苗和多价的麻腮风-水痘减毒活疫苗。

（1）要不要接种水痘疫苗的迷茫。

水痘疫苗的保护力高且持续性好。在美国的一项随机对照试验中，研究者在 914 位平均年龄在 4~7 岁的健康儿童人群中接种了高效的水痘疫苗，结果发现，疫苗的一年保护力为 100%，两年保护力为 98%。免疫接种 1 岁以上未患过水痘的儿童和成人，产生的特异性抗体能在接种者体内维持 10 年之久，保护率较高，为 68%~100%。

然而，鉴于水痘和带状疱疹的自限性，加上接种了水痘疫苗的儿童可能也会发生轻症的水痘，使得水痘疫苗在多数国家，包括中国在内仍不属于强制接种的疫苗范畴。欧洲的一些家长甚至认为，水痘疫苗可能会增加孩子成年后带状疱疹的发病率，因此拒绝给孩子接种。更夸张的是，有些英国家庭在孩子得了水痘后，会邀请朋友家的同龄孩子来家里玩，一起开"水痘派对"，让那些未出过水痘的小朋友早点在同一时期得上水痘。然而还没有研究结果支持这些家长的想法。

研究显示，水痘疫苗的接种可以使带状疱疹的发病率减半，且带状疱疹后遗神经痛的症状减轻三分之二。世界卫生组织建议，应考虑将水痘疫苗纳入儿童常规免疫时间表，在 12~18 个月给予一次水痘疫苗接种，这可以明显减少水痘重症的发生比例。

（2）水痘疫苗接种注意事项。

水痘疫苗一般是减毒活疫苗，接种方式为皮下注射。接种水痘疫苗后一般无明显反应，但即便如此，也并不是所有人群都适合接种。

水痘疫苗的接种禁忌包括：

有严重疾病史（包括白血病及肿瘤患者）、过敏史、免疫缺陷者禁止接种，孕妇禁用。少数品牌的水痘疫苗还不能用于对新霉素有全身过敏的个体。

一般疾病发病期、发热者暂缓接种。

使用过免疫球蛋白者应推迟 1 个月接种。

接受免疫抑制剂，包括高剂量皮质醇激素治疗的患者暂缓接种。

育龄妇女接种本疫苗后应至少间隔 3~4 个月后方可怀孕。

接种麻疹疫苗后，建议至少间隔一个月再接种水痘减毒活疫苗。

此外，对于已经接种了水痘疫苗的人群，也有一些特别的注意事项，比如：

接种水痘疫苗后的 6 周内，避免使用阿司匹林。

接种水痘疫苗后，仍有少数儿童会出水痘，不能掉以轻心。

水痘疫苗接种后约 1%~2% 的人群会发热，约 1%~2% 的接种者身体会长少量的水疱，属于正常情况。

接种水痘疫苗后，在 1 个月内最好不要接触水痘患者，因为接种后仍要一段时间才能产生足够的抗体。

此外，对于免疫力缺陷而易感的人群，接种水痘疫苗不能有很好的保护效果，可注射水痘-带状疱疹免疫球蛋白（varicella-zoster immunoglobulin，VZIG）或高效价水痘-带状疱疹抗体制品，能在一定程度上阻止新生儿、未免疫妊娠接触者或免疫力低下接触者的感染和疾病的发展。

2. 带状疱疹疫苗

带状疱疹疫苗和水痘疫苗一样，都是水痘-带状疱疹病毒的减毒活疫苗。不过，带状疱疹疫苗只适合 50 岁以上的人用来预防带状疱疹。尽管是针对同一病毒，但是带状疱疹疫苗与水痘疫苗无法相互替代。目前全球市场上有两种预防带状疱疹的疫苗，即默沙东的康柏苗（Zostavax）以及葛兰素史克的欣安立适（Shingrix），两种疫苗分别于 2006 年与 2017 年获 FDA 批准上市。欣安立适是一种重组亚单位佐剂疫苗，通过 2 针免疫程序（2 剂肌注：0 月和 2 月）进行免疫接种。欣安立适采用水痘-带状疱疹病毒糖蛋白 E 和专利佐剂系统 AS01B，能够产生强而持久的免疫应答。同既往的减毒活疫苗不一样的是，欣安立适疫苗中仅含有带状疱疹糖蛋白，不含有活性病毒颗粒，因此不具有感染性。其中 AS01B 佐剂既可以增强机体对疫苗的免疫应答，又可以帮助疫苗产生持续预防带状疱疹的作用。2015 年发表于《新英格兰医学期刊》的临床统计数据表明，欣安立适在大于 50 岁人群中的保护率达到了 97.2%，在大于 70 岁人群中保护率达到了 90%，有效降低了 50 岁及以上人群患带状疱疹的风险。欣安立适疫苗的临床前期研究结果显示，接种欣安立适疫苗后的前四年内，保护率保持在 85% 以上。

（1）带状疱疹疫苗的适合接种人群。

50 岁及以上的健康成年人（没有最大年龄限制），即使不确定是否得过水痘，也可以进行带状疱疹疫苗的接种。以上人群中具有下列病史之一者可为优先接种对象：曾经患过水痘者；曾经患过带状疱疹者；患有心血管疾病、糖尿病、慢性肾病、类风湿关节炎、高血压、慢阻肺、哮喘等慢性基础疾病者；免疫力低下者。

（2）接种带状疱疹疫苗的禁忌证（同水痘疫苗）。

因其创新性的开发及优秀的预防效果，欣安立适获得了 2019 年第 13 届美国盖伦奖最佳医药产品奖（盖伦奖被公认为美国生物制药和医疗行业的最高荣誉，旨在褒奖医疗、科学在研究与创新领域所取得的卓越贡献，被誉为"医药界的诺贝尔奖"）。由于其在中国上市时间比较短，人们对带状疱疹疫苗的认识还不够充分，欣安立适甚至出现了"水土不服"的现象。希望带状疱疹疫苗能早日被民众普遍接受，使人们避免遭受带状疱疹带来的"会呼吸的痛"。

本章关于科学与人文精神的问题与讨论

(1) 得过一次带状疱疹的人会不会再得带状疱疹？

(2) 曾经得过水痘的人是否还需要接种水痘疫苗？

(3) 曾经得过带状疱疹的人是否可以接种带状疱疹疫苗？

(4) 接种带状疱疹疫苗可以预防水痘吗？

第十五章
快速帮助人们克服恐慌的疫苗：
手足口病疫苗

手足口病在 1957 年就已经有过报道，但其危害性不大，每年的春夏是它的高发季节，是儿童的常见疾病。可是，2008 年在安徽阜阳出现的手足口病却突然发生了改变，竟然出现了很多重症患儿，致死致残率较往年显著升高，一时之间却无法快速确定病原体。每个孩子都是父母的心头肉，儿女的健康牵动着每位父母的心。面对这一突然"变脸"的疾病，父母们陷入了恐慌与焦虑之中。甚至，人们曾一度担心会影响到 2008 年北京奥运会的召开。幸而，我国政府采取了果断有力的措施，并结合现代医学科技的发展，在一个月内就找到了它的致病病原体，并在随后的几年中，持续进行科研攻关，成功开发出针对手足口病的疫苗，让人类在与病原体的斗争中又一次取得了辉煌的胜利。那么，手足口病的病原体是什么？它又发生了怎样的改变？它的疫苗是怎样研制的呢？

第一节　偏爱孩童的传染病——手足口病

2008 年春，我国安徽省阜阳地区暴发了一种流行性疾病，这种疾病因为专门感染儿童，导致家长们的心理恐慌和社会压力增加。

一、手足口病疫情的发现和重视

1. 2008 年的安徽阜阳手足口病

2008 年 3 月 28 日傍晚，阜阳市人民医院小儿科收治了两名"重症肺炎"患儿。不幸的是，当晚这两名患儿相继死亡。他们的病症非常相似：左心衰竭合并肺水肿。

3月29日，小儿科向医院汇报了这一异常现象。同日，阜阳市卫生局接到消息，组织专家进行鉴定，他们一一排除了患儿死于禽流感、SARS等病毒的可能性，但无法确定导致患儿死亡的这种特殊病原体到底是什么。

3月31日，阜阳市卫生局向安徽省卫生厅汇报了这两例特殊病例。当天晚上，安徽省卫生厅派遣专家抵达阜阳，但由于没有发现新的类似病例，专家返回。

4月3日凌晨，又有患儿被送往阜阳市人民医院，患儿同样出现呼吸急促等病危症状，几小时后因治疗无效死亡。

4月4日，安徽省疾病预防控制中心专家再赴阜阳调查。在调查过程中，大批疑似患儿被送进阜阳市人民医院和第二人民医院。

专家的调查迟迟没有结论，一时间流言四起，有人说是"口蹄疫""人禽流感"，也有人猜测是"小儿非典"，还有人推测可能是"手足口病"……各种流言在阜阳的大街小巷流传，加剧了人们的慌乱情绪，有些家长不让孩子上学，或者干脆送到外地的亲戚家。

安徽省专家无计可施，转向中国疾病预防控制中心求助。

4月18日，中国疾病预防控制中心病毒病预防控制所拿到了患者样本。

4月23日，病因被确定，导致传染病的罪魁祸首是EV71病毒。随后，安徽省卫生厅网站公布了病原体被确定的消息。

4月24日，《安徽日报》报道了卫生厅网站公布的消息。

4月27日，新华社向全国发布了通稿，确定该病为肠道病毒EV71感染的手足口病。

至此，这一疾病的"元凶"现出了原形。随后，这一波疫情也迅速被控制住了。

2. 2007年的山东临沂手足口病

让我们把时间再向前回拨一年。

2007年，山东省临沂市。

4月下旬以来，临沂市发生手足口病疫情，山东省卫生厅先后三次派出专家组赴临沂，现场指导防治工作，指导、协助当地进行患儿的医疗救治和疫情预防控制。尽管当时手足口病并非国家法定报告传染病，但山东省要求临沂市将其纳入传染病报告范围，实行疫情日报告和零报告制度。

山东省卫生厅负责人4月19日接受新华社记者采访时说，发生在临沂市的手足口病疫情已得到初步控制。截至5月18日，临沂市手足口病康复病例累计达477例，除1例疑似手足口病死亡病例外，无新增死亡病例。

为什么一年前都可以做到有效防控的疾病，一年后却打了人们一个措手不及呢？在这一年和五百公里的时空转换中到底发生了什么？

既然都是手足口病，那么我们就从手足口病说起吧。

二、揭开手足口病致病的病原体"元凶"

什么是手足口病呢？顾名思义，就是患者手、脚、口、唇都长有皮疹或疱疹，这就是手足口病，也是手足口病的典型临床症状。现代医学已经证实，手足口病是由于感染了肠道病毒所引起的。肠道病毒在病毒学分类上属于小核糖核酸病毒科肠道病毒属。病毒颗粒呈球形，是正二十面体立体对称结构，由四个结构蛋白（VP1～VP4）组成病毒衣壳。肠道病毒属成员通常分为脊髓灰质炎病毒（poliovirus）、柯萨奇病毒（coxsackievirus）、埃可病毒（echovirus）、新型肠道病毒（new enterovirus）等。引起 2007 年山东临沂手足口病疫情的主要病原体是柯萨奇病毒 A 族 16 型（coxsackievirus A16，简称"CA16"）。引起 2008 年安徽阜阳手足口病疫情的主要病原体是新型肠道病毒 71 型（enterovirus 71，简称"EV71"）。同样的手足口病，但是不一样的致病病原体，这就是手足口病在一年和五百公里的时空转换中的"改头换面"！

1. 柯萨奇病毒 A 族 16 型（以下简称"CA16 病毒"）

CA16 病毒具有典型的肠道病毒形态，病毒颗粒直径为 27～30nm，呈正二十面体立体对称。该病毒核衣壳由四种蛋白质构成（VP1～VP4）。感染 CA16 病毒后，人体一般情况下不出现致细胞病变现象，虽然病毒在肠道组织中增殖，但很少引起肠道疾病，患者只会出现手、脚、口、唇部的皮疹。会有一些轻微的发热，经简单医学处理后，1～2 周内就会痊愈。1958 年，加拿大医生罗宾逊（Robinson）从手足口病患者粪便中分离出 CA16 病毒，它是人类发现的第一种能导致手足口病的肠道病毒。

2. 新型肠道病毒 71 型（enterovirus 71，以下简称"EV71 病毒"）

EV71 病毒的病毒颗粒同样是二十面体立体对称的球形结构，无包膜和突起，直径为 24～30nm。病毒衣壳由 60 个亚单位构成，后者又是由四种衣壳蛋白（VP1～VP4）组合成的五聚体构成的。

EV71 病毒具有嗜神经性，感染末梢神经后沿轴突逆行至中枢神经系统，会引起患者细胞病变及间接免疫损伤，可表现为严重病例。在感染早期仍旧会出现手、脚、口、唇部的皮疹，但会很快累及内脏器官（心、脑、肺），疾病进展迅速（尤其是 7～12 月患儿），引发患儿器官衰竭，导致患儿死亡。1969 年，科学家从美国加利福尼亚州一名患有中枢神经系统疾病婴儿的粪便标本中第一次分离出 EV71 病毒。

2008 年阜阳疫情就是如此，由于手足口病突然"变脸"，病原体由低危害性的 CA16 病毒改变成高危害性的 EV71 病毒，以前从未遇见过，在初期给疾病防控工作带来了巨大挑战，家长们也十分恐慌。当然，在明确了病原体后，防控工作取得了巨大的成功，阜阳当地也逐渐恢复了平静。

需要着重指出的是，这并不是 EV71 病毒首次引发手足口病。以前 EV71 病毒也引起过手足口病，但在 1997 年以前，在亚太地区从未引起过大流行。1997 年以后，EV71 病毒在亚太地区的感染率逐年上升。就在阜阳发生疫情的同期，越南胡志明市也发生了 EV71 病毒手足口病疫情，但无死亡病例报道。而 EV71 病毒这一次的大规模流行，并且出现严重的死亡病例，是否为长期病毒变异累积导致的毒力增强，还需要病毒学家们的进一步研究。

三、手足口病传播途径

手足口病一年四季均可发生，一般 3 月份之后发病率逐渐上升，5 月底至 6 月中旬达高峰，以后缓慢下降，到 9 月开学后，再次出现流行高峰，10 月以后发病者逐渐减少。

那么，手足口病是通过什么方式传播的呢？具体传播途径如下：

(1)粪-口传播：病毒主要在肠道内繁殖，随粪便排出体外，粪便排泄病毒可持续 5~8 周，经粪-口途径传播。从发病前几天一直到病后 5~8 周都有传染性，但一般在发病后 1 周内传染性最强。

(2)呼吸道飞沫传播：在初次感染后 1~3 周内呼吸道也可排出病毒，以呼吸道飞沫形式传播。

(3)手接触传播：皮疹破溃后的分泌物也含有大量病毒，具有传染性。被病毒污染的手是传播中的重要媒介，而婴幼儿多有吃手、啃玩具等习惯，给病毒造成进入体内的机会。3 岁以下的幼儿接触病人后 80% 以上都会发病，而且，年龄越小，感染后的症状越重，年长儿童和成人也能被感染，但一般症状较轻，或为无症状的隐性感染。

四、手足口病的预防

传染病有三个关键词：传染源、传播途径、易感人群。传染病要想流行起来，这三个环节缺一不可。而要预防控制传染病，就需要从这三个环节入手。

第一步，管理传染源。对于传染源要早发现、早报告、早控制。2008 年 5 月 2 日，我国卫生部将手足口病列入丙类传染病管理，发现后 24 小时内必须网络直报。从此，手足口病的防控有了法律依据。当家长发现孩子有发热、皮疹等症状时，应尽快带孩子去正规医院就诊；并暂停去幼儿园和学校，及时通知校方，做好防控工作。幼儿园和学校要做好每日晨间体检，发现发热、皮疹的孩子，应立即隔离，通知家长，及时就医；并报告疾病防控部门；同时，做好场所的消毒、通风工作。

第二步，切断传播途径。那就是要做好个人卫生了：洗手，吃熟食，不喝生水，多见阳光，多晒衣被，房间经常通风。对儿童玩具、餐具、衣物、学习用品要经常消毒，消毒的方式对于玩具、餐具采用煮沸法，衣物采用暴晒法(暴晒 6 小时以上)，学具用 84 消毒液消毒。需要注意的是，酒精对肠道病毒几乎无效，不宜采用酒精消毒法。

第三步，当然就是保护我们的宝宝不受病毒的侵袭了。看了前面章节的读者已经知道了，保护机体不受病毒侵害的最有效的方法就是接种疫苗。

第二节　手足口病疫苗的研发与预防接种程序

现在，我们就来介绍一下手足口病疫苗。

其实，"手足口病疫苗"这一提法并不严谨，因为疫苗的接种都是针对特定的病原体的，而不是针对某一类疾病。人们接种疫苗后，可以有效预防特定病原体的侵害，进而避免患上这一病原体所引发的疾病。然而对于普通人来说，通常记不住专业的病原体名称，而对于常见病的名称都是熟悉的，所以，人们才经常说"小儿麻痹症疫苗"，而不会说"脊髓灰质炎病毒疫苗"。

但是，有些时候某一类疾病并不只是由一种病原体所导致的，就比如说手足口病，它主要是由于感染了肠道病毒 71 型和柯萨奇病毒 A 群 16 型(当然还有其他病毒，但目前少见)引发的。那么，为了预防手足口病，就要接种所有可能引起手足口病的病原体疫苗，这当然是不现实的。我们设计疫苗的理念就是：通过承受最小的危害获取最大的现实利益。所以，人们集中力量办大事，开发出了肠道病毒 71 型疫苗。从前面的叙述中我们已经知道，引发手足口病主要是感染了新型肠道病毒 71 型和柯萨奇病毒 A 群 16 型，而柯萨奇病毒 A 群 16 型通常导致的疾病症状较为轻微，危害程度低；肠道病毒 71 型却能导致重症疾病，致死致残率高，危害程度高，因此，科学家们首先研制了"肠道病毒 71 型疫苗"，这也是"手足口病疫苗"的规范名称。

一、肠道病毒 71 型疫苗的研制过程

任何免疫接种的目标都是产生记忆性免疫细胞，当经过免疫接种的机体再次受到相同病原体感染时，这些免疫细胞将提供强有力的保护。研制肠道病毒 71 型疫苗有多个技术路线：病毒颗粒疫苗、DNA 疫苗、合成肽疫苗、减毒活疫苗、灭活疫苗。经过科学家的多次尝试，最终确定采用灭活疫苗。灭活疫苗是一种非感染性疫苗，是疫苗研制的经典方

法。灭活疫苗生产工艺成熟，具有良好的免疫原性(即刺激机体产生记忆性免疫细胞)及安全性。众多研究证明，肠道病毒71型灭活疫苗较其他形式疫苗，有更好的免疫效果和安全性。

根据流行病学调查，我国内地1998年后肠道病毒71型流行株基因型均为C4，所以我国研发的疫苗均以C4型病毒毒株作为疫苗株。

疫苗的制作过程大致如下：

(1)肠道病毒71型FY-23K-B株接种于人二倍体细胞进行培养。

(2)收获病毒以后灭活：将病毒液按1∶4000加入福尔马林，37℃灭活。

(3)将灭活病毒纯化以后，加入氢氧化铝佐剂及甘氨酸稳定剂。

疫苗的成品为微乳白色混悬液，可因沉淀而分层，易摇散。

这一疫苗的优势是，对EV71病毒所致手足口病的保护率高达94.6%，对EV71病毒所致手足口病重症和住院病例保护率为100%；稳定性良好，有效期长；不添加防腐剂，进一步降低安全风险。

二、肠道病毒71型疫苗接种的注意事项

(1)接种部位：上臂三角肌。

(2)接种流程：基础免疫程序为2剂次，间隔1个月。每人次使用剂量为0.5mL。

(3)不可与其他疫苗同时接种，应间隔2周以上。

(4)不良反应：①全身不良反应有发热、食欲不振、烦躁、腹泻、恶心呕吐、嗜睡乏力、便秘、口腔炎症等，以轻度发热为主，呈一过性；②局部不良反应为接种部位触痛、发红、瘙痒、肿胀及硬结等，主要为局部疼痛和发红，持续时间不超过3天，可自行缓解。

三、全面认识肠道病毒71型疫苗的不足和重要意义

肠道病毒71型灭活疫苗的研制成功是全球首创预防用生物制品Ⅰ类新药，是中国科学家对人类健康的极大贡献，也带动了我国在疫苗研制、生产、评价、质量控制等体系中的长足发展。

当然，世界上没有完美的事物，该疫苗也存在一些不足，比如：

(1)人体免疫保护机制十分复杂，除体液免疫外，还有细胞免疫，这二者相互协调，共同发挥着重要的作用。然而，肠道病毒71型灭活疫苗主要诱导体液免疫，但其诱导细胞免疫则不够充分。

（2）灭活疫苗的生产和物流成本相对较高，这可能会制约灭活疫苗的应用。在我国，疫苗效力较高且疫苗价格较低的常规免疫才符合成本效益。

（3）EV71病毒VP1蛋白可能存在抗体依赖增强效应，少数不恰当不规范的疫苗接种有可能会增加重症病例的风险。

所以，认为接种了肠道病毒71型疫苗就完全可以平安无事的观点是不对的；对于疾病的预防控制从来就不是一种方法能够包打天下的，而是一个系统的、综合的工程。

同时，需要注意的是，尽管该疫苗存在上述不足，但接种该疫苗仍然是预防手足口病最有效、最经济的方法。有调查显示，不少家长对于接种肠道病毒71型疫苗仍有顾虑，主动接种率不高。现在需要提高家长对该疫苗的全面认知，逐步提高疫苗的接种率，从而有效保护婴幼儿健康。只有这样，才能减轻患儿家庭和社会的经济负担。

自2010年以来，由于运用了多种防控措施，手足口病在我国内地没有再出现大的流行，但是散发病例一直都存在。另外，在对这些病例的分析中发现，其他病原体导致的手足口病的占比在上升，手足口病出现了病原体多样化（如CVA6和CVA10等）的趋势。需要注意的是，不同肠道病毒引发的手足口病其临床表现有一些差异，肠道病毒各型之间可能也无交叉保护免疫力，所以，不同肠道病毒可以混合感染，也可以再次发病。为此，科学家们也在加紧研制手足口病多价疫苗，能够"一针防多病"的疫苗将来肯定会问世。

人类与病原体的斗争，一直在路上。

疫苗研制，任重而道远。

本章关于科学与人文精神的问题与讨论

（1）你如何说服家长们给孩子接种肠道病毒71型疫苗？

（2）是否有必要继续开发手足口病其他相关病原体疫苗？

（3）目前已发现EV71病毒比CA16病毒致病力强，那么，未来会出现比EV71病毒致病力和传染力更强的病毒吗？我们应该怎样预判和预防？

第十六章
消除腹泻烦恼的疫苗：轮状病毒疫苗

轮状病毒是严重危害婴幼儿健康的大敌。几乎所有儿童在 5 岁以前都受到过轮状病毒感染。据统计，全球每年约有一亿多轮状病毒导致的腹泻病例，1000 万重症病例，超 10 万婴幼儿死于轮状病毒导致的腹泻。我国每年约有 1000 万名婴幼儿患轮状病毒胃肠炎，死亡 3000~4000 例。

轮状病毒腹泻高发期是在秋季，因此也被称为"秋季腹泻"。不同的地区，孩子患病的时间也有所不同，我国北方轮状病毒腹泻的高峰期通常是每年 9 月至次年 1 月，南方轮状病毒腹泻的流行季节是 11 月至次年 2 月。

第一节　轮状病毒腹泻

天气渐凉，不少宝宝容易出现腹泻。如果腹泻物是水样大便或黄绿色蛋花样稀便，有恶臭，每日 5~10 次或 10 次以上，或伴有发热、呕吐和腹痛，则多为轮状病毒引起的感染性腹泻。严重者可因脱水及肺炎、中毒性心肌炎等并发症导致死亡。

下面我们来认识一下引起"秋季腹泻"的罪魁祸首——轮状病毒。

一、轮状病毒知多少

1973 年，澳大利亚学者贝斯霍普（Bishop）等利用电子显微镜观察急性腹泻患儿十二指肠黏膜活检标本时，发现了上皮细胞内存在大量球形病毒颗粒。由于其独特的外观形如车轮（拉丁语中"rota"意为车轮），1978 年该病毒被国际病毒命名与分类委员会正式命名为"轮状病毒"（rota virus，简称"RV"）。

轮状病毒是无包膜双链核糖核酸 RNA 病毒。病毒颗粒为直径 70～75nm 的二十面体，由外层衣壳、内层衣壳和核心三层包裹 RNA 片段构成。轮状病毒基因组共有 18555 个核苷碱基对，分为 11 个节段，每一节段为一个基因。

基因组编码的蛋白包含六个结构性蛋白（VP1～4，VP6～7）和六个非结构性蛋白（NSP1～6）。根据内层衣壳蛋白 VP6 的血清型，将 RV 分为 A～G 七个组，其中 A、B、C 组与人类腹泻有关，而 A 组轮状病毒是引起 5 岁以下儿童急性水样腹泻最为常见的病原体。外层蛋白 VP7 和 VP4 能诱导宿主产生中和抗体，是保护性免疫的重要来源。VP7 蛋白是糖基化蛋白，决定 G 血清型。VP4 蛋白是蛋白酶敏感蛋白，决定 P 血清型。截至目前，已发现 36 个 G 型抗原和 51 个 P 型抗原，其中 12 种 G 型抗原和 15 种 P 型抗原与人类腹泻相关。

G 型和 P 型抗原可以独立自由组合，因此目前使用 G 和 P 双命名系统来确定轮状病毒毒株类型。G1P［8］、G2P［4］、G3P［8］、G4［8］和 G9P［8］这五种病毒株大约占到全球人类轮状病毒感染的 90%，其中又以 G1P［8］型最为常见。几种型别的轮状病毒株可同时流行，轮状病毒的型别往往与疾病的严重程度无关。

非结构性蛋白质 NSP 在感染的宿主细胞中合成，通过调控病毒复制转录和宿主蛋白相互作用在致病和机体抗感染免疫反应方面发挥作用。其中 NSP4 具有肠毒性，是引起腹泻的重要原因。

二、轮状病毒如何致病

轮状病毒经胃肠道侵入人体后，在小肠黏膜绒毛细胞内增殖，10～12 小时内即可产生大量病毒并释放到肠腔内感染其他细胞。感染造成小肠柱状上皮细胞微绒毛萎缩、脱落和细胞溶解死亡，使肠道吸收功能受损；病毒非结构蛋白 NSP4 有肠毒素样的作用，可刺激细胞内钙离子升高引发肠液过度分泌，水和电解质分泌增加，重吸收减少出现腹泻。另外，病变的肠黏膜细胞双糖酶的分泌不足并且活性降低，导致食物中的糖类因消化不全而积滞在肠腔内，并被细菌分解为小分子的短链有机酸，使得肠液的渗透压增高，由此造成水和电解质的进一步丧失。

轮状病毒感染引起的表现往往是多样的，有的无症状；有的症状轻微，如短暂的稀便；有的则表现为严重的腹泻，或伴有呕吐和发热。严重病例可发生高渗性脱水，继而发生惊厥和电解质紊乱，甚至可能导致患儿死亡，死亡病例主要为 1 岁以下婴儿。而小月龄的婴儿临床症状则以轻度为主，可能与来自母体的保护性抗体有关。

三、轮状病毒如何传播

患者、恢复期排毒者和无症状感染者都是轮状病毒感染的主要传染源，潜伏期为 1~3 天。机体感染后其粪便和呕吐物中轮状病毒浓度很高，感染个体排毒时间长达数天，从发生腹泻前 2 天可持续至出现症状后 10 天。

轮状病毒主要通过粪-口途径传播，也可通过呼吸道传播。手、排泄物、被污染的食品和水都可以作为轮状病毒传播的载体。轮状病毒在饮用水和生活用水中可存活数日至数周，在人类双手上可存活至少 4 小时。轮状病毒的传播途径多样，传播性强，一般情况下很难有效阻断它的传播。

人群对轮状病毒普遍易感。在我国 5 岁以下的儿童中，约 90% 婴幼儿轮状病毒胃肠炎发生于 6~24 月龄婴幼儿。因此，2 岁以下婴幼儿是轮状病毒胃肠炎重点预防发病的对象。

四、机体的保护性免疫

目前，轮状病毒免疫保护机制尚不十分明确，人体的适应性免疫（包括体液免疫和细胞免疫两大方面）应该发挥了重要的保护作用。感染轮状病毒后可诱生机体产生特异性抗体，包括 IgM、IgG 和 sIgA 类抗体，其中以肠道分泌性抗体 sIgA 最为重要。这些抗体对同型病毒感染有保护作用，且对其他型别的轮状病毒感染也具有部分保护作用。婴幼儿免疫系统发育尚不完善，sIgA 水平较低，所以婴幼儿病愈后还可重复感染。有研究显示，抗轮状病毒的细胞免疫具有一定的交叉保护作用。

五、轮状病毒感染的防治

1. 轮状病毒感染的危害

轮状病毒流行呈世界性分布，A~C 组轮状病毒能引起人类和动物腹泻，D~G 组只引起动物腹泻。全世界每年约有十几万名儿童死于轮状病毒感染所致的严重腹泻，主要分布在发展中国家。

A 组轮状病毒感染最为常见，是引起 6 个月~2 岁婴幼儿严重胃肠炎的主要病原体，占病毒性胃肠炎的 80% 以上，是导致婴幼儿死亡的主要原因之一。年长儿童和成人常呈无症状的隐性感染。

2. 轮状病毒感染的治疗措施

对于轮状病毒感染，目前并没有特异性的治疗手段。基础治疗就是进行补液以预防脱水；而补锌可以降低腹泻的严重程度并缩短腹泻病程；选用低渗口服补液盐(ORS)比采用普通的 ORS 更为有效。如果无法获得 ORS，则可在家中适当进食可利用的液体。

一般的预防措施主要是鼓励母乳喂养，养成良好的卫生习惯；注意保暖，及时给孩子增减衣服；避免公共场合的交叉感染。当然，最有效的预防手段还是进行疫苗接种。

第二节　轮状病毒疫苗的种类

新生儿出生后短时间内即可发生人轮状病毒的初次感染，再次感染临床表现的严重程度往往明显降低，多表现为无症状，这为轮状病毒疫苗的研究和应用奠定了基础。

自 1973 年澳大利亚学者贝斯霍普首先发现轮状病毒十年后，才开始出现有关轮状病毒疫苗的临床研究报道。轮状病毒引起的腹泻是人畜共患的，因此科学家们从几个方向进行轮状病毒疫苗的研发，即选用不同毒株来源的病毒或将不同来源的毒株在实验室进行重配，以期制备出毒性减弱但免疫原性良好的轮状病毒疫苗。

根据制备疫苗的毒株来源不同，轮状病毒疫苗的研制主要分为三类，分别是动物疫苗株、人疫苗株和动物-人疫苗株。

一、动物疫苗株：单价羊轮状病毒疫苗

该疫苗病毒株最初来源于由腹泻羔羊的肠内容物和粪便中分离出的轮状病毒野毒株，经过 100 代的传代培养，最终从中筛选出免疫原性最好的第 37 代作为疫苗株，此株被命名为 LLR-85-37 株，常被简称为 LLR 株。其血清型是 G10P[12]，后被国际统一命名为 G10P[15]。

大量临床试验研究和多年的临床应用结果表明，该疫苗可诱导机体产生中和抗体，对轮状病毒腹泻的保护效果达 78%，而且未发现与肠套叠等严重副反应有关联。

二、人疫苗株：单价减毒活疫苗

单价减毒活疫苗(Rotarix)采用的病毒株分离于自然感染轮状病毒胃肠炎的儿童，经多次细胞培养传代后毒力不断衰减，血清型是 G1P[8]。这种疫苗最初在美国的婴幼儿中显示了良好的免疫原性和保护效果。后来在欧洲及拉丁美洲部分国家进行的大量安全性评价

试验也证实，该疫苗能有效预防（严重）轮状病毒感染性腹泻，降低患儿住院率，并且与肠套叠发生无关。

三、动物-人疫苗株

（1）单价人-牛重配疫苗（ROTAVAC）

这是印度首个自行研制的轮状病毒疫苗，于 2014 年在该国批准上市。该疫苗株源于 1985—1986 年印度新德里全印医学科学研究所从一名患病儿童体内分离的一株弱化的轮状病毒，血清型为 G9P[11]。该疫苗被证明有较好的安全性和有效性。

（2）四价恒河猴-人重配株疫苗（Rotashield）

这种疫苗是由恒河猴 RV（G3 型）与恒河猴-人病毒重配株 RV（G1、G2、G4 型）组成的四价基因重配的轮状病毒疫苗。它于 1998 年 3 月在美国获批上市，后来由于证实它与肠套叠的发生相关，于次年 11 月被停用。

（3）五价人-牛重配株疫苗（RotaTeq）

这种疫苗由人和牛（WC3）亲本轮状病毒株制备的五个重配轮状病毒株（G1、G2、G3、G4、P1A[8]）组成。虽说是五价，实际上包含七种中和抗原，即两种牛轮状病毒中和抗原 VP4 蛋白（血清型 P7[5]）和 VP7 蛋白（血清型 G6）以及五种人轮状病毒的中和抗原，五种人轮状病毒的中和抗原分别为四种 VP7 蛋白（血清型 G1、G2、G3 或 G4）和一种 VP4 蛋白（血清型 P1A[8]）。

经过不同国家和地区儿童的广泛应用，证明这种疫苗能有效预防轮状病毒感染引起的胃肠炎，而且没有增加肠套叠及其他不良反应的发生率。

第三节　轮状病毒疫苗的预防接种

轮状病毒疫苗计划（Rotavirus Vaccine Program）由全球疫苗与免疫联盟资助，目的是让发展中国家使用轮状病毒疫苗，来降低儿童因感染性腹泻而引起的疾病死亡率。

目前世界各国都开始日益重视轮状病毒疫苗的使用。截至2016年5月，全球已有81个国家将轮状病毒疫苗纳入国家免疫规划。我国目前还没有将轮状病毒疫苗纳入国家免疫规划疫苗。

一、获准使用的轮状病毒疫苗

目前批准上市的疫苗，均为可在人肠道中增殖的口服减毒活疫苗。我国广泛应用的疫苗是由兰州生物制品研究所有限责任公司生产的单价羊轮状病毒疫苗。而国际上使用的疫苗主要是单价(RV1)Rotarix 疫苗(英国葛兰素史克公司)和五价(RV5)RotaTeq 疫苗(美国默克公司)。

1. 单价羊轮状病毒疫苗

该疫苗完全由我国兰州生物制品研究所自主研发,于 2000 年获得上市许可。该疫苗是用羊轮状病毒减毒株(lanzhou lamb rotavirus, LLR)接种新生小牛肾细胞,经培养、收获病毒液并加入蔗糖和乳糖保护剂制成。疫苗制品为液体,每剂 3mL,开启瓶盖后用吸管吸取溶液直接喂服。接种对象主要为 6 个月至 3 岁的婴幼儿。用量为每次一剂,每年应服一次。

2. 单价人轮状病毒疫苗(RV1)

Rotarix 是由英国葛兰素史克公司生产的单价口服减毒活疫苗。该疫苗采用的毒株最初分离于自然感染轮状病毒性胃肠炎的儿童,后经多次细胞培养传代后毒力不断衰减而制成减毒疫苗株 RIX4414。

该疫苗成品有冻干疫苗及液体疫苗两种形式。冻干疫苗的包装量为 1mL,液体疫苗的包装量则为 1.5mL。冻干疫苗复溶或液体疫苗开启后应立即使用。如未立即使用,复溶的RV1 疫苗可冷藏于 2~8℃ 或在低于 25℃ 的室温下储存,最迟应在 24 小时内使用。该疫苗需接种两剂,间隔至少 4 周。首剂接种应该在 6 周龄后,第二剂则需在 24 周龄前接种。

3. 五价人-牛重配轮状病毒疫苗(RV5)

Rota-Teq 是由美国默克公司生产的五价口服减毒活疫苗,于 2006 年 2 月获批上市。该疫苗株含有人和牛(WC3)亲本轮状病毒株制备的五个重配轮状病毒株(G1、G2、G3、G4、P1A[8])。其中,4 种重配病毒分别表达人轮状病毒亲本株 VP7 蛋白(血清型 G1、G2、G3 或 G4)以及牛轮状病毒亲本株 VP4 蛋白(血清型 P7[5]);第 5 种重配病毒表达人轮状病毒亲本株 VP4 蛋白(血清型 P1A[8])以及牛轮状病毒亲本株 VP7 蛋白(血清型 G6)。

该疫苗每剂 2mL,五个重配株悬浮于溶液之中,保存温度为 2~8℃。使用时应从冷藏室取出疫苗,并尽快应用。推荐的接种程序为 3 剂,分别在婴儿 2、4、6 月龄时口服。首剂疫苗接种应该在 6~12 周龄进行,随后各剂间隔 4~10 周进行接种,建议 3 剂疫苗接种应在 32 周龄前完成。

二、轮状病毒疫苗安全性和接种注意事项

1. 轮状病毒疫苗是安全可靠的

RV1 或 RV5 与儿童免疫规划的其他疫苗(包括无细胞白百破三联疫苗、脊髓灰质炎灭

活疫苗、b 型流感嗜血杆菌结合疫苗、乙型肝炎病毒疫苗和肺炎链球菌结合疫苗）同时接种，未见疫苗间免疫原性和安全性的相互干扰。但口服脊髓灰质炎减毒活疫苗对轮状病毒疫苗首次接种的免疫应答可能有一定干扰。

2. 轮状病毒疫苗接种的禁忌证

（1）对疫苗中任何组分严重过敏者以及严重免疫缺陷者不宜接种。

（2）患有急性胃肠炎或者发热并伴有中至重度疾病者应推迟接种。

（3）通常不推荐有肠套叠历史或有肠套叠倾向的肠道畸形婴儿接种。

3. 轮状病毒疫苗接种的注意事项

（1）口服疫苗前后 30 分钟内不吃热的东西和喝热水。勿用热开水送服，以免影响疫苗免疫效果。

（2）口服后一般无不良反应，偶有低热、呕吐和腹泻等轻微反应，一般无须治疗，可自行消失。

（3）接种疫苗前后需要与其他活疫苗或免疫球蛋白间隔 2 周以上。

本章关于科学与人文精神的问题与讨论

（1）轮状病毒疫苗有哪些类型？

（2）哪些人群需要接种轮状病毒疫苗？

（3）如何理性选择目前上市的轮状病毒疫苗？

（4）接种轮状病毒疫苗后还会再患腹泻吗？

第十七章
预防胃病的疫苗：幽门螺杆菌疫苗

据世界卫生组织统计，我国胃病患者近4亿人，发病率高达33%。高发人群年龄集中在20~45岁之间，患病人群几乎遍及每个家庭，并且正在以每年20%左右的速度增长，而导致胃病的罪魁祸首就是幽门螺杆菌(helicobacter pylori，HP)。目前幽门螺杆菌的致病机制没有被完全阐明，但可以确定的是，幽门螺杆菌首先定植于胃黏膜，然后再进一步侵犯宿主防御系统，由其毒素的直接作用和炎症反应等间接作用损伤组织而致病。目前多种药物联合治疗对幽门螺杆菌感染取得了较好的疗效，但存在药物副反应、菌株耐药、价格昂贵等问题。因此，人们期待幽门螺杆菌疫苗的早日问世。通过多年的努力，人们对幽门螺杆菌的免疫逃逸机制和细菌的免疫保护反应有了一定程度的认知，研发了很多种类型的幽门螺杆菌疫苗，在动物模型评价过程中，这些疫苗具有免疫保护性和良好的安全性，少数疫苗进入了临床试验研究，并展现出一定的保护效果。

第一节　认识幽门螺杆菌

一、什么是幽门螺杆菌

幽门螺杆菌是一种螺旋形、微厌氧、对生长条件要求十分苛刻的革兰氏阴性杆菌。幽门螺杆菌主要以人类为宿主，生命力极强，能在酸性很强的胃液中生存，寄宿在胃黏液层下面的胃上皮细胞表面。它就是那个能导致胃溃疡和胃癌的家伙，进入人的胃之后，就在那里安家落户了，而且还活得很滋润。那么，下面就让我们一起来看看这个可恶病菌的特点是什么，以及究竟如何对付这个可恶的病菌吧。

二、幽门螺杆菌感染如何诱发胃病

也许你要问了，胃液不是很酸吗，为什么病原体还能生存？的确，胃液很酸，这种酸性的液体一方面帮助消化食物，另一方面还可以帮助祛除大部分进入胃中的病原菌，而且绝大多数病原体确实不能在胃液里生存。

但是，幽门螺杆菌偏偏就是个例外，因为它们进化出了能在酸性环境里生存的本领，而且具有独特的移动能力。幽门螺杆菌用不着进入胃黏膜上皮细胞，只需黏附在上皮细胞上，就可以在那里安家落户，繁殖后代。

幽门螺杆菌可产生各种有害的酶、代谢产物及毒素，引起胃黏膜上皮细胞的退变和损伤，进而导致慢性胃炎；幽门螺杆菌感染产生的某些物质能够引起机体发生自身免疫反应；引起免疫性的组织损伤，破坏胃黏膜屏障，进一步导致胃溃疡。一旦我们免疫系统控制不住它们，它们就会开始折腾了，这种折腾的结果就是导致胃炎、消化道溃疡、淋巴增生性胃淋巴瘤，甚至胃癌的发生。

三、幽门螺杆菌的传播方式

（1）传染源：人是幽门螺杆菌的唯一传染源，幽门螺杆菌主要藏在人的唾液、牙菌斑、胃和粪便里。

（2）传播途径：①口-口传播：如共用餐具、水杯；进食了被污染的食物或饮用了被污染的水；聚餐传播；接吻传播；母婴传播等。②胃-口传播：如胃里反流到口腔等。③粪-口传播：如随大便排出等。

（3）易感人群：所有人群都对幽门螺杆菌易感。

四、感染了幽门螺杆菌一定会得胃癌和胃溃疡吗

幽门螺杆菌感染是引发溃疡病的主要原因，大多数胃溃疡与十二指肠溃疡患者都存在幽门螺杆菌感染，但幽门螺杆菌阳性者并不一定会得胃溃疡。

世界卫生组织将幽门螺杆菌确定为I类致癌原。

实际上，胃癌的发生除了有幽门螺杆菌作祟外，还与人体的免疫力弱、遗传、精神压抑、喜欢吃腌制食品、抽烟嗜酒等因素有关，这些因素与幽门螺杆菌协同作案，最终招来胃癌。

感染幽门螺杆菌诱发胃癌的比例为1%左右，且从幽门螺杆菌到胃癌，需要15年以上甚至更长时间。所以，感染了幽门螺杆菌不必过于恐慌，但也必须引起重视。

五、幽门螺杆菌的筛查

1. 非侵入式检查

(1)碳13、碳14尿素呼气试验法：这种试验很简单，用力吹口气就能搞定，且灵敏度高，检出率和符合率高，是一种很受欢迎的检测方法。

(2)抗体测定法：检查血液和尿液中是否有抗体。

(3)抗原测定法：检查粪便中是否有幽门螺杆菌抗原。

2. 侵入式检查

胃镜活检：胃镜检查时，除了可以看到胃部的情况，还可以"顺手"取一些有"问题"的组织做活检，再检测活检组织中是否存在幽门螺杆菌。如幽门螺杆菌呈阳性，还可加做幽门螺杆菌培养和药敏试验，以便后续的药物治疗。

六、感染幽门螺杆菌后的治疗

目前主流采用多种抗生素联合抗酸药的方法对付幽门螺杆菌，其中四联治疗法(见图17-1)较常用。

感染幽门螺杆菌后，需要经过正规治疗。一般建议停药一个月后再进行复查，不要停药后马上就复查。如果一个月后复查结果呈阴性，则治疗结果可视为根除治疗。根除治疗后，两年内不建议复查，因为两年内复查会有假阳性或假阴性的风险。

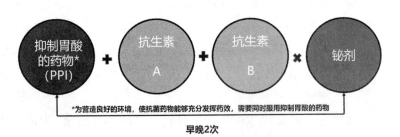

图 17-1　幽门螺杆菌的四联治疗法

第二节 尚需努力的幽门螺杆菌疫苗

幽门螺杆菌的根除治疗主要采用四联疗法，疗程长，患者药物反应重。针对上述临床问题，人们对幽门螺杆菌疫苗给予了极大的关注，全世界科学家在幽门螺杆菌疫苗的研制上进行了不懈的努力，目前已取得了显著的进展。

早在 1991 年，科齐恩(Czinn)及奈德路德(Nedrud)即获得了免疫接种具有保护性的实验结果，提示建立免疫接种预防幽门螺杆菌感染及其相关疾病的可能。猫螺杆菌小鼠动物模型的建立使得验证这一假设成为可能。更有意义的是，幽门螺杆菌疫苗不仅具有预防作用，还有显著的治疗效果。多伊奇(Doidge)等用猫螺杆菌或幽门螺杆菌加霍乱毒素的疫苗经口接种小鼠能根除已感染的细菌。这标志着在幽门螺杆菌感染的人群中，如果选择有效的保护性抗原及佐剂施行免疫接种，治疗是能够成功的。

一、幽门螺杆菌疫苗的研发

目前在研的幽门螺杆菌疫苗主要有幽门螺杆菌全菌体疫苗和基因工程疫苗两种。迄今为止，尚无正式的幽门螺杆菌疫苗被批准上市。

由于全菌体疫苗易污染，抗原成分复杂，且幽门螺杆菌全菌体疫苗生产周期长、产量低、菌种难保存，所以这方面的研究进展还不大。

随着分子生物学的发展，幽门螺杆菌基因工程疫苗逐渐成为研究的热点。基因工程疫苗需一定的载体传递系统才能发挥出预期免疫效果，因此，疫苗载体传递系统成为近年来研究比较活跃的领域之一。国外幽门螺杆菌疫苗载体传递系统研究集中在微粒、脂质体、凝胶、纳米粒等；国内则以微粒、脂质体、复乳、凝胶和冻干粉剂等为主。

2009 年 4 月，第三军医大学邹全明教授团队研制的口服重组幽门螺杆菌疫苗，获得了国家食品药品监督管理局颁发的国家 I 类新药证书。该疫苗研发历时 15 年，是具有完全自主知识产权的、世界首个、且目前唯一获批的幽门螺杆菌疫苗。2015 年完成三期临床试验，免疫效果可达 70% 以上。该研究成果已发表在 2015 年 6 月 30 日的《柳叶刀》(*The Lancet*)杂志上，标志着中国在预防幽门螺杆菌感染及相关疾病研究领域达到国际领先水平。

2015 年 2 月，欧盟的 HELICOVAXOR 研发科技人员成功开发出了幽门螺杆菌疫苗口服胶囊。该团队由欧盟第七研发框架计划(FP7)中小企业主体提供资金资助，由欧盟 5 个成员国及联系国爱尔兰(总协调)、瑞典、英国、捷克、瑞士以及 11 家创新型中小企业

（SMEs）和医学科研机构跨学科科技人员组成。该疫苗是结合多价抗原与多个佐剂的高效混合疫苗，既可用于预防幽门螺杆菌感染，也可用于治疗幽门螺杆菌感染。其中两个幽门螺杆菌抗原苯乙醇酸（HpaA）和脲酶（urease），已被证实可明显提升对幽门螺杆菌的免疫，甚至可对幽门螺杆菌产生细胞溶解。新研制的疫苗口服胶囊在常温下可长期保持稳定状态，正在欧盟部分成员国进行临床试验，研发团队已制定出批量生产的开发计划。

2018年3月，山西康宝生物制品股份有限公司与中国人民解放军军事医学科学院生物工程研究所联合申报的Ⅰ类新药——口服幽门螺杆菌基因工程活菌载体疫苗，经国家食品药品监督管理总局药品审评中心审评通过，获批临床试验。

二、幽门螺杆菌疫苗的免疫机制

幽门螺杆菌自然感染会诱导机体产生免疫应答，机体却不能清除幽门螺杆菌，导致患者感染慢性化。这主要是因为幽门螺杆菌可通过多种机制逃避宿主免疫应答，导致患者对幽门螺杆菌感染产生了免疫耐受。

研究证实，接种疫苗能够诱导机体产生免疫应答，疫苗有望根除幽门螺杆菌。虽然有研究认为幽门螺杆菌自然感染诱导的免疫应答与接种疫苗诱导的免疫应答不同，但关于疫苗的免疫机制仍存在很多争议，普遍共识是体液免疫和细胞免疫均参与抗幽门螺杆菌效应。

关于幽门螺杆菌疫苗的体液免疫机制尚未明确，考虑为各种抗体共同作用。有研究显示，IgA产生缺陷的小鼠在接种幽门螺杆菌疫苗后能够减轻幽门螺杆菌感染，有学者认为可能是局部胃黏膜产生分泌型IgA起了作用；还有一项研究显示，纯母乳喂养的婴儿感染幽门螺杆菌的时间明显晚于非纯母乳喂养的婴儿，因为纯母乳喂养的婴儿体内具有较高浓度的幽门螺杆菌特异性IgA抗体，非纯母乳喂养的婴儿IgA抗体浓度较低，说明IgA在其中发挥了一定的保护作用。

幽门螺杆菌主要定植在胃上皮细胞表面，且在幽门螺杆菌疫苗的细胞免疫机制中，主要是CD4$^+$T细胞起作用。以前人们认为，Th2细胞在接种疫苗免疫应答时起主要作用，Th1细胞在幽门螺杆菌自然感染时起主要作用；大量的动物模型实验表明，幽门螺杆菌疫苗可引起T细胞和B细胞（产生抗体）参与免疫保护反应；此外，肥大细胞、中性粒细胞和单核细胞等固有免疫细胞，也参与疫苗免疫应答的免疫保护。近年发现接种疫苗能诱导机体产生Th17和Th1型免疫应答。总之，在疫苗引起的免疫应答中，并非只有一种机制起作用，而是多种机制共同作用的结果。

宿主因素也能影响幽门螺杆菌。在适应性免疫中，白细胞是保护人类的屏障，白细胞抗原系统是抗原加工与提呈的中枢，而其基因多态性引起的氨基酸序列不同，导致白细胞抗原分子结合抗原的能力存在差异，影响机体的体液免疫应答。除此之外，细胞因子和细胞因子受体单核苷酸多态性也会影响幽门螺杆菌疫苗的免疫效果。在固有免疫中，机体通过固有免疫相关受体(如 Toll 样受体、NOD 样受体等)识别病原体，诱导产生细胞因子和干扰素等抗炎因子。多项研究表明，Toll 样受体及其通路基因的多态性与疫苗反应的异质性相关。

三、疫苗接种途径

疫苗接种途径有口服、注射和鼻腔黏膜喷洒等。

经典的免疫途径是口服，符合幽门螺杆菌经口传染、并定殖于胃黏膜的生活特点。口服免疫能刺激良好的黏膜及系统免疫应答，但必须与一种佐剂同时使用才能发挥免疫保护的效果。注射疫苗引起全身免疫时的缺点是黏膜组织很少得到保护，但口服疫苗可以通过增强局部免疫而获得保护，这是黏膜免疫的一条公认的准则。

四、对幽门螺杆菌疫苗的展望

通过多年的努力，人们对幽门螺杆菌的免疫逃逸机制和抗细菌的免疫保护应答有了一定程度的了解，研发了各种类型的幽门螺杆菌疫苗。这些疫苗在动物模型评价中获得了良好的免疫保护性和安全性，少数疫苗也进入临床试验，表现出一定的保护效果，但还不能达到令人满意的程度。

目前还没有幽门螺杆菌疫苗上市，主要原因可能是幽门螺杆菌免疫保护机制和致病机制尚未完全阐明，还缺乏安全有效的疫苗佐剂以及最佳的抗原组合，传递模式还有待确定，模拟幽门螺杆菌感染与致病的动物模型尚不理想等。不过，我国和欧盟研发成功的幽门螺杆菌疫苗的出现，让正在忍受煎熬的慢性胃炎患者看到了预防和康复的希望，我们也期盼幽门螺杆菌疫苗能够早日上市造福人类。

本章关于科学与人文精神的问题与讨论

(1)幽门螺杆菌通过哪些方式传播？

(2)感染了幽门螺杆菌的治疗方法有哪些？

(3)感染了幽门螺杆菌就会得胃癌吗？

(4)幽门螺杆菌疫苗一定能够成功上市并进行预防接种吗？

第十八章
喜忧参半的疫苗：登革热疫苗

登革热和登革出血热（dengue hemorrhagic fever，DHF）是由登革病毒（dengue virus，DEN）引起的经蚊虫传播的病毒性虫媒病。埃及伊蚊和白纹伊蚊是登革病毒散播的罪魁祸首。登革病毒搭乘伊蚊在世界范围内肆虐，发生了多次大规模的暴发、流行，已演变成严重的公共卫生事件。轻症登革病毒感染者为流感样症状，而当患者出现重症登革热症状时，病情就会变得凶险。目前尚无特效的治疗登革热的药物，防蚊和灭蚊是预防和控制登革热发生和流行的主要措施。疫苗是控制和预防传染病传播的主要方法，然而安全有效的登革病毒疫苗（俗称为"登革热疫苗"）到目前为止仍然缺席。登革病毒疫苗的研发面临怎样的难题和挑战呢？下面让我们走近登革热和登革病毒疫苗，揭开它们的神秘面纱。

第一节　登革热的由来与危害

一、登革热的"花名"

登革热是一种古老的疾病，由于地域的差异，登革热在世界各地有着各种不同的别名。1156 年，由宋朝太医局刊行的《小儿卫生总微论方》中，记载了一种叫作"水毒"的疾病，患者身体局部甚至全身疼痛、红肿，且此病与飞虫有关，因症状与登革热症状极为接近而被认为是关于登革热的最早历史记录之一。

在西印度群岛，患者因为高烧、关节疼痛，走路时步履蹒跚、步态夸张，样子颇似纨绔子弟走起路时的那种架势，故又称"花花公子热"。

1789 年，美国著名医生本杰明·拉什总结了登革热的临床特征，即发热、肌肉痛、关节痛、皮疹，故又称之为"断骨热"。又因其热型不规则，经 4~5 天高热后体温可能骤然降至正常，12~14 小时后又可能出现上升，呈"马鞍状"曲线，故又有人称之为"马鞍状热"。

在我国台湾地区，登革热除了本名及"断骨热"外，还被称为"天狗热"。

在新加坡和马来西亚，登革热被称为"骨痛热症"或"蚊症"，在越南则被称为"热出血症"。

1869 年，伦敦皇家内科学院正式将此病定名为"登革热"。我们现在沿用的"登革"一词，是由英文单词"dengue"音译而来，源于斯瓦希里语"Ki-dingapepo"，意为突然抽筋，犹如被恶魔缠身。仅从这些名字中，我们就可以窥见它对患者的危害程度。

二、登革病毒的发现

登革热是一种由登革病毒引起的急性传染病，在热带和亚热带地区频繁暴发，严重威胁着人类的健康。登革出血热和登革休克综合征(dengue shock syndrome，DSS)为感染登革病毒的严重临床表现。

不幸的是，随着全球化的步履加快，登革热的版图日益扩大。因战时感染登革热导致伤亡人数增加，第二次世界大战后，日本和美国科学家便积极投入研究，1943 年日本科学家首次发现登革病毒，美国也相继发现这种病毒。

登革病毒属黄病毒科黄病毒属，是一类有脂质包膜的 RNA 病毒，包含四种截然不同而又密切相关的"血清型"。1952 年登革病毒首次被分离出来，依血清学方法鉴定出一型登革病毒(dengue 1 virus)及二型登革病毒(dengue 2 virus)；1956 年在马尼拉从患有出血性疾病的病人身上分别分离出三型登革病毒(dengue 3 virus)及四型登革病毒(dengue 4 virus)。

登革病毒对热非常敏感，56℃ 30 分钟即可灭活，但在 4℃条件下感染性可以保持数周之久。0.05%甲醛溶液、紫外线、超声波、高锰酸钾、乳酸、龙胆紫等均可灭活该病毒。

三、登革热的传播

登革热是疟疾的"穷亲戚"，都是通过蚊虫叮咬传播的。登革病毒只能存在于人、猴及病媒蚊体内，病毒必须借由病媒蚊叮咬才能传给人。未感染病毒的蚊子通过叮咬登革病毒的携带者而感染病毒。

登革病毒传播媒介主要是埃及伊蚊，此外，白纹伊蚊也是散播登革热的重要帮凶。登革病毒选择伊蚊作为散播工具可谓"神来之笔"，因为登革病毒可以感染伊蚊却对它不致病，甚至没有任何明显的影响，使得病毒可以搭乘伊蚊肆虐八方(表 18-1)。在叮咬登革热患者之后，患者血液中的登革病毒可以进入伊蚊体内，并快速繁殖。不要小看这些带病毒的蚊子，实际上它们暗藏杀器，小小的身体中携带大量病毒。当它们叮咬其他人时，就可以神不知鬼不觉地将病毒注射到人体内，这个时候，也许很多人的感觉仅是"被蚊子叮了一下而已"。

表 18-1　　　　　　　　　　　　　　　　病媒蚊的习性

媒蚊	埃及伊蚊	白纹伊蚊
分布	热带及亚热带地区，南北纬35°之间 我国海南、广东、广西、台湾等地	已从亚洲扩散到非洲、美洲、欧洲等70多个国家 我国广泛分布，北至辽宁，西至云南、西藏等地
栖息	家栖型	半家栖型
吸食	白昼吸食，间断吸血	白昼吸食，叮咬高峰：日出后1~2小时，日落前2~3小时
孳生	室内饮用水缸、罐积水等	室内外人工、植物容器积水等

四、登革热的流行

"二战"之后，全球大范围的人口迁徙、气候变暖等大环境给伊蚊幼虫的孳生提供了良好的生存空间。不断发达的海陆空交通也赶来"助纣为虐"，造成登革热的大范围流行。

登革热主要在北纬25°到南纬25°的热带和亚热带地区流行。1970年以前，只有9个国家经历过严重的登革热流行。目前，这种疾病在非洲、美洲、东地中海、东南亚和西太平洋区域的100多个国家流行。据世界卫生组织估计，约25亿人口面临登革热感染风险，每年约有0.5亿~1亿人感染登革病毒。不仅疾病扩散到新的地区，病例数量在增加，而且不断出现暴发流行。2019年以来，登革热疫情已在全球20多个国家和地区频频暴发，以东南亚国家菲律宾、越南、泰国和马来西亚以及南美洲的巴西疫情最为严重。

我国自1978年在海南岛首次报告登革热暴发以来，疫情呈上升趋势，登革热已成为我国最重要的蚊媒传染病。登革热波及范围不断扩大，主要发生于海南省、广东省、福建省和广西壮族自治区等。广东省历来是我国登革热疫情重灾区，发病人数约占全国历年累计病例的90%。2013年广州全市暴发流行，2014年登革热疫情更严峻，甚至影响了参加2014年广交会的参会者。

登革热的流行具有季节性，与伊蚊的孳生繁殖有关，主要发生于高温多雨的夏秋季。在广东省为5~11月，海南省为3~12月。

五、登革热的发病机制

致死性登革热是如何发生的呢？如果单纯地认为患者是被"咬"死的，那就太小看登革病毒了。

当登革病毒入侵人体时，我们机体的免疫系统犹如一支训练有素的精锐部队，展开防卫。在这场战争中，有两个卫士非常关键，它们是抗体和巨噬细胞。抗体往往能够结合到外来病原体表面的特定蛋白——抗原上，随后机体免疫系统中的守卫细胞——巨噬细胞就会搜寻这些被抗体吸附的外来病原体，将这些病原体吞噬使其死亡，从而有效阻断病原体对机体的损害。一般情况下，机体免疫系统产生的大量抗体，在下次机体遭遇相同病原体时，辅助巨噬细胞对病原体进行快速杀灭；但是，非常不幸，在登革病毒第二次入侵时，抗体反倒"助纣为虐"帮助病毒，抗体为登革病毒入侵"助攻"，两者联袂上演一场"好戏"，即抗体依赖性增强作用（antibody dependent enhancement，ADE），反而会加重患者病情。

四种血清型的登革病毒都有传染性和致病性。每感染一种血清型登革病毒都会使我们产生相应能够抵御这种类型病毒的抗体，当第二次感染或者随后感染另一种血清型登革病毒时，由于免疫记忆反应使机体产生高滴度 IgG，其吸附至登革病毒表面抗原处形成抗原抗体免疫复合物。实际上这些狡猾的登革病毒，将巨噬细胞作为"特洛伊木马"，利用抗原抗体免疫复合物被巨噬细胞所吞噬，随后激活巨噬细胞释放血管通透因子、凝血活酶和可裂解补体 C3 的蛋白酶。这些因子和酶再激活凝血系统和补体系统，导致全身微血管损伤，血管通透性增加、血液有形成分及血浆蛋白渗出，引起血液浓缩、出血和休克等病理性改变。临床表现为皮下、心内膜下、消化道、肝包膜下、肺及软组织均有渗出和出血，内脏小血管及微血管周围淋巴细胞浸润、水肿和出血。因此，当患者第二次感染或者随后感染另一种血清型登革病毒时，发展为重症登革热的风险就会大幅上升。

六、登革热的主要表现

1. 轻型登革热

轻型登革热患者，可能仅表现为一般感冒的症状，他们甚至未能察觉自己已经感染了登革病毒。

2. 典型登革热

典型登革热表现为：

(1)突发高热：一般持续 3~7 天，体温可达 39℃ 以上。

(2)三痛：主要为剧烈头痛、眼眶痛、关节肌肉疼痛。

(3)出血倾向：皮肤可有麻疹样、猩红热样、白斑样、荨麻疹样等皮疹。束臂试验阳性或淤点，皮肤、齿龈、鼻腔少量出血。

(4)乏力以及恶心、呕吐等消化道症状。

3. 重型登革热

当出现重型登革热症状时，患者有可能随时死亡。重症登革热 1953 年在菲律宾首次被报道，直到 1970 年，科学家发现重症登革热是导致儿童死亡的主要原因之一，并且逐渐在太平洋地区和美国出现。重症登革热具有典型登革热的表现，在病程中或退热后，病情突然加重，有明显出血倾向伴周围循环衰竭。

重症登革热表现为：

(1)突发高热：一般持续 3~7 天，体温可达 39℃ 以上。

(2)三痛：头痛、眼眶痛，但关节肌肉疼痛不显著。

(3)出血倾向：束臂试验多呈阳性，或至少下列一种出血：点状出血、紫斑、瘀斑、鼻出血、牙龈出血、吐血或血便。即使有的病例出血量小，若出血部位位于脑、肾上腺等重要脏器时也可危及生命。

(4)肝肿大。

(5)休克：频脉、脉搏弱、脉压差变窄或者血压变低，伴随有皮肤湿冷，坐立不安。

(6)实验室检查：血小板下降(10万个/毫升以下)，血液浓缩(血球比容增加 20%以上)。

重症登革热病情凶险，患者如得不到及时抢救，可于 4~6 小时内死亡。因此，当出现严重腹痛、持续呕吐、四肢湿冷、嗜睡或焦躁不安等预警信号时，要警惕进展为重症登革热，一旦出现预警信号，一定要尽早就医治疗。

重症登革热易感人群包括：

(1)65 岁以上老人；伴有糖尿病、高血压、肝硬化、慢性肾功能不全等基础疾病患者。

(2)登革热二次感染者；肥胖或严重营养不良者。

(3)孕妇或者婴幼儿等。

对于这些易感人群，一定要加强护理和监测，防止疾病进展和并发症的发生。

七、登革热的治疗

东南亚国家联盟和世界卫生组织发起将每年 6 月 15 日作为国际抗登革热日

（International Anti-Dengue Day），目的是提高公众对登革热的认识，增强全球防治登革热的意识，落实登革热防治的措施。

目前尚无特效的治疗登革热药物，对患者主要采取对症性和支持性治疗。坚持做到"四早"，即早发现、早诊断、早治疗、早防蚊隔离，是降低登革热重症患者病死率的关键。

八、登革热的预防

防蚊、灭蚊是目前最有效的控制和预防登革热传播的方法。

（1）病媒蚊需要在有水的孳生源中才可繁殖，清除蚊子幼虫孳生，要牢记翻、填、清、疏、药这"五字诀"（见表 18-2），通过环境管理和改造，防止蚊虫进入产卵栖息地。病媒蚊的孳生源包括人工容器及天然容器两大类。

人工容器：花瓶及花盆底盘、水桶、陶瓷及水泥槽、料罐、便当盒、塑胶杯、铁罐、锅、碗等；大型废弃物如轮胎、家具，塑胶布或不透水帆布遮雨棚，地下室或未完工的建筑物等空间积水。

天然容器：树洞、竹筒、大型树叶和停滞不流的积水等。

表 18-2　　　　　　　　　　　　清除蚊子幼虫孳生"五字诀"

翻	将缸、罐、盆、坛、瓶等小容器中的积水倒掉，放置时底部朝上，保持干燥
填	用泥土、黄沙填平各种坑、洼、沟等容易积水的坑洞
清	清除环境中各种小容器，比如饮料瓶盖、垃圾袋等
疏	疏通明沟、下水道、沟渠、河流等
药	不能清除的积水，如雨水井等应投放长效灭蚊蚴剂

（2）加强社区参与和动员，使用个人家居保护措施，如长袖衣服、窗户屏风、驱避剂、经杀虫剂处理的材料、线圈和蒸发器等。

（3）使用杀虫剂在疫情流行期间进行空间喷洒，为紧急病媒控制措施之一。

（4）应对病媒蚊进行积极主动的监测，以持续控制病媒蚊。

九、"蚊"风丧胆的生物灭蚊

对于一些用传统方法难以控制的登革热疫点，需要采取特殊办法来解决。

1. "自杀蚊子"

英国牛津 Oxitec 公司通过基因改造的方法培育出了一种特殊的转基因雄蚊，比野生的雄蚊多了一个自杀基因。将这种雄蚊投放到野外后，与雌蚊产生的后代就遗传了这个自杀基因，导致后代在成年之前就会死亡。

2. "自绝育蚊子"

我国中山大学奚志勇教授给雄蚊人工感染一种结合三种沃尔巴克氏体菌株的新型共生菌(几乎不存在于野生种群中)，再与雌蚊(只带两种沃尔巴克氏体菌株)交配，携带不同型别沃尔巴克氏体菌株的雌雄蚊交配后产生的卵不能发育，经过 3~4 代的繁殖，蚊子种群就会灭绝。2014 年广东发生登革热大暴发之后，奚志勇教授带领团队在广州南沙的沙仔岛、番禺的大刀沙岛开展田间试验，在两年时间里，野生蚊子种群几乎全被清除，每年野生蚊种的数量平均减少了 83%~94%。

3. 食蚊鱼

食蚊鱼原产于美国得克萨斯的瓜达鲁普河，于 1924 年和 1926 年前后有两批这样的食蚊鱼被从菲律宾医学科学研究所和美国渔业局运送至上海试养，通过较长时期驯育和适应，食蚊鱼已在上海郊区池塘、小河大量自然繁殖。随后，食蚊鱼逐步被广泛移殖至国内许多省市。食蚊鱼早在 20 世纪 60 年代已在广州地区繁殖，现已成为广州地区水沟、池塘、低洼地等小水体中的优势种群。蚊虫的卵和幼虫都存在于水中，而一只食蚊鱼一昼夜可以吃掉上百只蚊子的幼虫，能有效辅助消灭传播疾病的蚊子幼虫，达到防治登革热传播的目的。

第二节　登革热疫苗的艰难研发与独特的接种限制

一、登革热疫苗研发的艰难历程

疫苗是控制和预防传染病传播的主要方法，然而坏消息是，目前尚无有效的登革热疫苗。

登革热发病率在过去五十年增加了 30 倍，科学家们对登革热疫苗的研究也是旷日持久。面对传播如此迅速的疫情，为何疫苗迟迟缺席呢？作为一种经济又有效的预防控制手段，登革热疫苗的研究历史可追溯到 1920 年，研究者尝试从感染的埃及伊蚊体内分离病毒制作灭活疫苗，但多种原因导致研发起来困难重重，许多世界先进的生物科技公司都放弃或搁置了登革热疫苗的开发计划，疫苗研发进展相当缓慢。

登革热疫苗研制中所面临的主要困难和挑战包括：首先，根据免疫原性的不同，登革病毒有四个血清型，每个血清型还会发生变异，而且四个血清型之间没有交叉免疫作用。更令科学家头疼的是，人类感染任何一种血清型的登革病毒后均能产生型特异性的抗体，对同一血清型登革病毒的再次感染具有免疫保护作用。当再次感染异型病毒时，尽管上述型特异性抗体可与异型登革病毒结合，却不能有效中和异型病毒，反而有可能产生抗体依赖性感染增强作用，进而增强病毒对人体的致病性。因此，只有对四种血清型登革病毒均能起到良好保护作用的四价疫苗才是有效的登革热疫苗。这就意味着，"理想的登革热疫苗"需要产生四种型特异性抗体，即一次免疫能同时预防四个血清型的病毒感染，且四个血清型之间的免疫反应均衡，不存在加重疾病的潜在风险。其次，人们对有关疫苗保护作用的理论还不完全清楚，没有理想的动物模型供免疫学研究，导致登革热疫苗的研究存在从试管到临床试验的巨大盲区。另外，灭活疫苗虽然安全性较高，但由于存在免疫应答低、持久力差、容易产生 ADE 等缺点，目前无明显进展。总而言之，登革热疫苗的研发，是一场漫长而又艰难的持久战。

为了寻找"理想的登革热疫苗"，20 世纪 90 年代，法国药企巨头赛诺菲巴斯德（Sanofi Pasteur）专门组建研发登革热疫苗的团队，开始了新一轮技术壁垒攻坚战。此攻坚战历时 20 年，投入超 15 亿欧元。

早在 1993 年，赛诺菲巴斯德与泰国玛希隆大学（Mahidol University）合作开发了第一个登革四价减毒活疫苗，但后来在 Ⅱ 期临床试验中折戟，这个项目在 2004 年左右终止。

然而，在研发登革热疫苗的道路上，赛诺菲巴斯德并未放弃，一直在寻找新机会。终于在 2008 年 7 月，赛诺菲巴斯德利用重组技术，将黄病毒前膜蛋白和包膜蛋白插入黄热病毒 17D 骨架，从而获得了登革病毒嵌合体，这种嵌合型黄热登革热-四价登革热疫苗称为 CYD-TDV（商品名为 Dengvaxia）。

通过不停地优化和调整，并经过严格的 Ⅰ~Ⅲ 期临床试验，Dengvaxia 终于迎来了真正曙光。2015 年 12 月 9 日，赛诺菲巴斯德宣布该公司研发的登革热疫苗 Dengvaxia 获得墨西哥联邦预防卫生风险委员会批准，用于生活在登革热流行地区的 9~45 岁人群预防由所有四种血清型登革病毒所引起的疾病，成为全球范围内首个获批的登革热疫苗产品。

Dengvaxia 疫苗的获批标志着登革热已经转变为一种应用疫苗可预防的疾病，这对于全球公共卫生界，特别是对于生活在登革热风险中的全球约一半人口而言，都是一个具有历史意义的重大里程碑。

除 Dengvaxia 疫苗外，多种形式的新型疫苗（如缺失突变减毒疫苗、亚单位疫苗、核酸疫苗等）均取得了新进展。

二、登革热疫苗接种的风险和局限性

正当赛诺菲巴斯德在憧憬着 Dengvaxia 疫苗美好前景之时，更多研究数据逐渐浮现，犹如给了研发者当头一棒。

2017 年 11 月 29 日，赛诺菲巴斯德公布了 Dengvaxia 疫苗临床试验新的随访数据，显示患者对 Dengvaxia 疫苗的反应因过去是否感染过登革病毒而不同。对于已经接触过病毒的人，疫苗如预期那样发挥作用，但疫苗用于那些没有感染过登革病毒的人可能导致随后的登革热引起的重症病情风险升高。

消息一出，一片哗然。菲律宾已经有十几例儿童接种登革热疫苗后出现重症登革热甚至不幸死亡的报道。随后菲律宾立即暂停了 Dengvaxia 销售，终止了公共接种项目。为了避免更严峻的公共卫生危机，2017 年 12 月初，赛诺菲巴斯德主动宣布，出于对消费者负责任的宗旨，建议相关国家管理机构更新疫苗的处方信息，也不再建议继续使用其推出的登革热疫苗。

可如今登革热的疫情过于严重，尽管面临不少争议，因其可以帮助曾经感染过登革病毒的人群免于登革病毒的二次感染，Dengvaxia 疫苗仍获得较高的评价。截至 2019 年 5 月，Dengvaxia 已相继获得欧盟委员会(EC)和美国 FDA 批准，已在 20 个登革热流行国家获批使用。医护人员在给人群接种 Dengvaxia 疫苗前必须评估个体既往是否感染登革病毒，该疫苗只能用于曾经感染过登革病毒的人群。在接种疫苗之前就可以采用检测手段将血清阳性的人群挑选出来并安排接种，而将血清阴性的人群排除在外。

三、Dengvaxia 登革热疫苗接种限制

(1)世界卫生组织建议，Dengvaxia 减毒活疫苗可用于有过登革病毒感染史的人群预防再次感染，但不能用于此前未检出感染登革病毒的人。

(2)Dengvaxia 疫苗适用人群年龄段为 9 岁及以上。2~5 岁年龄段接种疫苗后因登革热住院以及发生重症登革热的风险较高，因此不能用于该年龄段。同时，出于谨慎，该疫苗也不适用于 6~8 岁年龄段。

(3)由于这款疫苗需要接种三次，且每次间隔 6 个月，时间跨度达 1 年，这需要建立良好的疫苗跟踪监测体系。

(4)目前尚未有孕妇、哺乳期母亲和旅行者通过接种登革热疫苗获益的数据。

四、登革热疫苗的研发困惑

研制登革热疫苗面临着许多难题，如缺乏理想的动物模型以及在流行区人群对登革病毒的基础免疫水平存在差异等。此外，研究发现，机体对抗登革病毒感染的机制错综复杂，体液免疫和细胞免疫对保护机体抵抗登革病毒的感染均发挥着重要作用。因此，往往在实际临床研究中接种疫苗后，受试者虽然针对某个型别登革病毒产生了高水平的中和抗体，但却不能达到理想的保护效果。

尽管登革热疫苗的研发面临着诸多挑战，但目前登革热疫苗的制作和生产、疫苗评价和质量控制等方面都有不同程度的创新和进展。可以预见，安全有效的登革热疫苗已指日可待。

五、登革热疫苗的未来

如何打破 Dengvaxia 疫苗"只适用于 9~45 岁儿童、青少年和成人"以及"不能用于未受过登革病毒感染的人群"的技术壁垒，是全球科研人员的攻关难题。值得欣喜的是，日本武田公司研发的 DENVax(TDV，TAK-003)疫苗，对儿童以及未曾感染过登革病毒的人都有作用，这无疑是人类抗击登革热的一次重大进步。DENVax 疫苗是一种基于减毒的二型登革病毒开发的减毒四价登革疫苗。于 2010 年正式启动临床试验，至 2019 年公布的 I~Ⅲ期试验结果显示，对于 2~17 岁儿童、青少年以及曾经感染过和未曾感染过登革病毒的人群，该疫苗均能诱导针对四种血清型登革病毒的中和性抗体，具有良好有效性、免疫原性和安全性。当然，这还需要进一步分析随时间推移的试验结果，以便评估该疫苗的长期有效性和安全性。2022 年 8 月 22 日，武田登革热疫苗 QDENGA(TAK-003)终于首次获印度尼西亚国家食品药品监督管理局批准使用。

纵观登革热疫苗领域的发展现状，多种形式的新型疫苗(如缺失突变减毒疫苗、亚单位疫苗、核酸疫苗等)均取得了新的进展，但仍面临许多科学挑战和临床问题。我们期待，随着对登革病毒致病机理的不断深入研究，科技的不断创新，以及新材料新方法的不断涌现，未来的登革热疫苗研发肯定能够不断取得新的成果。

本章关于科学与人文精神的问题与讨论

(1)为何第二次感染登革病毒的患者发病更重？

(2)儿童能否接种登革热疫苗呢？

(3)接种登革热疫苗有什么限制呢？

第十九章
破解令人谈艾色变的疫苗：HIV 疫苗

世界卫生组织的调查数据表明：2020 年，全球约有 3770 万艾滋病病毒感染者，此外已有大约 3500 万艾滋病患者死亡。也就是说，全球有 7000 多万人已被艾滋病病毒感染过，这个数字甚至高于直接死于第二次世界大战的人数。而且每年还有数以百万的新发感染者，例如 2020 年约有 150 万人被感染。我国约有 125 万感染者，尤其青少年和大学生群体中的艾滋病病毒感染率逐年上升，我们所面临的艾滋病防控形势不容乐观。

艾滋病严重威胁人类健康和社会稳定，尽管高效抗逆转录病毒治疗(highly active anti-retroviral therapy，HAART)可有效地抑制病毒复制和控制病情进展，却无法彻底清除患者体内的艾滋病病毒。目前，针对艾滋病病毒感染，我们既无根治性药物，也无预防性疫苗。研发安全高效的预防性疫苗是控制艾滋病流行的最佳途径，科学家们正在尝试一系列新策略来研发安全有效的疫苗。

第一节　导致神秘绝症艾滋病的"元凶"

一、20 世纪 80 年代初出现的神秘绝症

艾滋病是一种危害性极大的病毒性传染病，正式名称为"获得性免疫缺陷综合征"(acquired immune deficiency syndrome，AIDS)，其病原体是人类免疫缺陷病毒(human immunodeficiency virus，HIV)。HIV 主要感染人体免疫系统中的 CD4$^+$T 淋巴细胞，使人体正常免疫功能逐渐丧失，因此艾滋病患者易机会性感染，并易患恶性肿瘤，病死率较高。

1981 年 6 月 5 日，美国疾病预防控制中心(Centers for Disease Control and Prevention，CDC)在《发病率与死亡率周刊》(*Morbidity and Mortality Weekly Report*，MMWR)上登载了在

26 个同性恋青年中发现 8 人罹患了罕见的卡波西氏肉瘤（Kaposi's Sarcoma）；同期期刊上也登载了另一罕见病例，在美国加州洛杉矶和纽约的 5 名同性恋者中发现了另一种罕见疾病——肺孢子虫肺炎（pneumocystis pneumonia）。这些罕见病例的增多，逐渐引起了当时多位临床医生的关注。卡波西氏肉瘤和肺孢子虫肺炎在免疫抑制患者中尤为多见，而且这种疾病会在同性恋人群中迅速扩散传播。在那个年代，这种疾病一度成为令人谈艾色变的不治之症。不久以后，该病迅速蔓延到各大洲。1982 年，这种神秘的绝症被命名为获得性免疫缺陷综合征（AIDS），欲称"艾滋病"。

二、"元凶"追踪及其发现权之争

1983 年，法国巴斯德研究所的吕克·蒙塔尼（Luc Montagnier）和弗朗索瓦丝·巴尔-西诺西（Francoise Barre-Sinoussi）从艾滋病患者的淋巴和血液中分离到了一种病毒，并命名为淋巴腺病相关病毒（lymphadenopathy associated virus，LAV）。随之，多位科学家也陆续分离到了类似病毒，并以不同名称命名。例如，美国国立癌症研究所的罗伯特·盖洛（Robert Gallo）称导致 AIDS 的病毒为人嗜 T 淋巴细胞病毒Ⅲ型（human T-cell Leukemia virus type 3，HTLV-3）；美国加州大学医学院的莱维（Jay A. Levy）博士称其分离到的病原体为艾滋病相关逆转录病毒（AIDS-associated retrovirus，ARV）。1986 年国际病毒分类委员会（the International Committee on Taxonomy of Viruses，ICTV）裁定，统一使用人类免疫缺陷病毒（HIV）来解决命名的分歧，HIV 也就是人们常说的艾滋病病毒。吕克·蒙塔尼和弗朗索瓦丝·巴尔-西诺西因为首先发现了艾滋病病毒而荣获 2008 年诺贝尔生理学或医学奖。

关于艾滋病病毒的发现权，还引发了一场著名的科学界官司。法国的蒙塔尼和美国的盖洛都坚称自己是艾滋病病毒的发现者，并分别向本国法庭起诉对方侵权。这场官司持续了一年多，影响越来越大，后来还惊动了双方所在国家的元首出面调解。1987 年 3 月，美国总统里根和法国总理希拉克在华盛顿签署协议，暂时结束了这场旷日持久的争论，肯定了两个团队对 AIDS 研究均作出了贡献，并共享专利和收益。后来这件事情又有多次反复，双方仍争执不下。直至 2002 年 2 月 13 日，蒙塔尼和盖洛才冰释前嫌，在美国共同发表声明将"联合研制预防性 HIV 疫苗"。

三、艾滋病病毒的基本生物学特征

尽管艾滋病相关病例在美国首先被报道，但 HIV 的起源目前仍无定论，学者一般认为 HIV 可能起源于非洲灵长类动物，并偶然传播给当地人，然后由非洲移民带入美国。1985 年，一位到中国旅游的外籍人士患病入住北京协和医院后很快死亡，后被证实死于艾滋病，这是我国首次发现的艾滋病病例。HIV 感染人体的主要途径包括性行为、血液(如不洁注射、不洁手术、不洁输血等)和母婴传播。HIV 是逆转录病毒科(retroviridae)、慢病毒属(lentiviruses)灵长类慢病毒组的成员，可分为 HIV-1 和 HIV-2 两种。HIV-1 型广泛分布于世界各地，是引起全球艾滋病流行的主要毒株。HIV-2 型则主要局限于非洲。在灵长类动物中也存在类似的猴免疫缺陷病毒(simian immunodeficiency virus，SIV)。HIV 基因组是两条相同的正链 RNA，每条 RNA 长约 9.2kb~9.7kb，含 Gag、Pol、Env 等 3 个结构基因以及至少 6 个调控基因(Tat、Rev、Nef、Vif、Vpu、Vpr)，其基因组的 5′端和 3′端各含长末端序列 LTR，LTR 中含顺式调控序列，能控制病毒基因的表达。

艾滋病疫情已流行近 40 年，给人类带来了前所未有的科学挑战。尽管高效抗逆转录病毒疗法可有效抑制艾滋病病毒复制和控制病情进展，但考虑大约 90% 的 HIV 感染人口居住在经济落后的国家，这些国家一般很难保证患者可得到足够的抗逆转录病毒药物。因此，开发安全有效的预防性 HIV 疫苗仍是控制和消除艾滋病大流行的最可行方法。

第二节　比载人登月计划还艰辛的 HIV 疫苗研制之路

一、载人登月计划和 HIV 疫苗研发计划

1981 年，美国的临床医生首先报道了艾滋病病例。1983 年，科学家们从这些患者体内分离到了 HIV。随之，很多人一度乐观地认为，在发现了引起该病的病原体后，就可按照研发其他病毒疫苗的经验在短时间内研制出 HIV 疫苗。

1984 年，当时的美国公共卫生事业部部长玛格理特·海克勒(Margaret Heckler)宣称 HIV 疫苗试验两年后就可成功，通过接种该疫苗后艾滋病病毒就会像天花病毒和脊髓灰质炎病毒那样很快在美国全境被消灭。1997 年，美国时任总统比尔·克林顿(Bill Clinton)也满怀信心地声称启动了"HIV 疫苗曼哈顿工程"，他认为该计划将媲美罗斯福总统的"原子弹曼哈顿工程"和肯尼迪总统的"载人登月曼哈顿工程"。克林顿当时说道，"三十六年前，肯尼迪总统制定了登陆月球的宏伟目标，我们已提前实现了该目标。三十六年后的今天，这是一个崭新的生物学时代，让我们再次制定一个伟大科学目标：让我们在未来十年内全力攻克 HIV 疫苗。"

但是，当年的"原子弹曼哈顿工程"在宣布 6 年后就顺利成功，"载人登月曼哈顿工程"也仅用了 8 年就顺利完成任务，而"HIV 疫苗曼哈顿工程"在宣布了 20 多年后的今天，距离成功仍是遥遥无期。或许，用登陆火星计划来比喻 HIV 疫苗研发计划更为合适。

二、HIV 疫苗研制简史

研制安全高效的 HIV 疫苗是极具挑战的科学难题，从 20 世纪 80 年代起，已开展的 HIV 疫苗临床试验有 300 余次。回首将近 40 年的 HIV 疫苗研制历史，可谓是一波三折，在徘徊中前行。HIV 疫苗的研制史可分为三个不同的阶段：①以诱发体液免疫应答为主的疫苗策略；②以诱发细胞免疫应答为主的疫苗策略；③同时诱发体液免疫和细胞免疫的联合疫苗策略。这三个阶段分别有相应的大型临床试验作为标志性事件，见表 19-1。

表 19-1 　　　　　　　　HIV 疫苗研发过程中具有里程碑意义的临床试验

阶段	试验 ID	免疫策略	候选疫苗	人数	结果
体液免疫	VAX 003	蛋白	AIDSVAX B/E	2500	无保护
	VAX 004	蛋白	AIDSVAX B/B	5400	无保护
细胞免疫	HVTN 502/Merck 023（Step Study）	病毒载体	MRKAd5-gag/pol/nef	3000	无保护，实验中止
	HVTN 503（Phambili）	病毒载体	MRKAd5-gag/pol/nef	3000	无保护，实验中止
联合免疫	RV 144	病毒载体初始免疫，蛋白加强	ALVAC-HIV/AIDSVAX gp120 B/E	16403	部分保护
	HVTN702	病毒载体初始免疫，蛋白加强	ALVAC-HIV/AIDSVAX gp120 B/E（adjuvant MF59）	5400	无保护，实验中止
	Imbokodo（HVTN 705）	病毒载体初始免疫，蛋白加强	Ad 26-moasic/gp140	2637	部分保护，实验中止

注：上述资料源自国际艾滋病疫苗行动组织(IAVI)的临床试验数据库。

1. HIV 疫苗研究的第一阶段

1984 年人们开始研制 HIV 疫苗，这个阶段的策略主要基于传统疫苗研制策略，以期产生高水平的艾滋病病毒特异性中和抗体。基于这一概念，科学家使用单体 HIV-1 gp120 蛋白诱导特异性体液免疫应答。

1986 年，查古里(Zagury)等人在扎伊尔(现为刚果民主共和国)进行了 HIV 疫苗的第一次人体 I 期临床试验。在这一时期的 HIV 疫苗临床试验中，虽然 gp120 免疫原可以诱导特异性结合抗体，但它们不能诱导出广谱中和抗体(broadly neutralizing antibodies, bNAbs)。

2003 年，由美国 VaxGEN 公司赞助的两个 HIV 疫苗的大规模Ⅲ期临床试验公布了其数据，结果表明这款候选疫苗没有起到对 HIV-1 感染的保护作用。

以诱发广谱中和抗体为目标的 HIV 疫苗策略仍在进行中，全球仍有众多科学家在探索新型免疫策略以期诱发出广谱中和抗体。基于结构的抗原设计是当今 HIV 疫苗研发的重要研究方向，多个研究团队依据生物信息学设计了一系列新型抗原，以期诱发出广谱中和抗体应答。

2. HIV 疫苗研究的第二阶段

以诱导广泛中和抗体为主要目标的 HIV 疫苗试验屡屡失败后，科学家们开始重新审视研发策略方向——人们逐渐将重点转向了以诱导细胞免疫应答为目标的新型 HIV 疫苗研发。这一时期，HIV 疫苗主要采用不同的重组病毒作为疫苗载体(例如腺病毒、痘病毒等)。大量研究表明，特异性细胞免疫应答能够控制 HIV 复制，因此人们一度对此类疫苗充满了期待。

其中，产生较大影响的代表性工作是美国默克公司研发的 5 型腺病毒(Ad5)载体 HIV 疫苗，该疫苗在Ⅰ期和第Ⅱa 期临床试验中都诱发了高水平的细胞免疫应答，成为当时人们眼中的"希望之星"。然而，随后的 IIb 期大规模临床试验数据表明该疫苗也不能产生有效的保护作用，这次失败沉重打击了当时整个 HIV 疫苗研发领域。当年的《科学》期刊用"HIV 疫苗研发遭受到毁灭性打击"来形容这次失败。不过后续研究发现，将 Ad5 载体 HIV 疫苗与其他不同种类载体的 HIV 疫苗(例如 DNA/Ad5、RhCMV/Ad5、Ad26/Ad5、YF17D/Ad5 等)联合使用后可诱发产生更强烈且多功能的 $CD8^+T$ 淋巴细胞，并在猕猴感染模型中产生了更有效的保护作用。因此，细胞免疫应答在控制 HIV 感染和复制过程中可发挥重要作用。以诱发细胞免疫应答为目标的 HIV 疫苗研发正在进一步深入开展，目前有多种该类型 HIV 疫苗研发新型策略正在实施中。

3. HIV 疫苗研究的第三阶段

在单纯以诱发体液免疫或细胞免疫为目标的 HIV 疫苗策略遭遇多次失败后，目前的主流观点认为成功的 HIV 疫苗应能诱发平衡的上述两种免疫应答。高滴度的中和抗体在 HIV 感染时的第一时间里结合并清除大部分病毒，同时高水平的杀伤性淋巴细胞能够杀死已被 HIV 感染的宿主细胞，有效抑制病毒复制。在这个阶段，DNA 载体疫苗、病毒载体疫苗、多价蛋白疫苗等得到了迅猛发展，不同载体疫苗初免/加强(Prime/Boost)联合免疫成为 HIV 疫苗领域的重要研究方向。

2009 年，美国和泰国研究人员共同宣布了一种新型 HIV 疫苗策略(RV144)的Ⅲ期临床试验结果，数据表明该策略将志愿者感染 HIV 的风险降低了 31.2%。RV144 策略中金丝雀痘病毒载体的疫苗（ALVAC-HIV）和 gp120 亚单位疫苗进行了初免/加强联合免疫。尽管该疫苗策略的保护不足以使其获得上市批准，但这是 HIV 疫苗研发史上首次在人体中观察到了有保护效果，极大鼓舞了整个 HIV 疫苗研发领域。随后，众多科学家开展了该试验可能的免疫保护机制研究，结果表明针对 Env 的 V1V2 区域的抗体有助于预防 HIV 感染。此外，研究中未发现该疫苗策略可以诱导出中和抗体，但其诱发的 $CD4^+T$ 细胞免疫应答以及非中和抗体，特别是具有抗体依赖的细胞介导的细胞毒性作用（antibody-dependent cell-mediated cytotoxicity，ADCC）的抗体，可能在保护中发挥了重要作用。

为了确证和优化改进 RV144 策略的保护效率，美国国立卫生研究院与南非卫生部及大型跨国药企合作实施了 P5 计划（Pox Protein Public Private Partnership），以 RV144 研究的经验为基础，在南非开展了重复性的临床试验 HVTN702。与 RV144 类似，HVTN702 研究也是基于金丝雀痘病毒载体的疫苗 ALVAC-HIV 和 gp120 蛋白亚单位的联合免疫策略，这是一项大规模的 IIb/III 期 HIV 疫苗临床试验，招募了 5400 名健康的年龄在 18~35 岁性活跃的志愿者，但在 2020 年 1 月 23 日，该项目团队在进行中期数据评估时发现，安慰剂组中有 123 人感染了 HIV，而疫苗免疫组中有 129 人感染了 HIV，疫苗接种人群中并没有获得有效的保护作用。因此，基于这些数据，该项目团队遗憾地终止了该临床研究。

三、以诱发广谱中和抗体为目标的 HIV 疫苗

根据传统的疫苗理论，能否诱导高水平的广谱中和抗体是 HIV 疫苗研发的关键。基于这一概念的 HIV 疫苗策略最近又开始兴起。近期的研究表明，广谱中和抗体是 HIV 与人体免疫系统长期共同进化的产物，病毒抗原的不断变异与机体的中和抗体产生经过持续的博弈，大约 2~4 年甚至更久的时间才能在大约 20% 的患者体内中产生出针对 HIV 的广谱中和抗体。因此，单纯地免疫天然形式的 HIV 蛋白很难诱导出这类广谱中和抗体。

针对如何诱导广谱中和抗体这一科学难题，近些年科学家们取得了一系列重要进展。例如，从艾滋病"精英"控制者体内发现并分离到了多种超级广谱中和抗体，包括 VRC01、B12、3BNC60、3BNC117、2F5、4E10、Z13、2G12、PG9、PG16、CH01 等，其中 VRC01 抗体可靶向 Env 抗原的 CD4 受体结合区域，可中和已知 90% 以上的 HIV 流行株。目前，美国国立过敏反应与传染病研究所（NIAID）正在开展一项名为 HVTN703 的 IIb 期临床试验，通过注射 VRC01 抗体来验证广谱中和抗体能否降低 HIV 感染风险，该研究结果尚未公布。此外，有人尝试用表达 VRC01 抗体基因的重组腺相关病毒（adeno-associated virus，AAV）载体用于对抗 HIV 感染。

通过结构生物学技术已经解析了多个 HIV 广谱中和抗体的作用位点，这些位点主要分布在糖蛋白 Env 的 5 个区域：CD4 结合区域、V1V2 区域、V3 区域、gp120-gp41 接合面区域和胞外近膜区域。在深入研究这些中和抗体的结合位点后，我们就可以更合理地设计免疫原用以精准靶向这些位点。广谱中和抗体作用位点的鉴定为反向疫苗学设计提供了重要思路和方向。

反向疫苗学是指从微生物基因组或蛋白质组出发，利用生物信息学、免疫学等相关技术手段，筛选、鉴定和设计出具有符合预期免疫效果的蛋白质以作为疫苗抗原。目前正在研发一系列新策略来进行 HIV 反向疫苗的设计，这些策略包括：设计靶向广谱中和抗体的最小抗原表位作为免疫原；设计结构稳定的 ENV 膜蛋白三聚体作为免疫原；探索可诱导产生广谱中和抗体胚系 B 细胞的新技术，例如序贯免疫策略（sequential immunization strategies）。

通过反向疫苗学对 HIV 广谱中和抗体的诱导产生和演化过程已进行了多项研究，并取得了多项有意义的研究成果。结构生物学家已设计出了大量仅与特定结构的中和抗体表位结合且有高亲和力的新型免疫原，这些免疫原已能诱导出针对同型 HIV 的中和抗体，但其广谱性还不够强，无法中和更多的异源毒株。目前，模拟 HIV Env 天然稳定态的最佳结构形式是 BG505 SOSIP. 664 抗原，以 BG505 SOSIP gp140 三聚体作为免疫原的新型疫苗正在研究中，例如通过不同突变水平的 BG505 SOSIP 疫苗序贯免疫小鼠后，可在其体内诱发针对 V3 保守区的广谱中和抗体。在猕猴模型中，该类疫苗也有效产生中和抗体应答并预防 SHIV BG505 病毒的感染，基于该策略的 HIV 疫苗已于 2018 年进入临床研究。

此外，有科学家鉴定出特异识别 HIV gp120-gp41 界面区的广谱中和抗体 VRC34，它识别 HIV 融合肽（fusionpeptide）上的一个 8 氨基酸抗原表位。他们将融合肽与载体蛋白耦联后免疫小鼠，结果发现可诱发能够中和 10% HIV 流行株的中和抗体。进一步基于该结构设计优化的研究表明，可在小鼠中诱发能中和 31% HIV 流行株的广谱中和抗体。在猕猴模型中也诱发了一定程度的广谱中和抗体，其中在 1 只实验猴体内诱发了可中和 22% HIV 流行株的中和抗体。最新的研究还表明，相比于常规的单次大剂量接种，连续多次小剂量接种 HIV 疫苗可诱导更广谱的中和抗体产生，也许连续多次免疫策略将成为 HIV 疫苗的有效递送方式。

四、基于新型病毒载体 HIV 疫苗的研发现状

不同的病毒载体疫苗会诱发出不同的免疫应答类型，进而影响其最终的保护效果。为了研发更有效的 HIV 疫苗，目前正在开发一系列新型载体，包括不同血清型的腺病毒

（Ad4、Ad5、Ad26、Ad35）、痘病毒、麻疹病毒（MV）、水疱性口炎病毒（VSV）、仙台病毒（SeV）、巨细胞病毒（CMV）等。

例如，利用猴巨细胞病毒（RhCMV）载体构建了表达 SIV 基因的重组疫苗 RhCMV68.1，接种该疫苗的 55%实验猴体内 SIV 可被完全抑制和清除。最近证明减毒的 RhCMV 载体 SIV 疫苗也可有效保护生殖道内 SIVmac239 感染。随后的机制研究表明，非常规的Ⅱ类主要组织相容性复合体（MHC-Ⅱ）或 MHC-E 限制性的 CD8$^+$T 细胞应答在其中发挥了重要作用。这一研究加深了我们对于机体 T 细胞免疫抗艾滋病病毒感染的认识，为新型 HIV 疫苗的研发提供了重要方向。

目前，VSV 和 SeV 等载体 HIV 疫苗已完成Ⅰ期临床试验，Ad26 和 Ad35 等载体 HIV 疫苗已进入Ⅱ期试验。初步分析结果表明该类疫苗的安全性良好，并能有效诱发针对 HIV 的体液免疫应答和细胞免疫应答。

此外，我国开展了复制型痘苗病毒天坛株为载体的 HIV 疫苗研制，该疫苗可有效保护猕猴抵御嵌合病毒 SHIV 的感染，并已顺利完成Ⅰ期和Ⅱ期临床试验，正准备开展Ⅱb/Ⅲ期临床试验。还有一系列基于不同病毒载体的 HIV 疫苗策略处于不同的研究阶段。

为了解决 HIV-1 病毒株的遗传多样性难题，科学家们通过生物信息学、人工智能和机器学习等技术对全球 HIV-1 序列进行了数据分析，设计出一种保守的嵌合抗原（mosaic antigen）。研究显示，在非人灵长类动物中，这类嵌合抗原可以诱导广谱和强烈的 CD8$^+$T 细胞反应。更重要的是，这种嵌合疫苗诱导了针对猕猴异源 SHIV 感染的保护性免疫应答。TRAVERSE 研究是一项评估 Ad26-MosaicHIV 与 Clade C gp140 联合疫苗的Ⅰ/Ⅱ期临床试验，于 2016 年 6 月在美国和卢旺达开始并在 2018 年 5 月完成。试验数据表明这些疫苗具有良好的耐受性，并且可引发高水平的抗 HIV 免疫应答。ASCENT 试验是评估此类艾滋病疫苗的另一项Ⅰ/Ⅱ期临床试验，其疫苗成分是 Ad26.MosaicHIV 疫苗和磷酸铝作为佐剂的 Mosaic gp140 蛋白。在上述几个临床研究的基础上，开展了代号为 Imbokodo 的 IIb 临床试验，已验证其有效性。但令人遗憾的是，由于后期临床试验结果显示疫苗的有效性仅为 25.2%，该研究已提前结束。

另一项Ⅰ/Ⅱ期临床试验 APPROACH 是为了评估表达上述嵌合抗原的重组腺病毒载体 Ad26-Mos.HIV、重组安卡拉痘病毒（modified vaccinia virus Ankara，MVA）载体 MVA-mosaic 和/或 HIV-1 Clade C gp140 联合免疫的安全性，并比较不同疫苗方案的抗原特异性抗体反应。该试验于 2014 年 12 月启动，并在 2019 年 4 月完成。2019 年 9 月，在数千人中开展了基于该 HIV 疫苗策略的Ⅲ期临床试验（HPX3002/HVTN706），以评估该策略能否预防艾滋病病毒感染。为了研制出安全高效的 HIV 疫苗，人们正在探索多种不同类型的 HIV 疫苗联合免疫策略。

五、治疗性 HIV 疫苗的研究现状

抗逆转录病毒疗法(anti-retroviral therapy, ART)可有效控制 HIV 复制和病情进展,但无法根除潜伏感染的病毒储存库。因此,当 ART 治疗停止时几乎所有 HIV 患者都会出现病毒反弹。治疗性 HIV 疫苗的目的是重建患者体内的免疫应答,以更好地控制停药后的病毒复制,该领域已经开展了一系列临床试验。

一项临床研究表明,将灭活艾滋病病毒刺激过的自体树突状细胞(DC-HIV)回输患者后,诱发了针对 HIV 多个抗原(Gag、Nef 和 Env)的广谱 T 细胞免疫应答,而且与对照组相比,DC-HIV 受试者体内的病毒载量显著下降。类似的临床研究也表明,用荷载 HIV Gag、Pol 和 Nef 脂多肽的 DC 细胞回输 HIV 患者后诱发了广谱免疫应答,并且对停药后的病毒载量起到了较好的控制效果。

另一种治疗性疫苗方案是 ALVAC-HIV 与 Lipo-6T、白细胞介素-2(IL-2)联合使用,ALVAC 是表达 Env、Gag、Pol 和 Nef 的金丝雀痘病毒载体,Lipo-6T 由 5 个 Nef、Gag、Pol 多肽与破伤风类毒素肽和脂质尾组成。早期的两项临床研究表明,相比于对照组,接种过上述治疗性疫苗的志愿者在 ART 停药后病毒反弹时间明显延迟,并且这种病毒控制程度与该疫苗诱导的 CD4$^+$T 和 CD8$^+$T 细胞反应呈相关性。在 2017 年开展的后续研究中,进一步发现该治疗型疫苗方案可逆转 T 细胞衰竭,增强抗原特异性免疫应答,从而改善了对艾滋病病毒的控制。目前还有更多的相关研究正在进行中,例如评估 DNA 疫苗 GTU-MultiHIV B 与脂多肽疫苗 Lipo-5 和基于痘病毒载体(MVA)的联合治疗性疫苗策略。

2016 年开展了一项基于 Gag 多肽疫苗 Vacc-4x 与组蛋白去乙酰化酶抑制剂联合使用的临床研究,结果表明该免疫方案可显著减少潜伏感染 HIV 的细胞数量和 HIV DNA 拷贝数量。然而,ART 停药后大约 14 天均出现了病毒反弹。

HIVAX 是一种高度突变减毒的 HIV-1 病毒株,它只能单轮感染细胞但不能进行复制,不过它可表达多种 HIV 抗原蛋白。一项名为 HIVAX 的临床研究结果表明,与安慰剂组相比,接种该治疗性疫苗的患者体内有更高水平的广谱 T 细胞免疫应答。更重要的是,与 ART 治疗前相比,7 个受试者中有 5 人在 ART 停药后的病毒载量显著降低。

最近,有团队报道了一种 Ad26/MVA 疫苗联合 Toll 样受体 7(TLR7)激动剂的免疫治疗新策略。在猕猴感染模型中证实该策略可显著提升细胞免疫应答水平,而且在停药后 33% 的受试猴一直未出现病毒反弹,在那些出现病毒反弹的猴中其时间延迟了 2.5 倍。基于这些令人鼓舞的数据,Ad26/MVA 治疗性疫苗已在泰国开展了临床研究,Ad26/MVA 联合 TLR7 激动剂的治疗性疫苗的临床研究也即将开展。此外,基于抗 HIV 广谱中和抗体的免疫治疗也有多项临床研究在开展中。

第三节　HIV 疫苗研发的主要难点和未来研究方向

一、HIV 疫苗研发的主要难点

发现 HIV 是艾滋病的病原体已将近 40 年，但全球范围仍没有临床安全高效的 HIV 疫苗。HIV 疫苗研制面临着诸多挑战，主要包括：

（1）艾滋病病毒具有独特的生物学特性，例如高度的变异性；病毒抗原表面高度糖基化；其基因组能整合到宿主细胞中，并长期处于潜伏状态。

（2）HIV 具有严格的宿主特异性，除了人类，很少有其他动物被感染，因此缺乏合适的动物模型来进行 HIV 疫苗的效果评价。

（3）此外，不同于其他任何病毒，尚未发现自然感染 HIV 后机体能产生有效的免疫保护，即机体免疫系统无法清除 HIV 感染，这样，我们很难从自然界中寻求到免疫保护相关性的线索。因此，寻找免疫保护的关键因素是研发 HIV 疫苗所面临的重要科学问题，也许只有另辟蹊径才能攻克这个高度进化的病毒所带来的挑战。

二、HIV 疫苗的未来研究方向

作为当今最具挑战性的科学难题之一，HIV 疫苗研制一直备受关注。全球已开展数百个 HIV 疫苗的临床试验，尽管到目前为止这些候选疫苗均未取得理想的保护效果，但在此期间 HIV 疫苗在概念和技术上取得了一系列重大进展，从而对整个免疫学领域起到了巨大推动作用。

传统的疫苗学技术，如减毒活病毒疫苗、全灭活病毒疫苗等，由于安全性的考虑而限制了它们在 HIV 疫苗中的研发，因此需要更加关注新型的疫苗策略。目前研发的 HIV 疫苗策略大概可分为以诱发广谱中和抗体为目标的 HIV 疫苗和以诱发高水平广谱 T 细胞免疫应答为目标的 HIV 疫苗，以及将二者结合起来诱发包括体液免疫和细胞免疫的均衡免疫应答为目标的 HIV 疫苗。尽管在研制 HIV 疫苗的道路上遇到了许多挫折和障碍，但科学家们已评估了多种新型病毒载体 HIV 疫苗的免疫原性和保护效果；探索了一系列 HIV 疫苗的新型免疫策略，如初免/加强、序贯接种、与免疫抑制阻断剂联合使用等。其中，多项 HIV 疫苗新策略正在开展临床研究，包括数项已处于 II / III 期临床研究。

HIV 疫苗研制之路充满了失败和挫折，但全球的科学家们从未放弃过努力和希望，仍在不断探索和优化各种新型 HIV 疫苗策略的可行性。目前，该领域达成的重要共识是，成功的 HIV 疫苗应能诱发：①高效的广谱中和抗体；②高水平且广谱的细胞免疫应答；③协调且均衡的体液免疫应答和细胞免疫应答；④在黏膜表面的持续高效免疫应答。这将是新型 HIV 疫苗的研发方向。

本章关于科学与人文精神的问题与讨论

(1) 你如何看待艾滋病病毒的发现权利之争？

(2) 抗艾滋病药物对控制病情已非常有效，为何还要研发 HIV 疫苗？

(3) 简述 HIV 疫苗的研发阶段及其标志性研究。

(4) HIV 疫苗研发的主要挑战是什么？

(5) 你认为 HIV 疫苗能够研发成功吗？为什么？

第二十章
可以美餐的疫苗：食品疫苗

　　食品疫苗或者疫苗食品(edible vaccine)，它不同于口服疫苗(oral vaccine)，而是以食品为载体，运用细胞工程和基因工程等技术，研发出的带有特定免疫原性的食品。食品疫苗既包括基于植物类如马铃薯疫苗，也包括基于动物类如昆虫疫苗，还包括基于微生物类如酸奶中的乳酸杆菌和啤酒中的啤酒酵母菌等疫苗。尽管我们已经成功地研制出诸如甲肝、乙肝、麻疹、百日咳、白喉、流感、破伤风、脊髓灰质炎、乙脑、流脑和结核病等疫苗，取得了骄人的成绩，但令人遗憾的是，这些手段都离不开打针和吃药等传统形式，不仅接种十分麻烦，而且缺乏黏膜局部免疫。而食品疫苗具有不必纯化、不必冷链运输、风险小、成本低、可反复食用等优点，为未来的防病手段带来了全新的理念。届时，防病、治病将不再是件痛苦或麻烦的事，不必去医院接种疫苗，一切都可在谈笑风生的餐桌上进行，十分轻松和愉快。

第一节　神奇美味的食品疫苗

　　食品疫苗以食材，如马铃薯、昆虫和乳酸杆菌等为载体，通过细胞工程和基因工程，将病原体的抗原植入其中稳定表达，食用后人体获得相当于接种疫苗的效果，激发免疫系统产生相应抗体，达到预防疾病的目的。

　　另外一种食品疫苗，其实是免疫活性物质。比如，人们通过对婴儿生长的研究惊奇地发现，婴儿出生后，难免会遇到各种致病微生物的侵袭，但是大多数婴儿能够在 6 个月左右的时间内保持健康的状态。究其原因，是母乳中含有丰富的免疫球蛋白等抗体成分以及乳铁蛋白和溶菌酶等生物活性物质。如果将免疫的母乳延伸至食品中，婴儿就可以借助食材载体，通过口服食物而不是打预防针而获得免疫。

总之，食品疫苗具有以下无可比拟的优点：①安全性，以食品为载体，不含任何感染性成分，生产、运输、接种安全，而且无过敏反应；②对于肠道病原体，接种途径与其感染途径类似，有利于刺激黏膜局部反应，产生细胞免疫和体液免疫；③成本低廉，不需要专业医生和注射器，而且可反复多次食用，没有接种环节被感染的风险。

一、食品疫苗的发展历史

食品疫苗是随着基因工程技术成熟而发展起来的。

1973年，基因工程技术诞生；1989年，成功在番茄中合成了功能性小鼠抗体的重链和轻链，使植物产生治疗性抗体成为可能。研究表明，应用植物产生的抗体是非常安全的。随着技术的进步，越来越多的开发技术出现，马铃薯、番茄、乳酸杆菌和酵母菌成为最常见的食品疫苗宿主。而治疗性产品大多以玉米和烟草为载体。

1997年，从转基因的植物中获得的食品疫苗经美国食品与药品管理局批准，第一次在人类临床试验中应用，转基因马铃薯表达了痢疾杆菌抗原，在第一阶段由志愿者进行口服试验。

随后开发动物食品疫苗也成为一个热点领域，其主要技术是将制造疫苗的抗原等目的基因转移到动物体内，人类通过食用动物乳制品和肉类食品达到免疫的目的。研究表明，通过注射或口服的方式把某种抗原输入奶牛体内，刺激其免疫系统，其分泌的乳汁特异性抗体含量升高(为了保持牛奶中特异性抗体和活性物质的生理活性，需采用低温喷雾干燥技术)。美国科学家还培育出了富含人体蛋白的山羊乳汁，其乳汁中含有的抗蛋白酶可以防治肺气肿。

二、食品疫苗的作用原理

大多数病原体都是通过被污染的食物、水以及呼吸和性接触传播，感染从皮肤或黏膜表面(消化道、呼吸道和泌尿生殖道)开始。皮肤或黏膜是人体的第一道，也是最有效的抗感染屏障。

胃肠道、呼吸道、泌尿生殖道及其他外分泌腺的黏膜中存在大量的淋巴组织和细胞，由于部位特殊，经常接触不同的抗原物质，黏膜形成了一些独特的免疫机制，成为一个相对独立的免疫体系，即黏膜免疫系统(mucosal immune system，MIS)。食品疫苗的效应依赖于黏膜免疫系统，黏膜免疫系统由大小不等的淋巴小结和散在的淋巴细胞构成。黏膜免疫系统经由一种具有吞噬功能的扁平上皮细胞(M细胞)从黏膜表面获取抗原，然后相应抗原表位由抗原提呈细胞(APC)递呈给T细胞，T细胞帮助B细胞分化为浆细胞并移行到黏膜，产生 IgA，IgA 通过黏膜上皮移行到内腔，形成分泌性免疫球蛋白 A（SIgA）。SIgA 是黏膜免疫系统中最主要的抗体，可以与相应的抗原结合抑制病原体入侵。

三、食品疫苗的表达系统

用于生产转基因食品疫苗的表达系统分为稳定表达系统和瞬时表达系统。

1. 稳定表达系统

所谓稳定表达系统，就是指将外源抗原基因稳定整合到食材（如植物）染色体上，其生长过程中不断表达外源抗原，并将此性状遗传给子代，成为表达疫苗的品系。

稳定表达系统分为核表达系统和叶绿体表达系统。

核表达系统的优点在于：（1）抗原蛋白的表达能稳定传递给后代，也经历过翻译后修饰，比较容易获得大量转基因植株。（2）可以获得多价复合疫苗。（3）转基因植株表达的抗原可不经抗原分子纯化直接口服，安全高效，生产成本低。

叶绿体表达系统则是利用基因枪将外源基因注射入叶绿体，使外源基因在叶绿体基因组中整合。目前，叶绿体转化法得到了广泛研究和高度重视。叶绿体作为外源基因转化的载体有诸多优势：（1）基因为多拷贝，表达量高。根据发育时期不同，每个细胞大约具有 10~100 个叶绿体，每个叶绿体具有 10~100 个质体基因组。（2）便于外源基因定位整合。（3）外源基因插入的位置精确，不会产生位置效应。（4）叶绿体基因组是严格的母系遗传，从而避免在植物传粉过程中发生基因漂移，也不会出现基因沉默问题。

2. 瞬时表达系统

所谓瞬时表达系统，是指通过整合外源基因的重组病毒感染机体如植物，外源基因随病毒在机体的复制、装配而得以高效表达，但外源基因并不整合到植物细胞基因组中，只在感染的细胞内瞬时表达。

瞬时表达系统仅限于表达小分子片段，其优点在于安全性高、无交叉感染危险。

四、食品疫苗的特点

疫苗在防治人畜传染病方面发挥了巨大作用。但是，传统疫苗在生产、保藏与接种环节均有很高的技术要求，而且其成本较高，在发展中国家，特别是偏远地区推广困难。因此，在传统疫苗的基础上，开发易生产、耐贮藏、接种便利的疫苗已成为新型疫苗研究的共识。

基因工程技术的发展为生产新型疫苗——食品疫苗奠定了坚实的技术支撑。将抗原成分重组入食品中形成疫苗食品，以食用方式代替传统的注射等方式进行免疫接种，以常温贮藏代替冷冻贮藏，可能是今后新型疫苗研发的方向。

第二节　百花齐放的食品疫苗

近十几年来，通过转基因技术在植物、动物和微生物中表达抗原的食品疫苗已有许多报道。食品疫苗在疫病防治、癌症治疗、自身免疫性疾病治疗等领域取得了重要进展，与传统疫苗相比，疫苗食品已显示出诱人的应用前景。下面对目前已取得的一些重要成果分类做简要介绍。

一、基于植物的食品疫苗

许多食用植物已被用于开发食品疫苗。基于植物的食品疫苗的主要特点有：(1)可食用植物的培育非常经济，易于扩大推广。(2)通过基因工程技术在植物细胞的细胞核或叶绿体中瞬时或稳定地表达抗原。(3)核表达系统有较高的生物合成能力，包括复杂的翻译后修饰等。(4)可导入的目标广泛，包括病毒、细菌、寄生虫和自身免疫性疾病相关抗原分子等。

迄今为止，疫苗抗原已转化为许多可食用的品种，包括生菜、番茄、土豆和胡萝卜等。此外，将疫苗抗原基因结合到叶绿体基因组中，还可以使多个基因在一个操纵子中表达，这对多价疫苗的开发具有很大的吸引力，使疫苗具有预防多种传染病的能力。

到目前为止，植物性乙型肝炎病毒疫苗、狂犬病病毒疫苗、诺如病毒疫苗、产肠毒素的大肠杆菌疫苗和霍乱弧菌疫苗等已经在进行第一阶段临床试验。针对禽流感(H5N1高致病性禽流感)病毒、幽门螺杆菌和冠状病毒等病原体的植物疫苗也在研发中。

1. 马铃薯疫苗

马铃薯种植面积大，生产环境简单，是生产破伤风、白喉、乙型肝炎和诺如病毒疫苗的合适载体。马铃薯首次作为载体，是开发针对引起肠炎的大肠杆菌的疫苗。利用马铃薯生产食品疫苗的主要好处是易于转化和繁殖，不需要冰箱储存。其主要缺点是烹调会导致抗原变性。

2. 水稻疫苗

水稻是另一种作为载体开发食品疫苗的植物。与其他植物相比，水稻在婴儿食品和高表达抗原方面具有优势，但其生长缓慢，需要温室条件。2007 年，人们在转基因水稻上进行的一项研究结果显示，水稻内产生了大量抗大肠杆菌的抗体。2008 年，人们证实了乙型肝炎病毒表面抗原(HBsAg)在水稻中的功能表达。水稻是许多亚洲国家人们的主食，以作为主要食物来源的水稻为载体的疫苗将对公众健康产生巨大影响。

3. 香蕉疫苗

香蕉不需要烹调，而且与其他植物相比更便宜。香蕉可以用来表达乙型肝炎病毒表面抗原(HBsAg)，香蕉树叶子也含有相应抗原。其主要缺点是成熟需要 2~3 年的时间，成熟后不易贮藏，易腐烂变质。

4. 番茄疫苗

番茄(也称为西红柿)是可以被生吃凉拌的菜肴，科学家利用番茄首次构建了一种有效的 SARS 冠状病毒疫苗。番茄疫苗对诺如病毒的防治效果比马铃薯疫苗好。番茄植株的叶、茎、果实和其他组织均能表达霍乱弧菌肠毒素 B 蛋白，番茄也被用来表达乙型肝炎病毒表面抗原和 β-淀粉样蛋白(阿尔茨海默病疫苗)。有研究将炭疽毒素复合物中亚单位 PA20、志贺氏菌关键致病基因 ipaD 和霍乱弧菌毒素 CTxB 融合，表达于番茄植株，以制备炭疽、志贺氏菌病和霍乱等口服疫苗，成熟的番茄青果中重组蛋白表达量最高。番茄生长迅速，可广泛种植，是许多国家人们餐桌上的常用食材，而番茄中高含量的维生素 A 还能增强人体免疫力。唯一的缺点是其不耐贮藏，容易变质。

5. 生菜疫苗

生菜是可以生吃的叶菜，食用生菜有助于乙型肝炎的治疗。科学家以生菜为载体制备了抗志贺毒素 1(Stx1)分泌型单克隆抗体 IgA，从中提取的 IgA 可以完全保护 Vero 细胞免受志贺毒素 1 感染。分泌性免疫球蛋白 A(SIgA)可以控制黏膜感染，因此它可能适用于口服被动免疫治疗。

6. 胡萝卜疫苗

胡萝卜贮藏时间长，也可用作疫苗载体。例如，突触核蛋白病(synucleinopathies)如帕金森病目前还没有有效的治疗方法；一种潜在的免疫治疗途径是通过 α-突触核蛋白(α-synuclein，α-Syn)抗体促进其病理形态的清除。为了开发一种低成本和有效的抗突触核蛋白病疫苗，人们设计了一种由产肠毒素大肠杆菌肠毒素 B 亚单位（LTB）和 α-Syn 三个 B 细胞表位组成的嵌合植物抗原，以胡萝卜细胞系作为表达载体，产生 LTB-Syn。胡萝卜细胞中产生的特异性抗原在室温下 6 个月内高度稳定，并可在 50℃下加热 2 小时后依然保持活性。此外，LTB-Syn 能够启动免疫应答。因此，以胡萝卜为载体制备的口服疫苗是一种很有前途的候选疫苗，具有稳定、耐贮藏和易生产等优点。

二、基于动物细胞的食品疫苗——昆虫细胞疫苗

目前基于动物细胞开发的食品疫苗主要有昆虫细胞疫苗，其具有稳定表达和容易大量繁殖等特点。

昆虫细胞系统已被广泛采用，因为它们能够产生高水平的蛋白质，并能进行翻译和翻译后的修饰，包括糖基化、磷酸化和蛋白质加工。该表达平台可产生稳定的转化细胞系或由重组杆状病毒驱动的瞬时表达感染。

杆状病毒-昆虫细胞表达系统是大规模生产复杂蛋白和开发亚单位疫苗最常用的系统之一。迄今为止，已有三种商用昆虫细胞疫苗上市，即宫颈癌疫苗 Cervarix（葛兰素史克公司研发）、流感疫苗 Flublok（赛诺菲巴斯德公司研发）和前列腺癌疫苗 Provenge（Dendreon 公司研发）。

昆虫的幼虫或蛹可以用来产生蛋白质。在使用昆虫幼虫或蛹制成可食用疫苗的背景下，家蚕幼虫或蛹已被商业化用于生产重组蛋白。目前，科学家正在对几种疫苗原型进行评估，强大的免疫保护反应支持蚕作为黏膜免疫疫苗载体的使用，如家蚕产生的幽门螺杆菌脲酶 B 亚基在小鼠体内具有高免疫原性。目前，虽然有数据支持将杆状病毒-蚕疫苗作为一种有前途的食用疫苗平台的可能性，但它只在少数亚洲国家被批准作为食品摄入。

三、基于微生物单细胞而生产的食品疫苗

微生物疫苗生长快，不受季节限制，具有安全性强和总细胞蛋白含量高等优点。

1. 藻类疫苗

绿藻是一种单细胞生物，相比植物，绿藻的稳定转化系更易于获得，可提高表达抗原的产量。事实上，单细胞绿藻具有植物系统的所有优点，并且比陆生植物具有更独特的优势。绿藻的生长不受季节限制，也不依赖于土壤肥力。藻类可以用封闭的生物反应器进行培养，因此不会发生附近作物的交叉污染。最后，藻类可以很容易地被冻干，干燥后可以在室温下保存长达 20 个月而不丧失免疫原性。

总的来说，这些特征表明藻类是疫苗运输的理想宿主。正如已经描述过的植物性食品疫苗，基于藻类的技术在生产、储存、交付和管理方面的低成本，使其成为在资源有限的环境下的理想系统。

2. 乳酸菌疫苗

宫颈癌是女性面临的第二种最常见的癌症，约 99% 的宫颈癌病例与生殖器感染人乳头瘤病毒（HPV）有关。目前，已鉴定的人乳头瘤病毒基因型有 130 种，HPV16 型感染是宫颈癌最常见的相关因素。

将 HPV16 E7 蛋白的基因在干酪乳杆菌中表达（成品称为 LacE7），可诱导 T 细胞免疫应答；与皮下或肌内抗原递送相比，经口服 LacE7 免疫后，针对 E7 蛋白的特异性黏膜免疫应答更强。口服以乳酸菌为载体的疫苗能诱导黏膜细胞免疫应答。这种新的治疗性 HPV 疫苗通过诱导黏膜 E7 特异性细胞毒性 T 淋巴细胞免疫应答，可取得更有效的临床效果。

3. 酵母菌疫苗

酵母细胞的基因结构非常清楚，具有翻译后修饰的功能，也是米酒或啤酒等食物中的菌体，能够保护抗原免受降解，因此，酵母细胞疫苗越来越受到重视。几项基于口服酿酒酵母的临床前研究发现该系统可诱导黏膜保护，并可用于多种病原体疫苗的设计中，如针对人乳头瘤病毒、放线杆菌和丙型肝炎病毒的疫苗等。

四、食品疫苗研发与应用中亟待解决的问题

食品疫苗可选用的食材种类多、成本低、接种容易，但是口服后需经过胃中强酸环境、小肠中消化酶处理与胆汁作用等环节，仍要保持其携带抗原的完整性，并诱发适当强度的免疫应答，这就对食品疫苗研发提出了较高的要求和较大的挑战。因此，具有细胞壁结构的植物成为天然生物胶囊，可使疫苗抵抗胃中酸性环境，对抗原有保护作用。

益生菌的功效已得到公认，但用益生菌为载体制备食品疫苗鲜见报道。以肠道定植型益生菌为载体，使其表达有关抗原，有望避免疫苗食品中的抗原在经过胃肠道诸多环节后被破坏。

尽管食品疫苗具有无限的发展前景，然而仍有一些不利因素限制了它们的应用，亟待解决和克服。这些不利因素包括：

（1）叶绿体不适合产生需要糖基化才能正确折叠的抗原。

（2）抗原在植物中的表达可以是短暂的，也可以是稳定的，但是稳定转化作物植株的表达量较低，通常不到总蛋白量的 1%。

（3）低剂量抗原无法引起足够的免疫应答，需采用冻干等方法浓缩抗原。

（4）不正确的抗原蛋白糖基化。

五、食品疫苗的治疗和应用前景

除了传染病防治外，将食品疫苗应用于癌症及自身免疫性疾病治疗也正在从梦想进入现实。

由于肿瘤抗原大多是自身抗原，采用传统疫苗研制方法制备肿瘤疫苗非常困难。目前开发的黑色素瘤植物食品疫苗已初显曙光。

自身免疫性疾病是指将自身蛋白误认为外来蛋白而受到自身免疫系统攻击，包括关节炎、多发性硬化症和重症肌无力等。食用适当剂量的表达自身蛋白的食品疫苗，可通过激活抑制性免疫细胞使机体产生对自身蛋白的免疫耐受，从而缓解疾病症状。例如，关节炎患者摄入胶原可以缓解疼痛症状；动物实验显示其效果有时间及剂量依赖性；为了产生免疫耐受，需要持续摄入抗原或不断加大剂量，而这种抗原摄入方式正好适合于食品疫苗。

食品疫苗大多数仍处在临床前试验阶段，存在很多亟待克服的问题，如有效性、稳定性、安全性和耐受性等。尽管存在以上问题，但我们有理由相信，随着基因工程技术的进步和各学科相互协作攻关，基于转基因技术生产的食品疫苗在不远的将来一定会拥有广阔的应用前景。

本章关于科学与人文精神的问题与讨论

（1）相比传统疫苗，食品疫苗具有哪些优点？

（2）相比植物疫苗，绿藻疫苗具有哪些优点？

（3）目前食品疫苗面临的主要挑战有哪些？

（4）为什么说食品疫苗具有广阔的应用前景？

（5）相比注射疫苗，口服疫苗有哪些优点？

第二十一章
一针顶五针的神奇多联疫苗：儿童五联疫苗

　　提到疫苗，你可能想到乙肝疫苗、破伤风疫苗等，很多疫苗都要打 1~3 针甚至更多。如果每种疫苗都这么打，那么计划免疫的婴幼儿可要被打很多针呢！有没有办法可以把不同的疫苗混在一起打呢？百白破三联疫苗以及后来发展起来的儿童五联疫苗就是这样的一种多联疫苗，可以同时预防多种疾病。

第一节　多联疫苗发展史及常用儿童五联疫苗

一、五联疫苗发展史

　　发展多联疫苗，减少接种次数，提高免疫效果，一直是广大疫苗研究人员共同关注的重要问题。世界卫生组织自 1990 年起，就把研究多价/多联疫苗放在疫苗研究与发展目标的第一位。多联疫苗是指接种一种疫苗就可以预防多种疾病的疫苗。多联疫苗并非传统疫苗的简单叠加，需要考虑不同疫苗成分的互相影响以及接种程序的调和等多种问题。多价疫苗是指接种疫苗可同时预防某种病原体的多种不同血清型/亚型所引起的一种疾病。最简单的多价疫苗就是脊髓灰质炎疫苗，脊髓灰质炎病毒有三种血清型，所以最初的糖丸就是含有针对脊髓灰质炎病毒三种血清型的多价疫苗。

　　现在国产的注射用多联疫苗主要包括传统的百白破疫苗和麻腮风疫苗等。百白破疫苗是针对白喉、百日咳和破伤风的三联疫苗。麻腮风疫苗是针对麻疹、腮腺炎和风疹的三联疫苗。目前国产疫苗还未突破三联疫苗的门槛。

　　武汉生物制品研究所曾经开发过一个百白破+乙肝四联疫苗，但其使用的百日咳疫苗为全细胞疫苗，不良反应较大，且百白破疫苗与乙肝疫苗的接种程序无法调和，该产品并未正式上市。

2009 年，第一个超过三联的多联疫苗由葛兰素史克公司引入我国，为百白破+b 型流感嗜血杆菌的四联疫苗，目前此四联疫苗已经退市。

2011 年 5 月 11 日，百白破+脊髓灰质炎+b 型流感嗜血杆菌的五联疫苗被引入我国。

目前国际上有些国家已经开始用六联疫苗，即在五联疫苗的基础上再加上乙肝疫苗，但在我国还没有获批上市。当然还有其他的多价疫苗，比如针对人乳头瘤病毒 HPV 的 4 价或 9 价疫苗和针对肺炎球菌的 13 价结合疫苗或 23 价多糖疫苗等，但是这些疫苗针对的主要是同一类的病原体。

二、五联疫苗的成分及其所能预防的疾病

五联疫苗是指含有五个活的、灭活的生物体或者提纯的抗原，由生产者联合配制而成，用于预防多种疾病或由同一病原体的不同血清型引起的疾病。

目前市场上常用的五联疫苗商品名叫"潘太欣"(Pentaxim)，它是法国赛诺菲巴斯德(Sanofi Pasteur)公司生产的，由吸附无细胞百白破和灭活脊髓灰质炎联合疫苗(DTaP-IPV)以及 b 型流感嗜血杆菌结合疫苗(Hib)组成的联合疫苗，接种 4 次就可以完成对白喉、破伤风、百日咳、脊髓灰质炎和 b 型流感嗜血杆菌脑膜炎等五种感染性疾病的免疫保护。"潘太欣"是全球第一个含无细胞百白破的五联疫苗。

此外，葛兰素史克(GSK)等公司在此基础上还研发出了六联疫苗 Infanrix Hexa，即在前述五联疫苗的基础上增加了乙肝疫苗。

第二节　儿童五联疫苗预防的相关疾病及病原体

根据世界卫生组织在 2003 年的统计，百日咳、白喉、破伤风和流感嗜血杆菌疾病约占 5 岁以下儿童疫苗可预防疾病死亡原因的 30%。下面我们逐一简要介绍一下儿童五联疫苗预防的五种疾病及其相关病原体。

一、白喉棒状杆菌及白喉

白喉(diphtheria)于 1826 年由法国物理学家比埃尔·布勒扎诺(Biel Bulzano)命名，它曾是大规模频繁暴发的恐怖疾病。1735—1740 年白喉的流行导致了新英格兰部分城镇 10 岁以下儿童80%死亡。而现代，白喉在发达国家以及中国等计划免疫执行较好的国家已经

很少见，但是在全球范围内每年仍有 5000 例左右的感染病例，大部分发生于欠发达地区。

在我国普及儿童计划免疫前，白喉每年可导致超过 10 万儿童的发病，2006 年后，我国已无白喉病例报告。然而在全球化的今天，对白喉的预防仍然不能松懈，与我国临近的蒙古、印尼等国仍常有白喉的流行。

白喉棒状杆菌（*Corynebacterium pseudodiphthericum*）是棒状杆菌属中最常见的致病菌。白喉棒状杆菌可存在于假膜、鼻及鼻咽分泌物中，主要通过呼吸道传播，也可通过污染的物品如玩具等传播。白喉棒状杆菌主要侵犯上呼吸道，在鼻咽部的黏膜上繁殖，产生外毒素，引起感染局部的黏膜上皮细胞坏死、血管扩张、白细胞和纤维蛋白渗出，病灶处形成灰白色膜，导致白喉病。白喉的主要发病人群是 15 岁以下无免疫接种的儿童。白喉痊愈后可获终身免疫。

注射白喉类毒素是预防白喉的主要措施。目前国内外均使用含有白喉类毒素、百日咳疫苗和破伤风类毒素三种成分混合制成的百白破三联疫苗（DPT triplevaccine），来开展对婴幼儿的免疫接种。

但是，针对白喉患者，特异性抗毒素血清是治疗白喉最有效的制剂，它能中和血液中的白喉外毒素。从发病开始，24 小时内可用 1 万~3 万 U；24~48 小时内，用 2 万~5 万 U；48 小时以上用 2 万~8 万 U。

二、百日咳杆菌及百日咳

百日咳杆菌，全称为百日咳博德特氏杆菌（*Bordetella pertussis*），是一种革兰氏阴性需氧博德氏菌属的球杆菌。人类是其唯一宿主，它主要通过空气和飞沫传播。在使用百白破联合疫苗后，百日咳的发病率大幅降低。

然而 20 世纪 90 年代开始，即便在疫苗覆盖率高的国家，也出现了百日咳发病率逐年升高的现象，这被称为"百日咳重现"。如 2008 年澳大利亚的百日咳暴发，导致 3.5 万人发病；2012 年美国百日咳暴发，4.8 万人发病；2012 年英国百日咳病人近 1 万例；2014 年美国加州百日咳再次暴发。多数国家的研究表明，目前的百日咳每 3~5 年有一个发病高峰期。2011—2017 年中国共报告百日咳 32452 例，年平均发病率为 0.34/10 万。人类要消灭百日咳仍然任重而道远。

百日咳是由百日咳杆菌引起的，潜伏期一般为 7~14 天，病程可长达 6 周，少数患者咳嗽可持续 2~3 个月，故名百日咳。易感人群主要集中在 1 岁以下的婴儿，或是处于疫苗失效期的 11~18 岁青少年。

百日咳的症状与普通感冒相似：流鼻涕、打喷嚏、咳嗽、低热。患者在咳嗽开始两个星期后传染力最强。随后症状恶化，呼吸时带有咳声或是呕吐。

成人症状稍缓，主要是长期咳嗽。在带有杂音的呼吸后一阵急咳是该病的典型症状，阵咳有可能持续一分钟以上，并造成发绀、呼吸暂停或者痉挛。

百日咳不只是咳嗽。对于婴幼儿，尤其是没有接种过百日咳疫苗的婴幼儿，感染百日咳可能会带来严重的并发症。在儿童病例中，约 3/5 的患者可能发生窒息；约 1/4 的患者可能合并感染肺炎；约 1/100 的患者可能发生抽搐；约 1/300 的患者可能发生脑病；约 1/100 的患者可能出现死亡。

预防百日咳的疫苗主要是混合型的"百白破"（DTaP）三联混合疫苗，其中百日咳疫苗为无细胞百日咳疫苗。然而，对"百日咳重现"的研究发现，一方面，百日咳的流行菌株在不断进化，无细胞百日咳疫苗只能减轻患者症状，并不能完全预防百日咳感染和阻断细菌传播；另一方面，"百白破"疫苗对百日咳的保护力可能在 5~10 年后自然消退，提示可能需要研究更加安全、有效的新型百日咳疫苗用于百日咳的预防。

三、破伤风梭菌及破伤风

破伤风（tetanus）是由破伤风梭菌（*Clostridium tetani*）引起的高致死率疾病。据估计，全世界每年有 80~100 万破伤风死亡病例，其中新生儿约 40 万例。中老年人因为抵抗力下降或者免疫不完全，也是患破伤风的高风险人群。

破伤风梭菌是革兰氏阳性杆菌，无荚膜，可形成芽孢，其芽孢可以在土壤中生存几十年。破伤风梭菌大量存在于土壤、人和动物的肠道内，其感染条件是窄而深的伤口，中间有坏死组织或有泥土污染，使局部组织缺血缺氧，或大面积外伤伴有需氧菌或兼性厌氧菌混合感染，造成局部厌氧微环境等，均有利于破伤风梭菌出芽繁殖。

破伤风梭菌的侵袭力不强，仅在损伤局部引起组织坏死，但破伤风梭菌产生的破伤风痉挛毒素，在神经系统中可阻止甘氨酸能中间神经元和 γ-氨基丁酸能神经元释放抑制性介质甘氨酸和 γ-氨基丁酸，致使屈肌和伸肌同时强烈收缩，骨骼肌强直痉挛，造成破伤风特有的角弓反张、牙关紧闭等症状。此外，破伤风痉挛毒素还可以影响神经肌肉接头处神经突触的传递，促使乙酰胆碱聚集，产生松弛性麻痹。若破伤风痉挛毒素清除不及时，最终可导致严重的神经性疾病症状及患者死亡。

对于破伤风梭菌感染的预防，首先要及时正确地对伤口清创，避免形成局部厌氧微环境。此外，还可以通过人工主动免疫注射破伤风疫苗，或者人工被动免疫注射破伤风抗毒素，以阻断游离的破伤风痉挛毒素入侵易感细胞。

四、脊髓灰质炎病毒及脊髓灰质炎

脊髓灰质炎，又称"小儿麻痹症"，是由脊髓灰质炎病毒引起的一种急性传染病。脊髓灰质炎病毒侵袭神经系统，可在数小时内造成机体全面瘫痪。在脊髓灰质炎病毒疫苗问世之前，几乎所有儿童都会感染脊髓灰质炎病毒。具体致病机制在前面相关章节(第五章)已有介绍。接种脊髓灰质炎病毒疫苗可以有效预防脊髓灰质炎。

五、b 型流感嗜血杆菌

b 型流感嗜血杆菌(haemophilus influenzae type b，Hib)，是儿童上呼吸道常见的一种细菌，主要潜伏于患者鼻咽部。该细菌能引起多种侵袭性疾病，其中以脑膜炎威胁最大。绝大多数患者为 5 岁以下儿童，主要好发于 1 岁以下的婴儿。无论在发达国家还是发展中国家，它都是导致幼儿罹患非流行性脑膜炎的重要原因之一，往往会给患儿留下严重的神经系统后遗症。在发展中国家，流感嗜血杆菌也是导致儿童罹患肺炎的一个主要原因。其他重要的、但不常见的流感嗜血杆菌疾病的临床表现包括会厌炎、骨髓炎、化脓性关节炎和败血症等。

b 型流感嗜血杆菌经由受感染者(但不一定有症状)的飞沫传播。b 型流感嗜血杆菌疾病可通过接种疫苗加以预防。芬兰的赫尔辛基在 70 年代后期，0~4 岁儿童中 Hib 脑膜炎的发病率为 43/10 万，注射疫苗后到 1991 年发病率已经降为零。

第三节　儿童五联疫苗的用法及注意事项

一、五联疫苗"潘太欣"的接种方案

"潘太欣"包含有一份预填充注射器装注射用混悬液和一份西林瓶装的冻干粉末。其中，混悬液每支 0.5mL，包含无细胞百日咳疫苗，效价≥4.0IU；白喉疫苗，效价≥30IU；破伤风疫苗，效价≥40IU；1 型、2 型、3 型灭活脊髓灰质炎病毒分别为 40DU、8DU、32DU。冻干粉末中包含有与破伤风类毒素结合的 b 型流感嗜血杆菌荚膜多糖 10μg。

使用时，首先，用力充分摇匀注射器装的混悬液，至形成均匀白色混浊悬液。然后，用摇匀的悬液溶解西林瓶装的 Hib 冻干粉。用力充分振摇复溶物，直至粉末完全彻底溶解，接着将复溶物抽回到注射器内。在复溶后立即注射，做到"即溶即用"。如果没有做到

"即溶即用"，静置将有可能产生絮片状悬浮和沉淀，需再次充分摇匀，尽快注射。注射方式采用肌肉注射，推荐在大腿前外侧深度肌内缓慢注射。

那么，"潘太欣"和常规的百白破等疫苗比起来又有什么不同呢？相对普通分开接种的疫苗来讲，"潘太欣"五联疫苗推荐在2、3、4月龄，或3、4、5月龄进行3剂基础免疫；在18月龄进行1剂加强免疫，一共4个剂次。五联疫苗具有的免疫原性与分别接种百白破疫苗、脊灰疫苗和Hib疫苗这3种疫苗无差异，孩子接种后耐受良好，血清保护率接近100%。其最大的优势在于五联疫苗最大限度减少注射次数，从12剂次减少到4剂次，减少因接种剂次带来的疼痛和不良反应风险，节省家长为宝宝接种疫苗所花费的时间和精力，同时，可提高免疫接种的依从性。与分开接种各疫苗相比，优先推荐接种联合疫苗。

如果已经先接种了五联疫苗对应的传统疫苗，是否还可以改用五联疫苗呢？答案是可以的，这种情况的接种原则是避免因接种五联疫苗而超过各传统疫苗的总接种剂次数。比如：

(1)宝宝2月龄接种过脊灰疫苗：3、4、18月龄各接种1剂五联疫苗；5月龄接种百白破疫苗和b型流感嗜血杆菌疫苗。

(2)如果宝宝2、3月龄接种过脊灰疫苗、3月龄接种过百白破疫苗：4月龄和18月龄各接种1剂五联疫苗；5月龄接种百白破疫苗和b型流感嗜血杆菌疫苗；6月龄接种b型流感嗜血杆菌疫苗。

(3)如果宝宝2、3、4月龄接种过脊灰疫苗、3、4月龄接种过百白破疫苗：18月龄接种1剂五联疫苗；5月龄接种百白破疫苗。

(4)如果经济条件允许，建议5月龄同时开始接种b型流感嗜血杆菌疫苗，6、7月龄再各接种1剂b型流感嗜血杆菌疫苗。

在我国，五联疫苗"潘太欣"属于二类疫苗，根据《中华人民共和国疫苗管理法》和国务院《疫苗流通和预防接种管理条例》的规定，二类疫苗以自愿、自费为原则，在充分知情的情况下由受种者家长选择。受种者家长也可选择百白破、脊髓灰质炎灭活疫苗或减毒活疫苗等一类疫苗和b型流感嗜血杆菌疫苗作为替代，其中b型流感嗜血杆菌疫苗为二类疫苗。

二、儿童五联疫苗接种注意事项及不良反应

很多人担心五联疫苗的安全性问题，害怕孩子接种后不能耐受。

其实，五联疫苗绝不是简单地将几种疫苗随意混合而成，它考虑了各种抗原组合的可溶性、物理兼容性、抗原稳定性以及使用中的免疫程序和不良反应等问题。研究人员在全球范围内对多联疫苗和传统疫苗的比较做了大量研究，表明多联疫苗除了能够达到与相应

传统疫苗相同或更好的预防效果之外，其安全性甚至更好。五联疫苗在 9 个国家以 5 种不同的接种程序共进行了 12 项临床试验，研究结果都证实了儿童五联疫苗是一种安全、有效的疫苗。

接种儿童五联疫苗同分别接种脊髓灰质炎、百白破和 Hib 疫苗相比，安全性和有效性都是相当有保障的。

在中国开展的 I 期临床试验研究中，无论是对 18~24 月龄幼儿接种 1 剂次，还是 2 月龄婴儿进行基础免疫，结果证明其都没有发生与疫苗相关的严重不良事件或者中毒反应。在Ⅲ期临床试验中，无论采用 2、3、4 月龄还是 3、4、5 月龄接种程序，五联疫苗组与单项疫苗对照组的局部不良反应率和全身不良反应率均处于较低水平。而 2009 年在中国进行的临床试验更证明了儿童五联疫苗同样适合中国宝宝。

此外，在接种五联疫苗的时候，不要想当然地认为反正它是多联的，不如同时再接种一些别的疫苗，这在使用上是不推荐的。一般来说，不建议五联疫苗与其他疫苗同时接种，也不得与其他药品或疫苗混于同一注射器中使用，以免影响免疫效果或者产生其他副作用。

当然，五联疫苗和其他疫苗一样，在接种的时候也有相应的注意事项和不良反应的发生。

五联疫苗接种的主要注意事项包括：

（1）发热或急性疾病期间必须推迟接种。

（2）确保不得经血管内或皮内注射。

（3）患有血小板减少症或凝血障碍者慎用，因为肌肉注射后可能存在出血风险。

（4）该疫苗在制备过程中可能含有微量的戊二醛、新霉素、链霉素和多黏菌素 B 等，故对这些物质过敏者慎用。

（5）如以前接种疫苗后出现格林-巴利综合征或臂丛神经炎，或接种后 48 小时内出现≥40℃的发热、虚脱或休克样症状（低张力低反应现象）、大于 3 小时持续且无法安抚的哭闹、接种 3 天内出现惊厥，需要谨慎决定是否接种本品。

（6）接受免疫抑制剂或患有免疫缺陷病可能会降低对疫苗的免疫应答，因此建议在治疗结束后再接种，但是即便对于免疫缺陷患者，抗体应答受限，也建议在可能的情况下尽量接种疫苗。

（7）对早于 28 周出生的早产儿，接种疫苗时应考虑潜在的窒息风险，进行必要的 48~72 小时呼吸检测。

（8）孩子在接种疫苗后可能会有不良反应，一般在接种第二针的时候表现比较明显，家长要注意观察。主要出现的不良反应包括局部红肿、发热、疼痛、倦怠和发痒等。多数孩子的发热为一过性发热，多饮水就可自行恢复，少数发热孩子需使用解热镇痛药物；局部红肿可给予热敷。

因此，五联疫苗不是每个孩子都适合接种的。对该疫苗及其所含任何成分，包括辅料、抗生素过敏者和其他严重不良反应者；患急性疾病、严重慢性疾病、慢性疾病的急性发作期和发热者；患脑病、未控制的癫痫和其他进行性神经系统疾病者；注射百日咳、白喉、破伤风疫苗后发生神经系统反应者，均不能接种五联疫苗。

本章关于科学与人文精神的问题与讨论

(1) 曾口服过脊髓灰质炎糖丸，能否接种五联疫苗？

(2) 五联疫苗是联合疫苗，能否同时和其他疫苗一起接种？

(3) 联合疫苗的组合设计原则是什么？

第二十二章
出国旅行及留学需接种的疫苗

随着国力的不断增强，现在每年都会有不少人选择出国旅行来放松自己的身心。那么，办理好护照和签证等相关手续后，是不是就可以开始一趟说走就走的旅行了呢？不一定哦！如果不按规定接种疫苗，可能在目的国口岸被拒绝入境，而且在国外罹患黄热病、霍乱、疟疾等地区性传染病的可能性较大，旅行者将面临较大的健康风险。

每年六月中旬，不少拿到Offer(接收函)的同学们都在为开学做准备，行李问题、宿舍问题、机票问题，包括学几道家常菜都必不可少！但在准备相关事宜的时候，切记还有一件重要的事不能忘记，那就是接种疫苗！比如美国法律明文规定，所有新生都必须提供完整的疫苗接种记录才能到校上课，没有按照学校要求提供疫苗接种记录者不被允许进入校园。同时，如果学校被查到有学生未提供完整的疫苗接种记录，学校还有可能要承担法律责任。

第一节　出国留学需要接种的疫苗

出国之前，需到中国检验检疫机关所属的当地国际旅行卫生保健中心办理《国际旅行健康检查证明书》，出境时须向中国检验检疫机关出示健康证明书。另外还需办理《国际预防接种证书》，根据学校要求的免疫接种(immunization)表格，按照上面的要求接种相应的疫苗，接种疫苗后会取得《国际预防接种证书》(international certificate of vaccination)。

《国际预防接种证书》是世界卫生组织为了保障出入国(边)境人员的人身健康，防止危害严重的传染病通过出入国(边)境的人员、交通工具、货物和行李等传染和扩散而要求提供的一项预防接种证明。表22-1列举了出国常需接种疫苗术语的中英文对照。

表 22-1　　　　　　　　出国常需接种疫苗术语中英文对照一览表

中文全称	缩写	英 文 全 称
卡介苗	BCG	bacille Calmette-Guerin vaccine
白喉/破伤风/无细胞百日咳疫苗	DTaP	diphtheria and tetanus toxoid with acellular pertussis vaccine
甲型肝炎疫苗	HepA	hepatitis A vaccine
乙型肝炎疫苗	HepB	hepatitis B vaccine
b 型流感嗜血杆菌疫苗	Hib	haemophilus influenza type b vaccine
流感疫苗	Influenza	influenza
灭活脊髓灰质炎疫苗	IPV	inactivated polio vaccine
口服脊髓灰质炎疫苗	OPV	oral polio vaccine
麻疹、腮腺炎、风疹疫苗	MMR	measles, mumps and rubella vaccine
肺炎球菌疫苗(结合型)	Pneumo_conj	pneumococcal conjugate vaccine
肺炎球菌疫苗(多糖型)	Pneumo_ps	pneumococcal polysaccharide vaccine
狂犬病疫苗	Rabies	rabies vaccine
伤寒疫苗	Typhoid	typhoid fever vaccine
水痘疫苗	Varicella	varicella vaccine
黄热病疫苗	YF	yellow fever vaccine
白喉、破伤风、无细胞百日咳、b 型流感嗜血杆菌、灭活脊髓灰质炎疫苗	DTaP-Hib-IPV	diphtheria and tetanus toxoid with acellular pertussis, haemophilus influenzae type b and inactivated polio vaccine
流行性脑膜炎疫苗	Men	meningococcal vaccine

第二节　出国旅行需要接种的疫苗

我国对出入境人员的传染病预防、疫苗接种有相关规定。一是按世界卫生组织规定，要求国际旅行者接种黄热病、霍乱等疫苗；二是按对方国家要求，对准备出行者接种疫苗。像美国的一些州要求入境者接种麻腮风(麻疹、风疹、腮腺炎)三联疫苗、俄罗斯要求入境者接种白喉疫苗，有的国家则要求入境者必须携带抗疟药物等；三是建议去卫生条件较差的国家和地区的人员，有必要接种霍乱、甲肝、伤寒等疫苗，并随身携带抗疟药物；

去澳大利亚和欧美的发达国家要接种麻疹疫苗；去非洲要接种黄热病、登革热等疫苗。

一、黄热病疫苗

1. 被死神笼罩的费城

2015 年 11 月 6 日，联合国教科文组织授予美国费城世界遗产城市的桂冠，费城也成为美国第一座获此殊荣的城市。费城对于美国人来说意义非常重大，它是美国独立战争的重要见证者，美利坚合众国的诞生地，《独立宣言》、1787 年《美国宪法》等重要历史文件都在这里签署，城市内的独立厅、自由钟等都是美国革命的重要象征。建国初期，它还是美国的临时首都以及经济文化中心。然而，就在这座城市尽享繁华之时，却差点遭遇被抛弃的命运。

1790 年左右，费城与加勒比地区的贸易尤为频繁。当时加勒比地区的海地被认为是世界上最富庶的殖民地，尽管这富庶的背后是法国殖民者对当地奴隶的野蛮掠夺。1791 年，海地暴发奴隶反抗法国殖民者的革命运动，这场看似与费城距离较远的反殖民运动，却险些给费城带来灭顶之灾。1793 年，先后载有 2000 多名法国殖民者及其奴隶的商船，先后逃离血腥狼藉的海地岛，驶向当时美国的首都——费城。这些死里逃生的法国难民，在向美国人讲述海地动荡、混乱场景的同时，也描绘着当地瘟疫如何让法国镇压者变得毫无战斗力，而在这些讲述者中就有人正感染着瘟疫。费城市民轻松地听着法国难民所讲述的"逃难故事"，却并未意识到危险正悄然临近，即将侵袭费城的"黄热病"（yellow fever）将给这座繁荣的城市带来始料未及的巨大影响。1793 年 8 月，疫情首先出现在费城特拉华河沿岸的穷人社区。8 月中旬，疫情迅速蔓延至全城，这些病人高烧不退，头痛难忍，面颈潮红、结膜充血、皮肤和眼睛变为黄色，让人不寒而栗，后期出现鼻血不止，直至昏迷、呕血、休克、死亡。据估算，从 8 月到 11 月，费城因黄热病造成的死亡人数总计 5019 人，占全市人口的 10% 至 15%，整座城市都笼罩在死亡的恐惧中，先后有 17000 多人逃离这座城市。政府抛弃了费城，亡命的盗贼闯入逃亡市民的住宅，肆意盗取财物；垂死的病人被家人抛弃在街头；还有父母染病双亡后出现的大量城市孤儿流落街头；昔日繁忙的市场一片肃杀，城市经济瞬间崩溃。

2. 黄热病为什么可怕？

黄热病，因病人常伴有黄疸症导致全身皮肤发黄而得名，俗称"黄杰克""黑呕"。黄热病是由黄热病病毒引起的急性传染病，黄热病病毒是历史上分离到的第一种人类病毒（1927 年），埃及伊蚊是黄热病的主要传播媒介。

人对黄热病病毒普遍易感，感染后可产生终身免疫，未发现有两次感染者。大部分感染黄热病病毒的人没有或只有轻微症状。部分患者经过 3~6 天的潜伏期后会出现突发性发热、发冷、头痛、背痛、全身肌肉酸痛、乏力、疲倦、恶心和呕吐，这些症状在 3~4 天内缓解。约 15% 患者会出现严重的并发症（如持续高烧、黄疸病、出血、休克和多重器官衰竭等），严重病例的死亡率为 20%~50%。1907 年，继天花、鼠疫、霍乱后，黄热病被国际卫生公约列为国际检疫传染病，国际卫生条例规定成员国必须向世界卫生组织通报黄热病病例。

3. 黄热病流行情况

黄热病在非洲已经存在了数千年，主要在猴和蚊之间传播。人类记载的第一次黄热病流行发生在 1648 年墨西哥的尤卡坦半岛。17—19 世纪，此病被带到欧洲及北美，在差不多两个世纪内，成为美洲、非洲及欧洲部分地区最严重的传染病之一，曾造成大量人群死亡及部分社会活动瘫痪。1741 年，英国 2.7 万名士兵攻打哥伦比亚，因 2 万人感染黄热病而溃不成军。1800 年，西班牙发生黄热病大流行，死亡至少 6 万人。巴拿马运河的修建在 20 世纪初期称得上是一项人类工程的奇迹，在修建期间约有 2.5 万名参与工程的人员死亡，其死亡的主要原因是感染疟疾和黄热病，到 1906 年，已有超过 85% 的运河修建工人住院治疗，修建工作被迫停止。工人们对运河工地唯恐避之不及。之后得益于大规模的灭蚊行动，才使疫情得以控制，工人们再也不用担心工作时生病了，巴拿马运河的修建工作得以正常进行，两岸的旅游业也日益繁荣。

进入 20 世纪后，黄热病开始在南美洲及非洲形成地方性流行，再也没有传播出上述两地区。20 世纪 30 年代末，黄热病病毒减毒活疫苗 17D 株研制成功并被广泛用于流行地区的预防接种，黄热病流行得到明显抑制。20 世纪 50 年代末 60 年代初，人们降低了对黄热病的警惕，忽视了对黄热病的监测和预防接种，结果新的流行又不断出现：1958—1959 年，扎伊尔和苏丹相继出现暴发流行；1960—1962 年，埃塞俄比亚发生严重大流行，100 万人口中约 10% 感染黄热病，死亡约 3 万人。

20 世纪 60 年代以来，非洲和南美洲的黄热病暴发一直未曾中断，每年向世界卫生组织报告的病例数在近百例至数千例不等。在非洲，该病的流行主要集中在北纬 15° 至南纬 10° 的 31 个国家，约有超过 5 亿人受到黄热病的威胁；在美洲，黄热病在 9 个南美国家和一些加勒比岛国流行。近 20 年来，随着蚊虫数量和栖息地的增加以及到流行区的国际旅行变得越来越普遍，黄热病的病例数在不断增加，越来越多的国家新报道了该病。

黄热病之前还从未在亚洲被报道。但随着全球气候变暖，旅游业及交通业的迅速发展，世界城市化加剧，生活场所适于埃及伊蚊孳生的环境增加，该蚊的分布逐渐北移，近期调查显示已扩展到北纬 25° 左右的地区。而近年来在我国广东省、台湾地区登革热的暴发流行也提示，黄热病在我国南方出现大范围流行并非完全不可能发生。近年来，欧美等非黄热病流行区人员赴黄热病疫区或流行区而感染黄热病死亡的病例时有报道。

4. 黄热病疫苗研制历程

黄热病可通过一种非常有效的疫苗得到预防，而且这种疫苗既安全价格又不高。一剂黄热病疫苗足以达到持续免疫和终生保护的效果，无需续种疫苗。接种疫苗后，80%～100%的人在10天内获得有效免疫力，超过99%的人在30天内获得有效免疫力。

1927年12月20日，17岁的玛亚利感染了黄热病，第二天被送到巴斯德研究所，研究员们用埃及伊蚊叮咬患者，再叮咬猴子，猴子也出现了黄热病症状，随后染病猴子的肝脏被冷藏，并被当作宝贝带回了哈佛。1930年，南非病毒学家泰勒尔发现小白鼠也能被黄热病病毒感染，但小鼠只会患上脑炎，不会出现黄疸，一种基于鼠脑制备的黄热病候选疫苗就此诞生，被命名为法国嗜神经毒疫苗（French neurotoxic vaccine, FNV）。1939—1956年，大约有5600万人接种了该疫苗，但有些孩子接种后出现了严重事故（脑炎），于是人们逐渐放弃了该疫苗。

1927年，马克斯·泰勒尔（Max Theiler）（图22-1）团队从尼日利亚提取了阿斯比病毒株，并使该病毒适应小鼠胚胎碎片的培养。经过17次失败尝试后，致命的毒株最终演变成了安全无毒的黄热病疫苗——17-D疫苗。17-D疫苗生产超2800万剂，成功终结了黄热病作为主要传染病的历史。泰勒尔也因此获得1951年的诺贝尔生理学或医学奖。

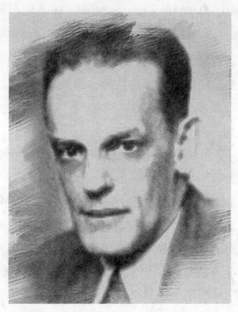

图22-1 马克斯·泰勒尔

5. 黄热病疫苗接种注意事项

为防止黄热病的传播，主要采用以下疫苗接种策略：对婴儿进行常规免疫；开展大规模疫苗接种运动以提高有风险国家的免疫覆盖率；为前往黄热病流行地区的旅行者接种疫苗。

根据国际卫生条例（2005），黄热病是唯一一种国家可要求旅客出示疫苗接种证明的疾病。世界卫生组织建议，除了有禁忌证人士外，所有年龄9个月或以上需往返有感染风险地区的旅游人士需接种疫苗。黄热病预防疫苗在初次注射10天后接种者才能产生足够的免疫力，因此在出发前应预留充足的接种时间。如旅行者来自黄热病流行的国家或地区，需要其出示有效的国际疫苗接种证明。

黄热病疫苗是减毒活疫苗，关于黄热病疫苗引起严重副作用的报告极少。有研究显示，2%～5%人群在接种疫苗后出现轻微的不良反应，常见的不良反应包括头痛、肌痛、低热。由于疫苗源于鸡胚，因此对鸡蛋过敏者存在过敏可能性。黄热病疫苗相关的严重不良反应包括黄热病疫苗相关的神经疾病和黄热病疫苗相关的内脏疾病等。黄热病疫苗相关的神经疾病是一种严重却鲜有致死的不良反应，表现为一系列不同的临床综合征，包括脑膜炎、吉兰巴雷综合征、急性播散性脑脊髓炎和延髓性麻痹。黄热病疫苗相关的内脏疾病则模拟了感染黄热病的自然过程，疫苗的病毒增殖并播散遍及宿主各组织。

不宜接种黄热病疫苗的人通常包括：月龄不足9个月的婴儿；孕妇——但在出现黄热病疫情，感染风险很高时例外；对鸡蛋蛋白严重过敏者；艾滋病和接受免疫抑制治疗的肿瘤患者，或有胸腺疾患的人。

二、霍乱疫苗

1. 经水传播的疾病——霍乱

霍乱是一种急性腹泻疾病，夏季高发，能在数小时内造成患者腹泻脱水甚至死亡。主要是感染霍乱弧菌引发，可经水、食物、苍蝇以及日常生活接触而传播，在一些基础设施落后、遭受战乱的国家和地区易呈暴发式流行。霍乱最早追溯于印度，清朝嘉庆末年传入我国，是我国《传染病防治法》规定的两种甲类传染病之一，也是《国际卫生检疫条例》规定国际检疫的三种传染病之一。每次霍乱的出现，都会带走成千上万人的生命。100多年前，霍乱先后在亚、非、欧、美各大洲造成过六次大的暴发，其中黑格尔的死亡时间就处于霍乱第二次大流行时期。然而，恶魔的脚步却没有因为前六次的灾难而终止，1961年开

始的第七次世界性霍乱大流行，已波及五大洲 140 个以上的国家和地区，报告病例数在
100 万以上，目前尚无停息的迹象。

1854 年，伦敦暴发严重霍乱，约翰·斯诺（John Snow）医生研究发现，霍乱是通过饮
用水传播的。斯诺医生统计每户病亡人数，每死亡一人标注一条横线，结果发现，大多数
患者的住所都围绕在宽街水泵附近，结合其他证据得出饮用水传播的结论，于是移掉了宽
街水泵的把手，霍乱最终得到控制。其绘制的找寻霍乱根源的地图在 2014 年被大数据可
视化公司 Tableau Software 评为人类历史上最有影响力的五个数据可视化信息图之一。

2. 活在水中的细菌——霍乱弧菌

霍乱的致病细菌被称为霍乱弧菌，这种菌长得像毛茸茸的小蝌蚪一样。霍乱弧菌在干
燥情况下仅能存活 2 小时，在水中能存活 1~3 周，而在贝壳类、鱼类表面能存活 1~2 周，
合适的情况下存活时间可长达 1 年。1883 年，德国微生物学家罗伯特·科赫成功发现并分
离了霍乱弧菌，证明水中的霍乱弧菌是霍乱的元凶。霍乱弧菌能产生霍乱毒素，造成感染
者分泌性腹泻，即使不进食也会不断腹泻，洗米水状的粪便是霍乱的特征。

霍乱弧菌的故乡据说在印度，因为印度人自古以来就有生饮恒河水，并把排泄物和死
者尸体抛入恒河的传统。但数千年来，霍乱都只是恒河流域的局部疾病，因为霍乱弧菌在
人体内最长只能待 3~4 周，感染者短短几天内就会发病。然后，要么是感染者消灭霍乱，
要么是霍乱消灭感染者。然而，大航海时代，频繁的贸易把它带到了欧洲，并进一步带到
世界各地。从此，霍乱就开始频繁袭击人类。

3. 霍乱疫苗

1878 年，巴斯德用鸡作为实验动物研究霍乱，希望能找出霍乱弧菌在动物体内的活动
规律。一次偶然的机会，他的一名助手不小心把放置了接近两个星期的霍乱弧菌溶液给鸡
做了注射。这群幸运的小鸡成功躲过了死神，只出现了一些轻微的症状，没过几天就都完
全康复了。巴斯德认为已经过期的霍乱弧菌溶液可能与牛痘一样，是毒性减弱的品种，并
能作为疫苗来使用。

根据巴斯德制备疫苗的原理，柯利（Kolle）（图 22-2）等科学家于 1896 年将霍乱弧菌加
热灭活，制备成灭活疫苗，将此疫苗于 1902 年在日本霍乱流行区大规模使用，其后又分
别在孟加拉国、菲律宾和印度进行了临床试验，显示出很好的短期保护作用。在此基础上
研制出两种口服疫苗：Dukora 和 Shanchol，这两种疫苗的保护效力均达 60%~85%，保护
时间长达 5 年。

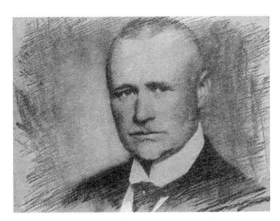

图 22-2 柯利

三、伤寒疫苗

伤寒是由伤寒杆菌引起的急性肠道传染病，可导致患者高热和肠道出血，具有很强的传染性，患者病死率可达 40%～50%。伤寒是战争和贫穷的附庸，公元前 430 年暴发于雅典城，当时雅典与斯巴达正在进行着伯罗奔尼撒战争，大量居民涌入雅典城，人口密集，居住条件恶化，从而导致伤寒大规模流行。伤寒造成大约 1/4 的雅典人死亡，以后几乎每一次都随战争而暴发。

20 世纪初，美国一位给人做饭的女佣名叫玛丽(Mary)，她得过伤寒病，痊愈后继续给人做饭。可是她到哪家，哪家就有人得伤寒，后来查明那些患者就是被她传染的。10年时间她换了 8 个东家，被她传染而得伤寒者共有 56 人，所以大家都叫她"伤寒玛丽"。这个无可救药的病菌携带者于 1915 年被捕，回到了她的禁闭岛上。"伤寒玛丽"使公众首次发觉，健康人也能传播致命的疾病，这样的人被称作"健康带菌者"。"健康带菌者"自己不得病，却可以把病传染给别人。

20 世纪初，英国医生赖特研制出伤寒疫苗，在第一次世界大战时，这种疫苗得到了采用。数百万的士兵因战壕内恶劣的条件而死亡，但死于伤寒的却只有 100 人。

目前广泛使用的两种伤寒疫苗类型是：活性口服伤寒疫苗(Ty21a)和纯化 Vi 多糖疫苗。世界卫生组织建议在伤寒流行的疫区所有孩童都应该接受疫苗接种，高感染风险的人也建议进行接种。此外，伤寒疫苗接种也可以用来控制暴发中的疫情。

如上所述，如果出入国境者没有携带《国际预防接种证书》，国境卫生检疫人员有权拒绝其出入境，甚至可对其采取强制检疫措施。只有按照规定进行疫苗接种，出国之路才能顺顺利利！

本章关于科学与人文精神的问题与讨论

（1）为什么出国之前要接种疫苗？不接种疫苗会有什么影响？

（2）为何美国学校要强制新生接种疫苗？其有何科学依据和社会意义？

（3）如果你想去肯尼亚旅游，应该做哪些准备呢？

第二十三章
超酷的未来疫苗

疫苗始于中国的人痘苗，而1796年开始应用的对抗天花的牛痘疫苗则开启了疫苗保护人类的新时代。如今，每一位新生儿都会按照国家或地方政府规定接种各式各样的疫苗，如乙肝疫苗、百白破疫苗、麻疹疫苗、流脑疫苗、乙脑疫苗、脊髓灰质炎疫苗、流感疫苗等。这些疫苗保护着小宝宝们健康苗壮成长。但是，你是否想象过有一天，我们能接种肿瘤疫苗，一针搞定某种或所有肿瘤，就像预防破伤风或乙肝一样预防肿瘤呢？未来10年，人类有望推出能改变人类生活方式的针对7种重大疾病的疫苗：肿瘤疫苗、淋病疫苗、艾滋病疫苗、诺如病毒疫苗、通用流感疫苗、抗毒瘾疫苗、寨卡疫苗。

另外，未来疫苗还可能有让肿瘤无处可逃的八面玲珑的纳米疫苗、让宝宝再也不会害怕打针的纳米疫苗（既接种了疫苗还不会疼——Nanopatch纳米贴片）等。

而最好的消息是，如果未来疫苗能像病毒一样人际传播，那就不用接种疫苗了！

第一节　未　来　疫　苗

人类的未来存在着无限可能，我们可能生活在现实和虚拟世界之间，我们可能移民到外太空，我们可能将人工智能（Artificial intelligence，AI）运用到生活的方方面面……那我们的未来疫苗又可能是什么样的呢？

一、未来疫苗知多少

未来疫苗是未来人类借助各种先进生物技术和理念，成功开发的能够改变人类生活方式和生存质量的各种疫苗。这其中包括能有效预防和治疗各种疑难杂症的疫苗，如肿瘤疫苗、艾滋病疫苗、通用流感疫苗、避孕疫苗、纳米疫苗、抗毒瘾疫苗等，此类疫苗将带给人类一个全新的世界——未来疫苗的世界。

二、未来疫苗研发的难点和面临的科学挑战

未来疫苗往往是针对目前人类束手无策或防治效果不好的疾病所研发的疫苗。这类疾病的疫苗抗原一般存在变异性高、安全性差、佐剂或载体选择困难等方面的问题。在这方面，我们需要进行大量的预估、评价、测试和实验验证工作，需要投入大量的人力、物力和财力。另外，对有些疾病还需要彻底了解其发病机制和患者机体反应情况，需要我们提升目前已有的生物医学技术、各项基因工程技术和疫苗开发技术，需要我们开发出生物相容性优、降解性好、安全性高、便捷性强、有效性高的佐剂和载体等。只有这样，才能制备出更加安全有效的疫苗，这些都是未来疫苗研发需要克服的困难和所面临的挑战。

三、未来疫苗可能带来的重大社会影响和意义

未来疫苗将给我们的社会带来诸多益处，产生重大影响和现实意义。它可以防治目前人类束手无策的疾病(如恶性肿瘤、艾滋病等)，极大地改善人类的生活质量和延长人类的预期寿命；可以优化人类的生育行为(如使用避孕疫苗)；可以简化疫苗接种方式(如使用贴片疫苗、弱传播疫苗)；可以节省大量的人力、物力、财力的支出(尤其是社会公共卫生财政的支出)。

未来的世界是美好的，也是未知的。人类要拥有美好的未来，从现在起，我们就要做好各方面的准备！你准备好了没有呢？让我们一起来面对未来疫苗吧！

第二节 喜忧参半的肿瘤疫苗

现实生活中，很多病例都让我们认识到肿瘤的可怕，人们几乎"谈癌色变"。多年来，肿瘤治疗一直是医务工作者、科研人员及大众所关注的重点。

一、肿瘤治疗的困惑

随着人类平均寿命的延长、人类饮食习惯和生活方式的改变，肿瘤的发生率逐年提升。目前，肿瘤治疗手段主要有手术、放化疗和免疫疗法等，其中，手术和放化疗可以清

扫大量肿瘤细胞，但会给患者造成极大的痛苦，影响患者术后生活质量，且肿瘤还容易复发和产生耐药性，给患者带来极大的生理和心理负担。如果人类能够像预防麻疹、脊髓灰质炎那样，接种疫苗就能有效地防治此类疾病，开发出能预防肿瘤发生的肿瘤疫苗，那么人类的生活和生存质量将得到质的飞跃。因此，肿瘤的免疫疗法逐渐进入人们的视野。

二、肿瘤疫苗的开端

1."肿瘤疫苗之父"——威廉·科利的苦恼及超前成果

1890 年，一位叫达尔希的少女因受伤导致其手部肿胀半月未愈，随后入住威廉·科利（William Coley）（图 23-1）所在的医院。经活检，科利确诊少女手上的肿块为肉瘤。19 世纪，人们对肉瘤的治疗方式很粗暴，只能截肢。但不幸的是，由于肿瘤细胞转移，达尔希还是不到一年就病逝了。面对类似的病患，科利被深深的无力感和无能感所折磨，他苦恼于自己的束手无策，希望能够找到治疗此类患者的有效方法。

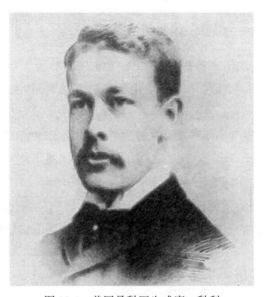

图 23-1　美国骨科医生威廉·科利

不久，科利发现了一位特殊的患者——弗雷德·施泰因（Fred Stein），他的颈部长了肉瘤，已接受过 4 次手术，在被临床外科医生认为没有治愈希望的时候，他竟然自愈啦！科利通过研究发现，这位肿瘤患者同时还感染了丹毒。那个年代，没有抗生素，感染丹毒是可以致命的。但正如中国古语说的：祸兮福之所倚，福兮祸之所伏。感染丹毒不仅没有使这位可怜的患者致命，反而使他的肉瘤逐渐缩小。当施泰因体内的丹毒褪去后，肉瘤居然神奇地自愈啦！

这位患者的神奇自愈引起了科利的深思。他认为可能是细菌感染触发了机体的免疫应答，使得患者免疫系统主动攻击肿瘤细胞。同时，大量文献也提示可能存在类似情况。于是，科利大胆提出通过人为制造感染来治疗肿瘤的理念，并自制了"原始癌症疫苗——菌液"。1891 年，科利用该菌液成功治愈一名被临床医生宣判只有几个月生存期的肉瘤终末期患者，最后这名幸运的患者又无瘤存活了 8 年。

此后，科利在自制的最原始"癌症疫苗"的基础上，与制药公司合作开发出"科利毒素"，并开创性地对 869 名无法手术的肿瘤患者进行"灭活细菌感染治疗"，其中 500 多名患者被成功治愈（该结论由科利的女儿海伦·科利（Helen Coley）经过多年系统地追踪科利与患者的报告和长期随访所得出）。但遗憾的是，当时的医学和科学界并不接受也不认同科利这种超前和卓越的成果。

后来，为了纪念这位"肿瘤免疫疗法之父"，肿瘤免疫学的最高荣誉也被命名为"威廉·科利奖"。该奖项设立于 1975 年，每年授奖一次，由美国纽约癌症研究所负责评审，授予在基础免疫和肿瘤免疫学领域作出重大贡献的杰出科学家。

2. "化学疗法之父"——保罗·埃尔利希的预测

德国免疫学家保罗·埃尔利希（Paul Ehrlich）（图 23-2）曾利用合成化合物，发明了治疗梅毒的有效药 606（砷凡纳明），被誉为"化学疗法之父"。1908 年，他获得诺贝尔生理学或医学奖。

埃尔利希于 1909 年指出，如果没有免疫系统的抑制，肿瘤的发生频率应该比现实世界中观察到的高很多。为了验证这个想法，埃尔利希曾试图用注射灭活肿瘤细胞的方式来治疗肿瘤。

从上述内容我们可以了解到，19 世纪末期，原始肿瘤疫苗已经问世。如今，已过去了一个多世纪，肿瘤疫苗的不断发展也推动着肿瘤治疗不断取得新的进展。

三、肿瘤疫苗的发展

目前，已经问世的肿瘤疫苗大多是通过增强机体抗肿瘤的免疫应答，进而起到治疗肿瘤的作用。未来，肿瘤疫苗的概念可能指能有效预防肿瘤发生的疫苗。其原理是将肿瘤抗原以多种形式（如肿瘤细胞、肿瘤相关蛋白或多肽、表达肿瘤抗原的基因等）导入患者体内，增强免疫原性，激活免疫系统，诱导机体免疫应答，达到预防、控制或清除肿瘤的目的。肿瘤疫苗种类较多，包括瘤细胞疫苗、肿瘤抗原疫苗、病毒疫苗、独特型疫苗、DNA

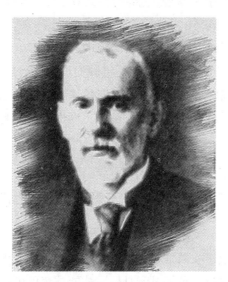

图 23-2 德国免疫学家保罗·埃尔利希

疫苗、抗原提呈细胞疫苗等。

20 世纪 70 年代，针对部分致癌基因、抑癌基因突变位点设计的肿瘤疫苗被研发出来，并取得了一定疗效。20 世纪 90 年代，肿瘤相关抗原联合各种佐剂被用于肿瘤疫苗的研发。同时，各类载体(如树突状细胞、微生物颗粒等)负荷的肿瘤疫苗也得到开发。1997 年，美国杰斐逊(Jefferson)大学成功研制黑色素瘤疫苗，约 60% 黑色素细胞瘤转移患者被注射该疫苗后存活了 5 年以上。1998 年，波士顿研究人员研制成功一种经生物工程改造的肿瘤疫苗，它可以刺激机体免疫系统，使 T 细胞保持较长时间的攻击力。21 世纪，虽然人类开展了大量的肿瘤疫苗临床试验，但获批临床应用的肿瘤疫苗却很少。

四、难点和展望

目前肿瘤疫苗的制备还存在如下相关问题：①肿瘤特异性抗原和相关抗原的界定、获取困难，导致无法有效地研发肿瘤疫苗；②有些肿瘤特异性抗原不被免疫系统识别，需要进行改造，改造后的抗原分子能否筛选出最合适的抗原表位等；③制备成功的肿瘤疫苗需要在肿瘤模型动物中验证，而很多肿瘤会导致肿瘤微环境中 T 细胞功能抑制，制约疫苗的功效；④肿瘤疫苗在动物模型中成功并不意味着在人体内一样有效，等等，这些都是需要解决的难题。

因此，肿瘤疫苗的研发还面临着很大的困难，如肿瘤疫苗效果低下；出现对肿瘤疫苗耐受现象；肿瘤生长微环境中 T 细胞功能降低或缺失，导致疫苗不能有效诱导抗肿瘤免疫等。

但是，科学家们正在积极尝试采取联合免疫的方式改善上述部分问题，如将肿瘤疫苗与单克隆抗体(简称"单抗")药物联合应用，将肿瘤疫苗与针对免疫检查点的单抗联合治疗，这可能会取得更好的治疗效果；除开发针对整体人群的肿瘤疫苗外，还需要开发针对单独个体的肿瘤疫苗，尤其是个体化肿瘤疫苗与免疫检查点抑制剂的联合应用，这在未来可能是肿瘤被治愈的关键。

第三节　让人爱不释手的避孕疫苗

零距离且安全的两性亲密关系是不是很让人心动呢？众所周知，受孕需要精子成功进入卵细胞，并着床于子宫腔内，再经过十月怀胎才能孕育出可爱的宝宝。但如果要达到阻止受孕的目的，就需要阻止精卵结合和着床。避孕疫苗正是从这些方面着手研发的。

一、避孕疫苗知多少

避孕疫苗，是选择与生殖相关的抗原，筛选能促进特异性 T 细胞应答而不会与其他无关的自身抗原发生交叉反应的抗原表位，借助生物化学、生物载体及生物工程技术等制备而成。

二、目前研发情况和种类

目前的避孕疫苗，主要从精子抗原、卵子抗原、性激素抗原等方面开展研发工作，以制备成抗精子抗原避孕疫苗、抗卵透明带避孕疫苗、抗生殖激素避孕疫苗等。

1. 抗精子抗原避孕疫苗

精子表面有大量的抗原，科学家要找到特异性精子抗原，同时还要避免与其他抗原出现交叉反应。目前已研究的精子抗原有受精抗原 FA-1、PH-20、PH-30 等。

2. 抗卵透明带避孕疫苗

卵子是人体内最大的细胞，呈圆球形，直径约 1 毫米；内层有细胞核与细胞质，外层有透明带和放射冠，具有保护卵子、诱捕和限制精子的作用。卵透明带是包含卵母细胞及受精卵（着床前）的一层膜，呈半透明状，其实质为酸性糖蛋白膜，具有精子受体，它可以调节精卵结合等过程。科学家们可以用卵透明带作为抗原来制备抗卵透明带避孕疫苗，从而发挥避孕效果。

3. 抗生殖激素避孕疫苗

生殖激素抗原主要有促性腺激素释放激素、人绒毛膜促性腺激素、卵泡刺激素（follicle-stimulating hormone，FSH）等。科学家可通过这些抗原研制相应的避孕疫苗，如抗促性腺激素释放激素疫苗、人绒毛膜促性腺激素疫苗、FSH 和 FSH 受体疫苗等（如图 23-3）。

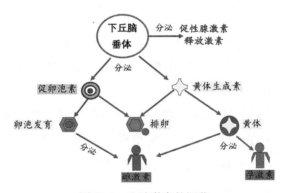

图 23-3　生殖激素的调节

三、难点和展望

目前，避孕疫苗还存在免疫原性不够强、佐剂使用的毒副作用大、单次免疫效果不够好、维持时间短、可逆性不佳等不足之处。随着生物化学技术、基因工程技术、人工智能技术等的发展，人们有望开发出更高效、方便的避孕疫苗。

第四节　炫目的纳米疫苗

纳米是一个非常小的长度度量单位，假设一根头发的直径是 0.05 毫米，把它轴向平均剖成 5 万根，每根的直径大约就是 1 纳米。纳米材料作为新兴材料已应用到环境、能源、农业、医药等领域，目前已有不少纳米药物问世。同时，纳米材料也可以用于疫苗的研发。

一、纳米疫苗知多少

纳米疫苗是将纳米材料作为载体和/或佐剂研发的疫苗。纳米材料不是病毒载体，其安全性优于病毒载体。且纳米材料容易合成、便于修饰加工、靶向性好，其制备的疫苗应用范围广、效果好。目前，纳米疫苗使用的纳米材料主要为聚合物纳米粒子、无机纳米粒子、脂质体等。

二、纳米疫苗——让肿瘤无处可逃

直径小于50纳米的纳米颗粒更容易富集在淋巴结，但是迄今为止很少有50纳米以下的纳米颗粒可以在无佐剂的情况下促进抗原提呈并刺激适应性免疫应答，这也是目前的纳米疫苗组分复杂的最主要原因。

美国得克萨斯大学西南医学中心高建民（Jinming Gao）教授和美国国家科学院院士陈志坚（Zhijian J. Chen）教授发现，一种PC7A纳米颗粒与抗原组成的复合物可促进抗原提呈，具有佐剂效应，还可以产生I型干扰素，增强抗肿瘤免疫效应（相关报道2017年7月发表在《自然纳米技术》（*Nature Nanotechnology*）杂志）。

美国加州大学圣地亚哥分校的张良方教授制备了多抗原免疫的仿生纳米颗粒，并证实其具有抗肿瘤免疫效应。马洛·法拉利（Mauro Ferrari）和沈海发（Haifa Shen）于2019年确定了纳米-DC疫苗运输的参数，为未来治疗性肿瘤疫苗的设计和优化提供了依据。

三、让宝宝再也不会害怕打针的纳米贴片

提到疫苗，可能很多人想到的是疫苗接种室里哭声震天的宝宝们，对于小宝宝们来说，打针是多么可怕的一件事啊！

贴片式的疫苗接种方法将可能使百年注射疫苗被最终取代。澳大利亚生物医学工程师马克·肯德尔（Mark Kendall）发明了一种无针头、无痛的贴片式疫苗接种方法。该方法使用Nanopatch纳米贴片，此贴片大小仅有10平方毫米，表面布满了两万多个肉眼分辨不出的微细小突起，接种时只要使用按压筒将小贴片粘贴在皮肤上，贴片上的疫苗就能被快速输送给受种者真皮层的抗原提呈细胞，从而产生良好的免疫效果。

四、难点和展望

虽然纳米疫苗很神奇，但仍然有很多问题需要我们去解决，比如，纳米粒子进入人体后是怎样分布和团聚的？细胞内纳米颗粒的相互作用如何？生物相容性如何？是否可降解？不同纳米材料由于理化性质的差异是否对疫苗有不同的影响，是否需要不同的免疫方式？另外，疫苗实验用的是动物，而最终疫苗是用于人体，这之间的差异是否会影响纳米疫苗的有效性、安全性？只有很好地回答了上述问题，科学家才能将纳米疫苗更好地应用于人体疾病的预防和治疗，这也是未来疫苗的终极方向。

第五节　润物细无声的弱传播疫苗

流感病毒可以在人与人之间传播，甚至可引发大范围的暴发。我们有没有想过未来疫苗也可以像病毒一样能在人群中传播，从而改变我们传统的疫苗免疫方式呢？

一、弱传播疫苗知多少

众所周知，传统的灭活疫苗或减毒活疫苗往往不使人致病，无传播性，较安全。科学家们在制备未来疫苗时，如果能让有活性的疫苗具备一定的传播性，同时保证这类疫苗在进入人体后既能引起有效的免疫应答，又能很快被灭活，这类疫苗就被称为"弱传播疫苗"。这类疫苗可以在人群中自然传播，产生免疫保护力，但又不会引起相关疾病。

但是，是否真的存在弱传播疫苗呢？答案是有的。在美国，脊髓灰质炎疫苗曾经有两种，一种是含灭活病毒的注射疫苗，另一种是含有弱活性病毒的减毒口服疫苗。科学家们在使用过程中逐渐发现，减毒口服疫苗在人们服用后，病毒在被彻底灭活前能够传染给其他人，使被传染者的免疫系统被激活，产生类似于接种疫苗者的效果(人体发生了细胞免疫和体液免疫)，无需再次使用疫苗也能对抗真正的脊髓灰质炎病毒感染，这种现象就类似于"弱传播疫苗"接种。

二、弱传播疫苗的优缺点

弱传播疫苗可以减少直接注射疫苗的人数，改变传统的疫苗免疫方式，节省大量的人力、物力和财力(尤其是公共卫生财政支出)，为国家、民族和人类作出巨大贡献。例如，如果有弱传播疫苗替代，美国每年可节省约 5000 万美元；如果利用良性病毒将埃博拉疫苗变成弱传播疫苗，在野生猕猴或其他动物中使用，可拯救濒临灭绝野生动物等。同时，这类弱传播疫苗也为肿瘤疫苗、艾滋病疫苗、避孕疫苗的研发提供了新的思路。

弱传播疫苗具有一定的传播性，且还具备一定的病毒活性，那么，在传播过程中是否会发生变异以及疫苗的安全性等，这些都是未来需要解决的重点和难点。

疫苗在人类对抗各种危险传染病过程中发挥着重大作用，我们有理由期待未来疫苗将为人类创造更多不可思议的奇迹。

本章关于科学与人文精神的问题与讨论

（1）请谈谈你对未来疫苗的展望。

（2）请讨论：如果未来疫苗能成功防治各种疾病，那么我们还需要医生吗？未来的医生将何去何从？

（3）请讨论避孕疫苗滥用的危害，应如何合理应用和监管？

（4）请讨论以弱传播疫苗的形式开发新型冠状病毒疫苗的可能性及其利弊。

第二十四章
研发得最快的疫苗：新型冠状病毒疫苗

2020 年初，人类遭遇了一名不速之客——新型冠状病毒（简称"新冠病毒"），英文名称为 SARS-CoV-2（severe acute respiratory syndrome coronavirus 2）。新冠病毒感染导致的肺炎（简称"新冠肺炎"）来势汹汹，席卷全球。截至 2022 年 4 月 12 日，全世界新冠肺炎患者已突破 5 亿人。这个必将载入人类抗击烈性病原体史册的病毒到底为何如此肆虐，而我们又将拿起何种武器战而胜之呢？

第一节 肆虐全球的突发病毒——新冠病毒

一、揭秘新冠病毒

冠状病毒（coronavirus，CoV）是一大类病毒，在自然界广泛存在，可分为 α、β、γ 和 δ 四个属。有趣的是，早在 1937 年人类就发现了冠状病毒，而且还是从鸡身上发现的，而感染人的冠状病毒一直到 1965 年才被科学家发现。科学家借助电子显微镜发现被分离的病毒外膜上有很多突起，像棒状粒子一样，看起来就像人们熟悉的欧洲国家国王的皇冠，于是就给此类病毒起了一个有趣的名字——"冠状病毒"。

冠状病毒实际上有数百种，可以称之为一个病毒大家族；其感染的物种也很多，比如蝙蝠、鸡、果子狸、穿山甲、骆驼和猫等。冠状病毒会引起相关的临床疾病，患者表现为从普通感冒到重症肺部感染如中东呼吸综合征（Middle East respiratory syndrome，MERS）和严重急性呼吸综合征（severe acute respiratory syndrome，SARS）等不同的临床症状。目前，被报道可以感染人的冠状病毒有 7 种，它们是 HCoV-229E、HCoV-OC43、HCoV-NL63、HCoV-HKU1、SARS-CoV、MERS-CoV 和 SARS-CoV-2。

2020 年全球的主题词非"新冠"莫属。那么，狡猾的新冠病毒究竟是一种什么样的病毒呢？新冠病毒是一种单股正链 RNA 病毒，属冠状病毒科 β 冠状病毒属中的 sarbecovirus 亚属。该病毒为圆形或椭圆形，直径为 60~140nm，基因组为单股正链 RNA，有包膜，包膜上有蘑菇状蛋白刺突，使病毒体形如皇冠状。其基因组包含 11 个基因，其中功能较为重要的 5 个基因分别是：*ORF1ab*、*S*、*E*、*M* 和 *N*。*ORF1ab* 基因编码参与病毒 RNA 转录和复制的多种蛋白质，包含负责切割多聚蛋白的蛋白酶；*S* 基因编码刺突蛋白，通过与宿主受体(如 ACE2，英文全称为 Angiotensin-Converting Enzyme 2，中文名称为血管紧张素转换酶2)相互作用感染宿主，决定病毒的侵染对象和侵染能力；*E* 基因编码囊膜蛋白，在病毒形成和组装中起关键作用，并在宿主细胞膜中通过自我组装，形成允许离子传输的五聚体蛋白——脂质孔，在诱导细胞凋亡中起作用；*M* 基因编码膜蛋白，为病毒囊膜的重要组成成分，通过与其他病毒蛋白的相互作用，在病毒的形成和组装中起核心作用；*N* 基因编码核蛋白，在病毒装配过程中通过与病毒基因组和膜蛋白 M 的相互作用而发挥功能，并在病毒基因组转录效率及病毒复制方面发挥重要作用。

二、新冠病毒的致病与免疫

新冠病毒感染患者的临床表现与 SARS 病毒感染有很大不同。《新型冠状病毒肺炎诊疗方案(试行第八版)》指出，感染了新冠病毒的患者肺脏呈不同程度的实变。显微镜下肺泡腔内见浆液、纤维蛋白性渗出物及透明膜形成；渗出细胞主要为单核和巨噬细胞。Ⅱ型肺泡上皮细胞增生，部分细胞脱落。肺泡隔可见充血、水肿，单核和淋巴细胞浸润。少数肺泡过度充气、肺泡隔断裂或囊腔形成。肺内各级支气管黏膜部分上皮脱落，腔内可见渗出物和黏液。小支气管和细支气管易见黏液栓形成。还可见肺血管炎、血栓形成(混合血栓、透明血栓)和血栓栓塞。肺组织易见灶性出血，可见出血性梗死、细菌和(或)真菌感染。病程较长的病例，甚至可见肺泡腔渗出物机化(肉质变)和肺间质纤维化。电子显微镜下支气管黏膜上皮和Ⅱ型肺泡上皮细胞胞质内可见冠状病毒颗粒。免疫组化染色显示部分支气管黏膜上皮、肺泡上皮细胞和巨噬细胞呈新冠病毒抗原阳性。

机体的免疫系统会识别入侵的病原体，例如新冠病毒。当新冠病毒感染宿主后，病毒表面的刺突蛋白(S 蛋白)与人呼吸道上皮细胞表面的 ACE2 受体结合，病毒 RNA 被释放入细胞内，并利用细胞内物质合成病毒蛋白，随后装配成完整病毒颗粒，释放出细胞外继续感染组织细胞。当病毒颗粒进入机体后，专职抗原提呈细胞识别并提呈病毒抗原，激活 Th 细胞。在 Th 细胞的辅助下激活随后的免疫应答，一方面辅助 B 细胞产生抗体中和病毒的入侵，另一方面细胞毒性 T 细胞识别并摧毁病毒感染的细胞。记忆 B 细胞和记忆 T 细胞随后形成，在体内维持几个月至几年，以备病毒再次入侵时机体能够产生更快更强的免疫应答。

科学家发现，S蛋白是介导SARS-CoV-2病毒入侵宿主细胞的关键蛋白，SARS-CoV-2病毒通过S蛋白与ACE2结合入侵肺部细胞。ACE2与新冠病毒受体结合结构域（RBD）之间的亲和力，比其与SARS病毒RBD的亲和力高10~20倍。新冠病毒S蛋白以三聚体形式存在，每一个单体中有1300多个氨基酸，其中300多个氨基酸构成了"受体结合结构域RBD"，即S蛋白与ACE2相结合的区域。

此外，在新冠病毒感染危重患者体内，普遍出现了致命的"细胞因子风暴"现象。通过分析之前SARS、中东呼吸综合征和埃博拉等病毒感染患者的病例表明，细胞因子风暴可能是导致患者病情加重乃至死亡的真正元凶，它可以触发免疫系统对身体的猛烈攻击。细胞因子风暴综合征（cytokine storm syndrome，CSS）是指机体感染微生物后引起体液中多种细胞因子如TNF-α、IL-1、IL-6、IL-12、IFN-α、IFN-β、IFN-γ、MCP-1和IL-8等迅速大量产生的现象，它是引起急性呼吸窘迫综合征和多器官衰竭的重要原因。2020年2月，有研究团队对33例新冠肺炎患者血液30项免疫学指标进行全面分析，发现新冠病毒感染致重症肺炎炎症风暴的关键机制是：新冠病毒感染后，迅速激活T细胞，产生GM-CSF（粒细胞-巨噬细胞集落刺激因子）和IL-6等细胞因子。GM-CSF会进一步激活CD14$^+$CD16$^+$炎症性单核细胞，产生更多的IL-6和其他炎症因子，从而形成炎症风暴，导致肺部和其他器官出现严重的免疫损伤。因此，IL-6和GM-CSF是引发新冠肺炎患者炎症风暴的两个关键炎症因子。针对已发现的炎症风暴，我国迅速拟定了"托珠单抗联合常规治疗"的新治疗方案，托珠单抗是全球首个针对IL-6受体的重组人源化单克隆抗体，是治疗IL-6升高的自身免疫性疾病（如类风湿性关节炎）的一线药物。有临床数据提示，新治疗方案很可能通过阻断炎症风暴进而阻止患者向重症和危重症转变，从而降低病亡率。

第二节 战胜新冠病毒的利器——新冠病毒疫苗

新冠病毒是一种传染性很强的病原体，接种新冠病毒疫苗（俗称"新冠疫苗"或"新冠肺炎疫苗"）可以有效预防该病毒感染。如果人们接种了新冠病毒疫苗，那么人体将获得免疫力，可以尽早形成群体免疫屏障，有效预防病毒感染导致的疾病。特别是，接种新冠病毒疫苗对新冠病毒感染导致的重症、死亡有很好的预防作用。下面我们来了解一下人类战胜新冠病毒的利器——新冠病毒疫苗。

一、新冠病毒疫苗的分类

1. 灭活疫苗

灭活疫苗是通过物理或化学等方法直接使病毒失去感染力和复制力，同时保留能引起人体免疫应答的活性部分。新冠病毒灭活疫苗含有被杀死的 SARS-CoV-2 新冠病毒，这些病毒的"尸体"不会引发接种者感染新冠病毒，但能刺激人体产生抗体，并使免疫细胞记住病毒的模样，进而在该病毒再次入侵机体时清除它。目前我国已经批准使用的灭活疫苗共有 3 种，分别为国药集团中国生物北京生物制品研究所有限责任公司的新型冠状病毒灭活疫苗（Vero 细胞）（2020 年 12 月 30 日获批附条件上市）、北京科兴中维生物技术有限公司的新型冠状病毒灭活疫苗（Vero 细胞）（2021 年 2 月 5 日获批附条件上市）、国药集团中国生物武汉生物制品研究所有限责任公司的新型冠状病毒灭活疫苗（Vero 细胞）（2021 年 2 月 25 日获批附条件上市）。还有一种深圳康泰生物制品股份有限公司（深圳康泰）生产的灭活疫苗也被批准紧急接种。

2. 病毒载体疫苗

病毒载体疫苗是以改造后的无害病毒（如腺病毒或麻疹病毒等）作为载体，装入新冠病毒 S 蛋白的基因序列，制成病毒载体疫苗，刺激人体产生相应的抗体。S 蛋白是新冠病毒入侵人体细胞的关键"钥匙"，无害的腺病毒或麻疹病毒等戴上 S 蛋白的帽子后，就像一只披着狼皮的羊，看上去很凶但实际上人畜无害，可以让人体产生对抗新冠病毒的免疫力。我国批准使用的病毒载体疫苗是康希诺生物股份公司的重组新型冠状病毒疫苗（5 型腺病毒载体）（2021 年 2 月 25 日获批附条件上市）。

3. 重组蛋白质疫苗

重组蛋白质疫苗，也称基因工程重组亚单位疫苗。它是通过基因工程方法，大量生产新冠病毒的 S 蛋白，把它注射到人体，刺激人体产生相应的抗体。也就是不生产完整病毒，而是单独生产新冠病毒入侵宿主细胞的关键"钥匙"，将其交由人体的免疫系统识别，进而产生对抗病毒的免疫力。我国批准使用的重组蛋白质疫苗是安徽智飞龙科马生物制药有限公司的重组新型冠状病毒疫苗（CHO 细胞）（2021 年 3 月 10 日获批紧急使用，2022 年 3 月 1 日获批附条件上市）。

4. 核酸疫苗

核酸疫苗包括 mRNA 疫苗和 DNA 疫苗，是将含有编码新冠病毒 S 蛋白的基因直接注入人体，利用人体细胞合成 S 蛋白，刺激人体产生抗体，从而阻止病毒入侵易感细胞，相当于把一份记录详细的病毒 S 蛋白档案交给人体的免疫系统。其中，辉瑞（Pfizer）和莫德纳（Moderna）公司研发的 mRNA 疫苗已在美国上市，我国 mRNA 疫苗（上海复星制药公司与德国 BioNTech 生物技术公司共同开发的 BNT162b2 疫苗，即复必泰疫苗）截至 2022 年 3 月还未在国内上市。

5. 减毒活疫苗

减毒活疫苗是指将病毒培养传代减毒，使病毒发生变异，筛选获得毒性减弱或无毒性的病原体变异株，接种后使人体产生免疫应答，获得免疫保护。减毒活疫苗中比较有代表性的是流感病毒载体疫苗，该疫苗是用已批准上市的减毒流感病毒疫苗作为载体，携带新冠病毒 S 蛋白，也就是给低毒性流感病毒戴上新冠病毒 S 蛋白的"帽子"，形成的融合病毒可以一石二鸟，共同刺激人体产生针对两种病毒的抗体，从而达到同时预防流感和新冠肺炎的效果。此方法可节省大量的病毒培养传代减毒和筛选的时间，而且减毒流感病毒容易感染鼻腔，因此这种疫苗仅通过滴鼻的方式就可以完成疫苗接种。在新冠肺炎与流感流行重叠时，其临床意义重大。截至 2022 年 3 月，中国减毒流感病毒载体疫苗尚在进行临床试验中。

二、新冠病毒疫苗接种与群体免疫

截至 2021 年 6 月，全球获批上市或紧急使用的新冠病毒疫苗总量达 16 种，疫苗最大产能超 150 亿剂。其中，包括我国的 7 种疫苗（国药集团 2 种灭活疫苗、科兴生物灭活疫苗、康希诺开发的腺病毒载体疫苗、康泰生物开发的灭活疫苗、智飞生物开发的重组蛋白疫苗、医科院生物所研发的灭活疫苗）、美国和英国的 5 种疫苗（美国辉瑞与德国 BioNTech 开发的 mRNA 疫苗、英国牛津大学与英瑞合资公司阿斯利康开发的腺病毒载体疫苗、美国 Moderna 与 NIAID 开发的 mRNA 疫苗、美国强生开发的腺病毒载体疫苗、美国 Novavax 研发的重组蛋白疫苗）、俄罗斯的 3 种疫苗（加马列亚流行病与微生物学国家研究中心研发的"卫星-V"疫苗、"矢量"病毒学与生物技术国家科学中心研发的"EpiVacCorona"疫苗、丘马科夫联邦免疫和生物制品研究与开发科研中心研发的 CoviVac 疫苗）和印度的 1 种疫苗（Bharat Biotech 公司生产的 Covaxin 疫苗）。

中国目前正在使用的新冠病毒疫苗包含三种不同的类型，根据 2021 年 3 月 29 日国家卫生健康委员会发布的新冠病毒疫苗接种技术指南（第一版），三种疫苗的接种方案如下：

（1）新冠病毒灭活疫苗（Vero 细胞）需接种 2 剂。2 剂之间的接种间隔建议 ≥3 周，且第 2 剂在接种第 1 剂后的 8 周内尽早完成。

（2）重组新冠病毒疫苗（5 型腺病毒载体）只需要接种 1 剂。

（3）重组新冠病毒疫苗（CHO 细胞）需要接种 3 剂。相邻 2 剂之间的接种间隔建议≥4 周。第 2 剂尽量在接种第 1 剂后 8 周内接种，第 3 剂尽量在接种第 1 剂后 6 个月内接种。

2021 年下半年，国家卫生健康委员会启动新冠病毒灭活疫苗第三针加强针的接种。2022 年初，我国启动序贯加强免疫接种，即完成全程接种灭活疫苗满 6 个月的 18 岁以上人群，除可以采用此前的同源疫苗加强免疫外，还可以选择重组蛋白疫苗或腺病毒载体疫苗进行序贯加强免疫，以进一步提高免疫效果。

"群体免疫"（herd immunity）是在人群中当绝大多数人对某种传染病产生免疫力时，在社会层面形成的一道免疫保护屏障。历史上，烈性传染病天花就是依靠群体免疫的原理被人类消灭的，人们也利用群体免疫原理，通过接种疫苗控制了麻疹、脊髓灰质炎等疾病的传播。

三、新冠病毒变异与疫苗接种

新冠病毒是一种 RNA 病毒，容易发生病毒变异。根据危险系数的不同，世界卫生组织将新冠病毒变异毒株分为两大类，即令人担忧的变异毒株和值得关注的变异毒株。令人担忧的变异毒株是对全球威胁最大的变异毒株，传播能力和毒力强，可以说是变异毒株中的"大 Boss"；值得关注的变异毒株虽然引发过社区传播病例，但没有形成大规模传染。

令人担忧的变异毒株中流行最严重的目前有五种，即阿尔法 Alpha（α）、贝塔 Beta（β）、伽玛 Gamma（γ）、德尔塔 Delta（δ）和奥密克戎 Omicron（o）毒株，它们可谓是变异毒株中的"五大天王"。从阿尔法毒株到奥密克戎毒株，每次变异，新冠病毒都像一次升级，具备了更强的传播力。阿尔法毒株首次被发现是在英国，随后开始席卷英国，2021 年 4 月成为在美国占主导地位的变异毒株；贝塔毒株最早被发现是在南非，并迅速成为在南非传播最广的变异毒株，目前全球已有 130 多个国家发现了贝塔变异毒株相关病例；伽玛毒株最早在巴西被发现，很快成为南美地区最主要的变异毒株，目前已传播至 70 多个国家；德尔塔毒株于 2020 年底在印度横空出世，在当时是传染性最强的变异毒株，它的传播范围遍布全球，逐渐取代其他变异毒株，成为全球最主要的新冠病毒变异株。不幸的是，一种新的新冠病毒变异毒株奥密克戎毒株又出现了。科学家于 2021 年 11 月在南非首次发现了奥密克戎毒株；该毒株传播力为德尔塔毒株的 3~4 倍，已逐步取代德尔塔毒株成为世界大部分地区的主要流行毒株。未来是否还会出现更新的、更具竞争力的新冠病毒变异毒株尚不可知。

新冠病毒主要利用其表面的 S 蛋白结合细胞受体，进而入侵细胞，因此病毒的 S 蛋白是机体识别进而产生中和抗体的重要靶标。这五种新冠病毒变异株正是因为 S 蛋白的一些关键位点发生了突变，从而导致变异毒株与细胞受体的结合能力增强，疫苗刺激机体产生的中和抗体与 S 蛋白的亲和力也有可能下降，变异毒株就有机会突破机体的免疫屏障而导致"突破感染"。

随着变异毒株在全球加速传播，全世界报告新冠疫苗接种者"突破感染"病例呈增加趋势。"突破感染"指病原体突破了疫苗的防线，导致完成疫苗接种的人感染疫苗本该能预防的疾病。其实，任何疫苗保护效力都难以达到100%，疫苗的保护效力越低，"突破感染"发生率就越高，即使是保护效力最强的疫苗，其免疫应答的差异也会导致少数个体发生"突破感染"。但目前的研究和观察数据表明：现有的新冠病毒疫苗对变异毒株仍然有良好的预防作用，特别是能有效预防重症和减少死亡，而且疫苗的广泛接种也可使病毒传播速度大幅减缓。因此，接种疫苗仍然是预防新冠病毒感染的重要手段。

2020 年 10 月 8 日，中国同全球疫苗免疫联盟签署协议，正式加入"新冠肺炎疫苗实施计划"（COVAX）。"新冠肺炎疫苗实施计划"由世界卫生组织、流行病防范创新联盟、全球疫苗免疫联盟共同领导，旨在确保所有参与的国家和经济体都能公平获得新冠疫苗。2021年 7 月 12 日，全球疫苗免疫联盟宣布，已同中国国药集团和科兴公司签署大批量预购协议，这意味着国药疫苗和科兴疫苗进入"新冠肺炎疫苗实施计划"疫苗库。2022 年 2 月 15日，中国同全球疫苗免疫联盟在日内瓦签署协议，捐赠 1 亿美元给"新冠疫苗实施计划"，助力该联盟分配新冠疫苗给发展中国家。截至 2022 年 3 月，中国已向 120 多个国家和国际组织提供了约 22 亿剂新冠病毒疫苗，体现了我国的大国责任和担当。

本章关于科学与人文精神的问题与讨论

（1）在病毒传播变异的情况下，如何保证新冠病毒疫苗仍具有有效性？
（2）我国新冠病毒疫苗的研发进展为何这么快？
（3）新冠病毒感染的新冠肺炎症状有哪些？
（4）从免疫学角度探讨机体感染新冠病毒后导致新冠肺炎产生的原因。

第二十五章
疫苗的"紧箍咒"：疫苗的规范接种与相关的法律法规

近年来，"长生生物疫苗事件"等多起疫苗接种异常事件引起的"疫苗之殇"在社会上造成了十分恶劣的影响，疫苗冷链运输不规范，导致疫苗行业出现效价指标不符合规定标准、失效甚至引发严重过敏反应的情况在前些年时有发生，让人们对疫苗安全问题保持着较高的关注，也加速了中国疫苗管理体制的改革和完善。《中华人民共和国疫苗管理法》等相关法律法规的出台与修订正是给疫苗研发、生产、流通、接种加上的"紧箍咒"，是坚决守住疫苗质量安全底线、维护最广大人民群众身体健康、助力"健康中国"行动的有力举措。疫苗接种前后有哪些常见问题与值得关注的地方呢？你想知道的或许就在这里。

第一节　疫苗规范接种的"五大问"

疫苗的安全有效性，与操作者如何正确、规范地实施接种，与受试者在何时何种情况下接受接种，都有着极为密切的关系。为切实有效强化预防接种规范，根据最新颁布的《中华人民共和国疫苗管理法》（以下简称"《疫苗法》"）第八十七条明确规定，疾病预防控制机构、接种单位接种疫苗未遵守预防接种工作规范、免疫程序、疫苗使用指导原则、接种方案，应给予"警告，没收违法所得；情节严重的，对主要负责人、直接负责的主管人员和其他直接责任人员依法给予警告直至撤职处分，责令负有责任的医疗卫生人员暂停一年以上十八个月以下执业活动"等行政处罚。

一、什么样的接种单位与接种人员才是符合规范的呢

根据《疫苗法》第四十四条规定，从事预防接种工作的医疗卫生机构由县级以上地方人民政府卫生健康主管部门指定，具备医疗机构执业许可证件，具有经过县级人民政府卫生

健康主管部门组织的预防接种专业培训并考核合格的医师、护士(或乡村医生)作为专业接种人员，具有符合疫苗储存、运输管理规范的冷藏设施、设备和冷藏保管制度。

此外，《疫苗法》进一步规定了从事疫苗研制、生产、流通和预防接种活动的单位和个人，应当遵守法律、法规、规章、标准和规范，保证全过程信息真实、准确、完整和可追溯，依法承担责任，接受社会监督。

二、我的疫苗从哪里来

根据《疫苗法》第十条规定，国务院药品监督管理部门会同国务院卫生健康主管部门制定统一的疫苗追溯标准和规范，建立全国疫苗电子追溯协同平台，整合疫苗生产、流通和预防接种全过程追溯信息，实现疫苗可追溯。疫苗上市许可持有人应当建立疫苗电子追溯系统，与全国疫苗电子追溯协同平台相衔接，实现生产、流通和预防接种全过程最小包装单位疫苗可追溯、可核查。疾病预防控制机构、接种单位应当依法如实记录疫苗流通、预防接种等情况，并按照规定向全国疫苗电子追溯协同平台提供追溯信息。

三、预防接种实施前后应该注意什么

医疗人员和受试者在接种前、接种时、接种后的注意事项各有侧重，具体见表25-1。

表25-1　　　　　　　　　　　预防接种实施前后的注意事项

	医疗卫生人员	受　试　者
接种前	在接种前，将疫苗从冷藏设备内取出，核对疫苗的品种，检查疫苗外观质量。如有"过期、变色、污染、发霉、有异物(或摇不散凝块)、标签不清(或无标签)、疫苗瓶有裂纹"的疫苗，皆不得使用。 注：疫苗使用说明规定严禁冻结的疫苗冻结后一律不得使用(如百白破、乙肝疫苗等)。	①带好《预防接种证》； ②确认健康状况，及时告知医生近期是否有发热、腹泻等，是否有接种禁忌证(或过敏史)； ③提前向医生了解相关注意事项，掌握疫苗的适应证和禁忌证。
接种时	在准备接种时，再次进行"三查七对"，无误后予以接种。 "三查"：①受种者健康状况和接种禁忌证；②预防接种证；③疫苗、注射器外观与批号、有效期。 "七对"：核对①受种对象姓名；②受种对象年龄；③疫苗品名；④规格；⑤剂量；⑥接种部位；⑦接种途径。须做到受种者、接种证和疫苗信息相一致，核查无误后，才可接种。	①配合医生采取正确的坐姿(或抱姿)，不乱摸乱碰，避免孩童挣扎而造成意外； ②调整好自己的情绪，安抚好孩子的情绪； ③特殊疫情时期，请佩戴好口罩，在接种过程中，与他人保持1米以上的安全距离。

	医疗卫生人员	受 试 者
接种后	记录疫苗的数量(使用量与废弃量)。 剩余疫苗的处理： ①废弃已开启的疫苗； ②冷藏设备内，标记未开启的疫苗，放冰箱保存，于有效期内优先使用； ③清理预防接种通知单、接种证、儿童个案信息，并核对、确定需补种疫苗的人数和名单。	①留在接种门诊观察 30 分钟左右，确定没有不适再离开； ②不要剧烈运动，保持注射部位皮肤清洁，切勿抓挠； ③如接种口服型疫苗，30 分钟内不要进热食； ④如发现有可疑的严重异常反应，请及时就诊。

四、常见疫苗接种方法

1. 口服法

适用疫苗：口服脊髓灰质炎减毒活疫苗等。

操作方法：①对于液体剂型疫苗，直接将规定剂量滴入儿童口中；②对于糖丸剂型疫苗，用消毒药匙送入儿童口中，加凉开水服下。对于小月龄儿童，喂服糖丸剂型时可将糖丸放在消毒的小药袋中，用手碾碎后放于药匙内，用凉开水(少许)将药溶解成糊状服下。

2. 皮内注射法

适用疫苗：卡介苗等。

接种部位：上臂外侧三角肌(中部略下处)。

操作方法：①监护人固定儿童，露出儿童接种部位；②用注射器吸取疫苗(1 人份)，排尽注射器内空气，常规消毒皮肤后，左手绷紧受试者皮肤，右手持注射器，针头斜面向上；③与皮肤呈 10°～15°角刺入皮内，注入疫苗，当注射部位形成圆形隆起的皮丘、皮肤变白、毛孔变大，注射完毕，将针管旋转 180°角(顺时针方向)，迅速拔针。

3. 皮下注射法

适用疫苗：麻疹疫苗、麻风疫苗、麻腮风疫苗、乙脑疫苗、A 群流脑多糖疫苗、A 群 C 群流脑多糖疫苗、甲肝减毒活疫苗、钩体疫苗等。

接种部位：上臂外侧三角肌(下缘附着处)。

操作方法：①、②同皮内注射法；③与皮肤呈30°~40°角刺入皮下，进针深度为针头的1/2~2/3；④固定针管缓慢推注，注射完毕用消毒干棉球(或干棉签)轻压针刺处，快速拔出针头。

4. 肌内注射法

适用疫苗：百白破疫苗、乙肝疫苗、脊灰灭活疫苗、甲肝灭活疫苗、出血热疫苗等。
接种部位：上臂外侧三角肌、大腿前外侧中部肌肉。
操作方法：①、②同皮内注射法；③与皮肤呈90°角垂直刺入肌肉，进针深度约为针头的2/3；④同皮下注射法。

五、新出台的《疫苗法》有哪些新亮点

1. 突出疫苗的战略性、公益性

在立法目的中明确提出保障公众健康，维护公共卫生安全(第一条)。在管理上，国家支持疫苗相关的基础性与应用性研究，促进疫苗的研制与创新，将新冠病毒疫苗等预防、控制重大疾病的疫苗研制、生产和储备纳入国家战略，强调产业调控(第四条)。制定相关研制规划，提供必要的经费，支持新型疫苗的研制，对疾病预防、控制急需的疫苗和创新疫苗，应当予以优先审评审批(第十九条)。

在出现特别重大突发公共卫生事件(或其他严重威胁公众健康的紧急事件)时，国务院卫生健康主管部门可根据传染病预防、控制需要，提出相关疫苗的紧急使用建议，经国务院药品监督管理部门论证同意后，可在一定范围和期限内紧急使用(第二十条)。

此外，加强疫苗的公益宣传与教育，普及疫苗安全相关的法律法规以及疫苗安全标准、疫苗预防接种知识(第十二条)。建立信息公开与共享机制，对疫苗安全信息实行统一公布制度，任何单位和个人都有权依法了解疫苗信息；注重风险交流，要求监管部门对疫苗质量和接种信息等组织风险交流(第七十五条至第七十七条)。

2. 实施更加严格的生产管理

对疫苗的生产，在国家层面上实行严格准入制度，相关企业除了适度的规模，还要求具备足够应对紧急情况下的供应需求的产能储备，法定代表人与负责人应有良好信用记录，其他关键岗位人员也应有相关的专业背景与从业经历(第二十二条和第二十三条)。

对疫苗实施批签发管理，每批产品上市前应当经过批签发机构的审核、检验(第二十六条至第二十八条)。

3. 严惩重处违法行为

坚持以最严谨的标准、最严格的监管、最严厉的处罚、最严肃的问责等"四个最严"为立法宗旨，综合运用刑事责任、行政责任手段，强化疫苗上市许可持有人和相关主体责任。

（1）从重追究刑事责任（第七十九条），相关违法行为构成犯罪的依法严惩重处。

（2）明确要严格处罚到人（第八十条至第八十三条），生产、销售的疫苗属于假药（或生产、销售的疫苗属于劣药且情节严重）的，由省级以上人民政府药品监督管理部门对法定代表人、主要负责人、直接负责的主管人员和关键岗位人员以及其他责任人员，没收违法行为发生期间自本单位所获收入，并处所获收入一倍以上十倍以下的罚款，终身禁止从事药品生产经营活动，由公安机关处五日以上十五日以下拘留。

（3）强化监管部门和地方政府责任追究（第九十四条至第九十六条），监管部门不履行（或不正确履行）职责、造成严重后果的，地方政府组织领导不力造成严重损害的，依法严肃追究责任。参与、包庇、纵容疫苗违法犯罪行为，弄虚作假、隐瞒事实、干扰阻碍责任调查（或帮助伪造、隐匿、销毁证据）的，依法从重追究责任。

第二节　疫苗相关的法律法规

中央全面深化改革委员会第十二次会议强调，要从保护人民健康、保障国家安全、维护国家长治久安的高度，把生物安全纳入国家安全体系，系统规划国家生物安全风险防控和治理体系建设，全面提高国家生物安全治理能力。

之前，我国疫苗研制、生产、流通、预防接种、监督管理等相关规定散落在《药品注册管理办法》《疫苗流通和预防接种管理条例》《疫苗储存和运输管理规范》《预防接种工作规范》《预防接种异常反应鉴定办法》等多部法律法规中，但并未形成相对完善的监管体系。随着各类疫苗事件引起国家和社会的广泛关注，全国人民代表大会常务委员会于2018年11月发布《中华人民共和国疫苗管理法（征求意见稿）》，两次面向社会征求意见，历经第十三届全国人大常委会三次审议修改，中华人民共和国第十三届全国人民代表大会常务委员会第十一次会议于2019年6月29日通过了《中华人民共和国疫苗管理法》，并且从2019年12月1日起正式施行该法，这也标志着我国统一完善的疫苗监管体系的完备。

一、与疫苗接种直接相关的法规规章的回顾

1.《疫苗流通和预防接种管理条例》(以下简称"《条例》")

《条例》于2005年出台，最新版本是2016年的修订版，废止于2020年3月27日。《条例》包含关于疫苗接种的许多常识性问题，对于了解疫苗的流通及接种流程十分有益。此前，如遇纠纷(或接种发生不幸时)可先通读《条例》的第五章关于"预防接种异常反应的处理"，有利于及时处理相关问题。现可参照新颁布的《疫苗法》第四章"疫苗流通"和第五章"预防接种"。

2.《预防接种异常反应鉴定办法》

如何确定"预防接种异常反应的成因"？这部规章详细规范了鉴定"预防接种异常反应"的前提、流程、救治方法，阅读这部规章可以详细了解关于鉴定的一系列规定，"鉴定"是维权行动中最重要的组成部分。现可对照新颁布的《疫苗法》第六章"异常反应监测和处理"。

3. 各省、自治区、直辖市发布的预防接种异常反应补偿办法(或意见)

《疫苗法》第五十六条明确了国家实行预防接种异常反应补偿制度。实施接种过程中(或接种后)出现死亡、严重残疾、器官组织损伤等损害，属于预防接种异常反应(或不能排除的)，应予补偿。国务院规定了相关的补偿范围、标准和程序，并实行目录动态管理，具体实施办法由各省、自治区、直辖市制定。比如，我们在搜索引擎键入"湖北省预防接种异常反应补偿"就会出现搜索结果——《湖北省预防接种异常反应补偿办法》。

4.《预防接种工作规范》(以下简称"《规范》")

为配合《条例》的贯彻实施，2005年由卫生部组织编写，现行版本是2016年修订版，是《疫苗法》出台前主要的预防接种工作参考。《规范》对接种前的疫苗管理、运输保存中的冷链管理、接种中的服务、接种后的异常反应与事故的报告及处理、针对监测与控制传染病的国家免疫规划疫苗等做出了具体规定，提出了预防接种门诊的参考标准、接种操作技术的要点、接种后常见疑似异常反应的诊治原则、针对传染病的监测与控制的主要疫苗工作要点。新颁布的《疫苗法》第五章"预防接种"将这些工作做了进一步规范。

5.《疫苗储存和运输管理规范》(以下简称"《管理规范》")

为加强疫苗冷链储存运输全过程的规范化管理，保障预防接种的安全性和有效性，

2006 年根据《疫苗流通和预防接种管理条例》制定本《管理规范》，现行版本是 2017 年的修订版。《管理规范》提出了疫苗冷链储存运输实施分类管理，提高冷链设备装备、温度监测管理水平，规范疫苗储存、运输中的管理，加强疫苗储存运输中温度异常的管理。新颁布的《疫苗法》第四章"疫苗流通"和第十章"法律责任"等对疫苗储存和运输管理有了更严格的要求。

6.《中华人民共和国疫苗管理法》

2019 年 12 月 1 日正式实施的《中华人民共和国疫苗管理法》（以下简称"《疫苗法》"）是为了加强疫苗管理，确保疫苗质量与供应，使预防接种规范化，促进疫苗相关行业发展，保障人民健康，维护公共卫生安全而制定的法律。为回应人民群众的关切，全面贯彻关于食品药品"四个最严"的要求，落实党中央与国务院有关强化疫苗管理的改革措施，《疫苗法》全链条系统筹整合并强化了散落在多部法律法规中有关疫苗的监管规定（包含疫苗研制、生产、流通、预防接种、异常反应监测、保障措施、监督管理、法律责任等），在法律层级上，将疫苗的监管力度再次提升，强化法律措施，增强疫苗立法的针对性、实效性和可操作性。同时，这也意味着之前分散监管的局面即将结束，行业人士称这可能是"史上最严的疫苗管理法"。

7.《中华人民共和国生物安全法》

2019 年 10 月 21 日《中华人民共和国生物安全法（草案）》首次提请第十三届全国人民代表大会常务委员会审议。《中华人民共和国生物安全法》（以下简称"《生物安全法》"）已于 2020 年 10 月 17 日由第十三届全国人民代表大会常务委员会第二十二次会议表决通过，自 2021 年 4 月 15 日起施行。

《生物安全法》针对我国法律对前一时期发生的生物技术谬用等行为和事件缺乏相应处罚规定的问题，明确了相应的责任及处罚，填补了法律空白。总的来说，《生物安全法》统筹了生物安全和生物产业发展两方面的要求，是生物安全领域的基础性、综合性的法律，是与《疫苗法》共同保障国家总体安全、提升国家生物安全治理能力，全链条构建生物产业生物安全风险防控，维护公共卫生安全的重要法律。

二、疫苗相关政策法规大事件

从《条例》到《规范》，历经十余年的实践并加以完善和修订，散落在多部疫苗相关法律法规中的政策逐渐形成了如今的《疫苗法》。这里，我们将 2005 年以来关于疫苗政策法规方面的大事件进行整理，见表 25-2。

表 25-2 　　　　　　　　　　　　　疫苗相关政策法规大事件表

时间	政策法规	法规要点
2005 年 3 月 24 日	《疫苗流通和预防接种管理条例》2016 年 4 月 23 日修订，废止于 2020 年 3 月 27 日	强化了对疫苗流通和预防接种的管理
2005 年 9 月 20 日	《预防接种工作规范》2016 年 12 月 6 日修订	强化疫苗和冷链管理，规范预防接种门诊的设置，优化预防接种工作流程
2006 年 4 月 4 日	《疫苗储存和运输管理规范》2017 年 12 月 15 日修订	专门针对疫苗在储存、运输环节建立监管制度
2008 年 9 月 11 日	《预防接种异常反应鉴定办法》	规范了接种异常反应鉴定工作
2018 年 11 月 11 日	《中华人民共和国疫苗管理法（征求意见稿）》	统筹整合了分散在多部法律法规中的疫苗相关监管规定，2018 年 12 月 23 日，在第十三届全国人大常委会第七次会议上被首次提请审议
2019 年 1 月 4 日	《中华人民共和国疫苗管理法（草案）》（征求意见稿）	截至 2019 年 2 月 3 日共收到 2809 条意见，审议修订后公示；4 月 26 日发布第二次审议征求意见稿
2019 年 6 月 29 日	《中华人民共和国疫苗管理法》	第十三届全国人大常委会第十一次会议表决通过
2019 年 10 月 21 日	《中华人民共和国生物安全法（草案）》（征求意见稿）	第十三届全国人大常委会第十四次会议上被首次提请审议
2019 年 12 月 1 日	《中华人民共和国疫苗管理法》	正式实施
2020 年 10 月 17 日	《中华人民共和国生物安全法》	第十三届全国人大常委会第二十二次会议表决通过
2021 年 4 月 15 日	《中华人民共和国生物安全法》	正式实施

从我们出生的那一刻起，就开始接种乙肝疫苗、卡介苗等不同的疫苗来预防对应的疾病，普通老百姓对于疫苗也并不陌生。但近几年出现的一些疫苗事件既暴露出监管不到位等诸多漏洞，也反映出在疫苗生产、流通、使用等方面存在的制度缺陷，让我们对疫苗的安全性不得不更加关注。

2016 年的山东疫苗案间接促使了 2005 年起执行的《疫苗流通和预防接种管理条例》《预防接种工作规范》等法规得到修订与更新。2018 年长春长生问题疫苗案发生后，党中央、国务院高度重视，中央政治局召开专门会议，要求加快完善疫苗监管长效机制，完善法律法规和制度规则。同时，疫苗立法也获得民意和舆论的支持，随着 2019 年《中华人民共和国疫苗管理法》的审议、发布与实施，我国疫苗相关法律法规、制度规则和长效监管机制正在建立与完善。

此外，新冠病毒肺炎疫情的全球暴发，加速了新型疫苗的研制，也是对新出台《疫苗法》具体实践的考验。新出台的《疫苗法》与《生物安全法》有利于整合资源，从国家层面支持新型冠状病毒疫苗的基础研究和应用研究，优先审批，严格把关，对疾病防控具有重大意义。在如此严格的监管下，我们有理由相信，全社会共同关注的疫苗质量和安全问题会得到有效解决，我国未来疫苗的安全性和有效性也会有进一步的提升。

"充分认识疫苗对预防疾病的重要作用"在《国务院关于实施健康中国行动的意见》（2019 年 6 月 24 日）中被具体写入。没有全民健康，就没有全面小康。我们一定要选择正规的医疗机构和防疫中心，及时按照正规的接种程序接种疫苗，更好地保护你、我、他的身体健康！

本章关于科学与人文精神的问题与讨论

(1)作为接种疫苗的受试者，你在预防接种前后应该注意哪些问题？

(2)国家为什么要推进预防接种工作？

(3)我国有关预防接种的法律法规有哪些？其社会意义何在？

(4)新颁布的《疫苗法》为什么被称为"史上最严疫苗法"？

(5)为什么要将生物安全纳入国家安全体系？

附 录

《中华人民共和国疫苗管理法》

目 录

全文

第一章 总 则

第一条 为了加强疫苗管理，保证疫苗质量和供应，规范预防接种，促进疫苗行业发展，保障公众健康，维护公共卫生安全，制定本法。

第二条 在中华人民共和国境内从事疫苗研制、生产、流通和预防接种及其监督管理活动，适用本法。本法未作规定的，适用《中华人民共和国药品管理法》《中华人民共和国传染病防治法》等法律、行政法规的规定。

本法所称疫苗，是指为预防、控制疾病的发生、流行，用于人体免疫接种的预防性生物制品，包括免疫规划疫苗和非免疫规划疫苗。

第三条 国家对疫苗实行最严格的管理制度，坚持安全第一、风险管理、全程管控、科学监管、社会共治。

第四条 国家坚持疫苗产品的战略性和公益性。

国家支持疫苗基础研究和应用研究，促进疫苗研制和创新，将预防、控制重大疾病的疫苗研制、生产和储备纳入国家战略。

国家制定疫苗行业发展规划和产业政策，支持疫苗产业发展和结构优化，鼓励疫苗生产规模化、集约化，不断提升疫苗生产工艺和质量水平。

第五条 疫苗上市许可持有人应当加强疫苗全生命周期质量管理，对疫苗的安全性、有效性和质量可控性负责。

从事疫苗研制、生产、流通和预防接种活动的单位和个人，应当遵守法律、法规、规章、标准和规范，保证全过程信息真实、准确、完整和可追溯，依法承担责任，接受社会监督。

第六条 国家实行免疫规划制度。

居住在中国境内的居民，依法享有接种免疫规划疫苗的权利，履行接种免疫规划疫苗的义务。政府免费向居民提供免疫规划疫苗。

县级以上人民政府及其有关部门应当保障适龄儿童接种免疫规划疫苗。监护人应当依法保证适龄儿童按时接种免疫规划疫苗。

第七条 县级以上人民政府应当将疫苗安全工作和预防接种工作纳入本级国民经济和社会发展规划，加强疫苗监督管理能力建设，建立健全疫苗监督管理工作机制。

县级以上地方人民政府对本行政区域疫苗监督管理工作负责，统一领导、组织、协调本行政区域疫苗监督管理工作。

第八条 国务院药品监督管理部门负责全国疫苗监督管理工作。国务院卫生健康主管部门负责全国预防接种监督管理工作。国务院其他有关部门在各自职责范围内负责与疫苗有关的监督管理工作。

省、自治区、直辖市人民政府药品监督管理部门负责本行政区域疫苗监督管理工作。设区的市级、县级人民政府承担药品监督管理职责的部门（以下称药品监督管理部门）负责本行政区域疫苗监督管理工作。县级以上地方人民政府卫生健康主管部门负责本行政区域预防接种监督管理工作。县级以上地方人民政府其他有关部门在各自职责范围内负责与疫苗有关的监督管理工作。

第九条 国务院和省、自治区、直辖市人民政府建立部门协调机制，统筹协调疫苗监督管理有关工作，定期分析疫苗安全形势，加强疫苗监督管理，保障疫苗供应。

第十条 国家实行疫苗全程电子追溯制度。

国务院药品监督管理部门会同国务院卫生健康主管部门制定统一的疫苗追溯标准和规范，建立全国疫苗电子追溯协同平台，整合疫苗生产、流通和预防接种全过程追溯信息，实现疫苗可追溯。

疫苗上市许可持有人应当建立疫苗电子追溯系统，与全国疫苗电子追溯协同平台相衔接，实现生产、流通和预防接种全过程最小包装单位疫苗可追溯、可核查。

疾病预防控制机构、接种单位应当依法如实记录疫苗流通、预防接种等情况，并按照规定向全国疫苗电子追溯协同平台提供追溯信息。

第十一条 疫苗研制、生产、检验等过程中应当建立健全生物安全管理制度，严格控制生物安全风险，加强菌毒株等病原微生物的生物安全管理，保护操作人员和公众的健康，保证菌毒株等病原微生物用途合法、正当。

疫苗研制、生产、检验等使用的菌毒株和细胞株，应当明确历史、生物学特征、代次，建立详细档案，保证来源合法、清晰、可追溯；来源不明的，不得使用。

第十二条 各级人民政府及其有关部门、疾病预防控制机构、接种单位、疫苗上市许可持有人和疫苗行业协会等应当通过全国儿童预防接种日等活动定期开展疫苗安全法律、法规以及预防接种知识等的宣传教育、普及工作。

新闻媒体应当开展疫苗安全法律、法规以及预防接种知识等的公益宣传，并对疫苗违法行为进行舆论监督。有关疫苗的宣传报道应当全面、科学、客观、公正。

第十三条 疫苗行业协会应当加强行业自律，建立健全行业规范，推动行业诚信体系建设，引导和督促会员依法开展生产经营等活动。

第二章　疫苗研制和注册

第十四条 国家根据疾病流行情况、人群免疫状况等因素，制定相关研制规划，安排必要资金，支持多联多价等新型疫苗的研制。

国家组织疫苗上市许可持有人、科研单位、医疗卫生机构联合攻关，研制疾病预防、控制急需的疫苗。

第十五条 国家鼓励疫苗上市许可持有人加大研制和创新资金投入，优化生产工艺，提升质量控制水平，推动疫苗技术进步。

第十六条 开展疫苗临床试验，应当经国务院药品监督管理部门依法批准。

疫苗临床试验应当由符合国务院药品监督管理部门和国务院卫生健康主管部门规定条件的三级医疗机构或者省级以上疾病预防控制机构实施或者组织实施。

国家鼓励符合条件的医疗机构、疾病预防控制机构等依法开展疫苗临床试验。

第十七条 疫苗临床试验申办者应当制定临床试验方案，建立临床试验安全监测与评价制度，审慎选择受试者，合理设置受试者群体和年龄组，并根据风险程度采取有效措施，保护受试者合法权益。

第十八条　开展疫苗临床试验，应当取得受试者的书面知情同意；受试者为无民事行为能力人的，应当取得其监护人的书面知情同意；受试者为限制民事行为能力人的，应当取得本人及其监护人的书面知情同意。

第十九条　在中国境内上市的疫苗应当经国务院药品监督管理部门批准，取得药品注册证书；申请疫苗注册，应当提供真实、充分、可靠的数据、资料和样品。

对疾病预防、控制急需的疫苗和创新疫苗，国务院药品监督管理部门应当予以优先审评审批。

第二十条　应对重大突发公共卫生事件急需的疫苗或者国务院卫生健康主管部门认定急需的其他疫苗，经评估获益大于风险的，国务院药品监督管理部门可以附条件批准疫苗注册申请。

出现特别重大突发公共卫生事件或者其他严重威胁公众健康的紧急事件，国务院卫生健康主管部门根据传染病预防、控制需要提出紧急使用疫苗的建议，经国务院药品监督管理部门组织论证同意后可以在一定范围和期限内紧急使用。

第二十一条　国务院药品监督管理部门在批准疫苗注册申请时，对疫苗的生产工艺、质量控制标准和说明书、标签予以核准。

国务院药品监督管理部门应当在其网站上及时公布疫苗说明书、标签内容。

第三章　疫苗生产和批签发

第二十二条　国家对疫苗生产实行严格准入制度。

从事疫苗生产活动，应当经省级以上人民政府药品监督管理部门批准，取得药品生产许可证。

从事疫苗生产活动，除符合《中华人民共和国药品管理法》规定的从事药品生产活动的条件外，还应当具备下列条件：

（一）具备适度规模和足够的产能储备；

（二）具有保证生物安全的制度和设施、设备；

（三）符合疾病预防、控制需要。

疫苗上市许可持有人应当具备疫苗生产能力；超出疫苗生产能力确需委托生产的，应当经国务院药品监督管理部门批准。接受委托生产的，应当遵守本法规定和国家有关规定，保证疫苗质量。

第二十三条　疫苗上市许可持有人的法定代表人、主要负责人应当具有良好的信用记录，生产管理负责人、质量管理负责人、质量受权人等关键岗位人员应当具有相关专业背景和从业经历。

疫苗上市许可持有人应当加强对前款规定人员的培训和考核，及时将其任职和变更情况向省、自治区、直辖市人民政府药品监督管理部门报告。

第二十四条 疫苗应当按照经核准的生产工艺和质量控制标准进行生产和检验，生产全过程应当符合药品生产质量管理规范的要求。

疫苗上市许可持有人应当按照规定对疫苗生产全过程和疫苗质量进行审核、检验。

第二十五条 疫苗上市许可持有人应当建立完整的生产质量管理体系，持续加强偏差管理，采用信息化手段如实记录生产、检验过程中形成的所有数据，确保生产全过程持续符合法定要求。

第二十六条 国家实行疫苗批签发制度。

每批疫苗销售前或者进口时，应当经国务院药品监督管理部门指定的批签发机构按照相关技术要求进行审核、检验。符合要求的，发给批签发证明；不符合要求的，发给不予批签发通知书。

不予批签发的疫苗不得销售，并应当由省、自治区、直辖市人民政府药品监督管理部门监督销毁；不予批签发的进口疫苗应当由口岸所在地药品监督管理部门监督销毁或者依法进行其他处理。

国务院药品监督管理部门、批签发机构应当及时公布上市疫苗批签发结果，供公众查询。

第二十七条 申请疫苗批签发应当按照规定向批签发机构提供批生产及检验记录摘要等资料和同批号产品等样品。进口疫苗还应当提供原产地证明、批签发证明；在原产地免予批签发的，应当提供免予批签发证明。

第二十八条 预防、控制传染病疫情或者应对突发事件急需的疫苗，经国务院药品监督管理部门批准，免予批签发。

第二十九条 疫苗批签发应当逐批进行资料审核和抽样检验。疫苗批签发检验项目和检验频次应当根据疫苗质量风险评估情况进行动态调整。

对疫苗批签发申请资料或者样品的真实性有疑问，或者存在其他需要进一步核实的情况的，批签发机构应当予以核实，必要时应当采用现场抽样检验等方式组织开展现场核实。

第三十条 批签发机构在批签发过程中发现疫苗存在重大质量风险的，应当及时向国务院药品监督管理部门和省、自治区、直辖市人民政府药品监督管理部门报告。

接到报告的部门应当立即对疫苗上市许可持有人进行现场检查，根据检查结果通知批签发机构对疫苗上市许可持有人的相关产品或者所有产品不予批签发或者暂停批签发，并责令疫苗上市许可持有人整改。疫苗上市许可持有人应当立即整改，并及时将整改情况向责令其整改的部门报告。

　　第三十一条　对生产工艺偏差、质量差异、生产过程中的故障和事故以及采取的措施，疫苗上市许可持有人应当如实记录，并在相应批产品申请批签发的文件中载明；可能影响疫苗质量的，疫苗上市许可持有人应当立即采取措施，并向省、自治区、直辖市人民政府药品监督管理部门报告。

第四章　疫苗流通

　　第三十二条　国家免疫规划疫苗由国务院卫生健康主管部门会同国务院财政部门等组织集中招标或者统一谈判，形成并公布中标价格或者成交价格，各省、自治区、直辖市实行统一采购。

　　国家免疫规划疫苗以外的其他免疫规划疫苗、非免疫规划疫苗由各省、自治区、直辖市通过省级公共资源交易平台组织采购。

　　第三十三条　疫苗的价格由疫苗上市许可持有人依法自主合理制定。疫苗的价格水平、差价率、利润率应当保持在合理幅度。

　　第三十四条　省级疾病预防控制机构应当根据国家免疫规划和本行政区域疾病预防、控制需要，制定本行政区域免疫规划疫苗使用计划，并按照国家有关规定向组织采购疫苗的部门报告，同时报省、自治区、直辖市人民政府卫生健康主管部门备案。

　　第三十五条　疫苗上市许可持有人应当按照采购合同约定，向疾病预防控制机构供应疫苗。

　　疾病预防控制机构应当按照规定向接种单位供应疫苗。

　　疾病预防控制机构以外的单位和个人不得向接种单位供应疫苗，接种单位不得接收该疫苗。

　　第三十六条　疫苗上市许可持有人应当按照采购合同约定，向疾病预防控制机构或者疾病预防控制机构指定的接种单位配送疫苗。

　　疫苗上市许可持有人、疾病预防控制机构自行配送疫苗应当具备疫苗冷链储存、运输条件，也可以委托符合条件的疫苗配送单位配送疫苗。

　　疾病预防控制机构配送非免疫规划疫苗可以收取储存、运输费用，具体办法由国务院财政部门会同国务院价格主管部门制定，收费标准由省、自治区、直辖市人民政府价格主管部门会同财政部门制定。

　　第三十七条　疾病预防控制机构、接种单位、疫苗上市许可持有人、疫苗配送单位应当遵守疫苗储存、运输管理规范，保证疫苗质量。

　　疫苗在储存、运输全过程中应当处于规定的温度环境，冷链储存、运输应当符合要求，并定时监测、记录温度。

疫苗储存、运输管理规范由国务院药品监督管理部门、国务院卫生健康主管部门共同制定。

第三十八条 疫苗上市许可持有人在销售疫苗时,应当提供加盖其印章的批签发证明复印件或者电子文件;销售进口疫苗的,还应当提供加盖其印章的进口药品通关单复印件或者电子文件。

疾病预防控制机构、接种单位在接收或者购进疫苗时,应当索取前款规定的证明文件,并保存至疫苗有效期满后不少于五年备查。

第三十九条 疫苗上市许可持有人应当按照规定,建立真实、准确、完整的销售记录,并保存至疫苗有效期满后不少于五年备查。

疾病预防控制机构、接种单位、疫苗配送单位应当按照规定,建立真实、准确、完整的接收、购进、储存、配送、供应记录,并保存至疫苗有效期满后不少于五年备查。

疾病预防控制机构、接种单位接收或者购进疫苗时,应当索取本次运输、储存全过程温度监测记录,并保存至疫苗有效期满后不少于五年备查;对不能提供本次运输、储存全过程温度监测记录或者温度控制不符合要求的,不得接收或者购进,并应当立即向县级以上地方人民政府药品监督管理部门、卫生健康主管部门报告。

第四十条 疾病预防控制机构、接种单位应当建立疫苗定期检查制度,对存在包装无法识别、储存温度不符合要求、超过有效期等问题的疫苗,采取隔离存放、设置警示标志等措施,并按照国务院药品监督管理部门、卫生健康主管部门、生态环境主管部门的规定处置。疾病预防控制机构、接种单位应当如实记录处置情况,处置记录应当保存至疫苗有效期满后不少于五年备查。

第五章 预防接种

第四十一条 国务院卫生健康主管部门制定国家免疫规划;国家免疫规划疫苗种类由国务院卫生健康主管部门会同国务院财政部门拟订,报国务院批准后公布。

国务院卫生健康主管部门建立国家免疫规划专家咨询委员会,并会同国务院财政部门建立国家免疫规划疫苗种类动态调整机制。

省、自治区、直辖市人民政府在执行国家免疫规划时,可以根据本行政区域疾病预防、控制需要,增加免疫规划疫苗种类,报国务院卫生健康主管部门备案并公布。

第四十二条 国务院卫生健康主管部门应当制定、公布预防接种工作规范,强化预防接种规范化管理。

国务院卫生健康主管部门应当制定、公布国家免疫规划疫苗的免疫程序和非免疫规划疫苗的使用指导原则。

省、自治区、直辖市人民政府卫生健康主管部门应当结合本行政区域实际情况制定接种方案，并报国务院卫生健康主管部门备案。

第四十三条 各级疾病预防控制机构应当按照各自职责，开展与预防接种相关的宣传、培训、技术指导、监测、评价、流行病学调查、应急处置等工作。

第四十四条 接种单位应当具备下列条件：

(一)取得医疗机构执业许可证；

(二)具有经过县级人民政府卫生健康主管部门组织的预防接种专业培训并考核合格的医师、护士或者乡村医生；

(三)具有符合疫苗储存、运输管理规范的冷藏设施、设备和冷藏保管制度。

县级以上地方人民政府卫生健康主管部门指定符合条件的医疗机构承担责任区域内免疫规划疫苗接种工作。符合条件的医疗机构可以承担非免疫规划疫苗接种工作，并应当报颁发其医疗机构执业许可证的卫生健康主管部门备案。

接种单位应当加强内部管理，开展预防接种工作应当遵守预防接种工作规范、免疫程序、疫苗使用指导原则和接种方案。

各级疾病预防控制机构应当加强对接种单位预防接种工作的技术指导和疫苗使用的管理。

第四十五条 医疗卫生人员实施接种，应当告知受种者或者其监护人所接种疫苗的品种、作用、禁忌、不良反应以及现场留观等注意事项，询问受种者的健康状况以及是否有接种禁忌等情况，并如实记录告知和询问情况。受种者或者其监护人应当如实提供受种者的健康状况和接种禁忌等情况。有接种禁忌不能接种的，医疗卫生人员应当向受种者或者其监护人提出医学建议，并如实记录提出医学建议情况。

医疗卫生人员在实施接种前，应当按照预防接种工作规范的要求，检查受种者健康状况、核查接种禁忌，查对预防接种证，检查疫苗、注射器的外观、批号、有效期，核对受种者的姓名、年龄和疫苗的品名、规格、剂量、接种部位、接种途径，做到受种者、预防接种证和疫苗信息相一致，确认无误后方可实施接种。

医疗卫生人员应当对符合接种条件的受种者实施接种。受种者在现场留观期间出现不良反应的，医疗卫生人员应当按照预防接种工作规范的要求，及时采取救治等措施。

第四十六条 医疗卫生人员应当按照国务院卫生健康主管部门的规定，真实、准确、完整记录疫苗的品种、上市许可持有人、最小包装单位的识别信息、有效期、接种时间、实施接种的医疗卫生人员、受种者等接种信息，确保接种信息可追溯、可查询。接种记录应当保存至疫苗有效期满后不少于五年备查。

第四十七条 国家对儿童实行预防接种证制度。在儿童出生后一个月内，其监护人应当到儿童居住地承担预防接种工作的接种单位或者出生医院为其办理预防接种证。接种单位或者出生医院不得拒绝办理。监护人应当妥善保管预防接种证。

预防接种实行居住地管理，儿童离开原居住地期间，由现居住地承担预防接种工作的接种单位负责对其实施接种。

预防接种证的格式由国务院卫生健康主管部门规定。

第四十八条 儿童入托、入学时，托幼机构、学校应当查验预防接种证，发现未按照规定接种免疫规划疫苗的，应当向儿童居住地或者托幼机构、学校所在地承担预防接种工作的接种单位报告，并配合接种单位督促其监护人按照规定补种。疾病预防控制机构应当为托幼机构、学校查验预防接种证等提供技术指导。

儿童入托、入学预防接种证查验办法由国务院卫生健康主管部门会同国务院教育行政部门制定。

第四十九条 接种单位接种免疫规划疫苗不得收取任何费用。

接种单位接种非免疫规划疫苗，除收取疫苗费用外，还可以收取接种服务费。接种服务费的收费标准由省、自治区、直辖市人民政府价格主管部门会同财政部门制定。

第五十条 县级以上地方人民政府卫生健康主管部门根据传染病监测和预警信息，为预防、控制传染病暴发、流行，报经本级人民政府决定，并报省级以上人民政府卫生健康主管部门备案，可以在本行政区域进行群体性预防接种。

需要在全国范围或者跨省、自治区、直辖市范围内进行群体性预防接种的，应当由国务院卫生健康主管部门决定。

作出群体性预防接种决定的县级以上地方人民政府或者国务院卫生健康主管部门应当组织有关部门做好人员培训、宣传教育、物资调用等工作。

任何单位和个人不得擅自进行群体性预防接种。

第五十一条 传染病暴发、流行时，县级以上地方人民政府或者其卫生健康主管部门需要采取应急接种措施的，依照法律、行政法规的规定执行。

第六章 异常反应监测和处理

第五十二条 预防接种异常反应，是指合格的疫苗在实施规范接种过程中或者实施规范接种后造成受种者机体组织器官、功能损害，相关各方均无过错的药品不良反应。

下列情形不属于预防接种异常反应：

(一)因疫苗本身特性引起的接种后一般反应；

(二)因疫苗质量问题给受种者造成的损害；

(三)因接种单位违反预防接种工作规范、免疫程序、疫苗使用指导原则、接种方案给受种者造成的损害；

(四)受种者在接种时正处于某种疾病的潜伏期或者前驱期，接种后偶合发病；

(五)受种者有疫苗说明书规定的接种禁忌，在接种前受种者或者其监护人未如实提供受种者的健康状况和接种禁忌等情况，接种后受种者原有疾病急性复发或者病情加重；

（六）因心理因素发生的个体或者群体的心因性反应。

第五十三条 国家加强预防接种异常反应监测。预防接种异常反应监测方案由国务院卫生健康主管部门会同国务院药品监督管理部门制定。

第五十四条 接种单位、医疗机构等发现疑似预防接种异常反应的，应当按照规定向疾病预防控制机构报告。

疫苗上市许可持有人应当设立专门机构，配备专职人员，主动收集、跟踪分析疑似预防接种异常反应，及时采取风险控制措施，将疑似预防接种异常反应向疾病预防控制机构报告，将质量分析报告提交省、自治区、直辖市人民政府药品监督管理部门。

第五十五条 对疑似预防接种异常反应，疾病预防控制机构应当按照规定及时报告，组织调查、诊断，并将调查、诊断结论告知受种者或者其监护人。对调查、诊断结论有争议的，可以根据国务院卫生健康主管部门制定的鉴定办法申请鉴定。

因预防接种导致受种者死亡、严重残疾，或者群体性疑似预防接种异常反应等对社会有重大影响的疑似预防接种异常反应，由设区的市级以上人民政府卫生健康主管部门、药品监督管理部门按照各自职责组织调查、处理。

第五十六条 国家实行预防接种异常反应补偿制度。实施接种过程中或者实施接种后出现受种者死亡、严重残疾、器官组织损伤等损害，属于预防接种异常反应或者不能排除的，应当给予补偿。补偿范围实行目录管理，并根据实际情况进行动态调整。

接种免疫规划疫苗所需的补偿费用，由省、自治区、直辖市人民政府财政部门在预防接种经费中安排；接种非免疫规划疫苗所需的补偿费用，由相关疫苗上市许可持有人承担。国家鼓励通过商业保险等多种形式对预防接种异常反应受种者予以补偿。

预防接种异常反应补偿应当及时、便民、合理。预防接种异常反应补偿范围、标准、程序由国务院规定，省、自治区、直辖市制定具体实施办法。

第七章 疫苗上市后管理

第五十七条 疫苗上市许可持有人应当建立健全疫苗全生命周期质量管理体系，制定并实施疫苗上市后风险管理计划，开展疫苗上市后研究，对疫苗的安全性、有效性和质量可控性进行进一步确证。

对批准疫苗注册申请时提出进一步研究要求的疫苗，疫苗上市许可持有人应当在规定期限内完成研究；逾期未完成研究或者不能证明其获益大于风险的，国务院药品监督管理部门应当依法处理，直至注销该疫苗的药品注册证书。

第五十八条 疫苗上市许可持有人应当对疫苗进行质量跟踪分析，持续提升质量控制标准，改进生产工艺，提高生产工艺稳定性。

生产工艺、生产场地、关键设备等发生变更的，应当进行评估、验证，按照国务院药品监督管理部门有关变更管理的规定备案或者报告；变更可能影响疫苗安全性、有效性和质量可控性的，应当经国务院药品监督管理部门批准。

第五十九条 疫苗上市许可持有人应当根据疫苗上市后研究、预防接种异常反应等情况持续更新说明书、标签，并按照规定申请核准或者备案。

国务院药品监督管理部门应当在其网站上及时公布更新后的疫苗说明书、标签内容。

第六十条 疫苗上市许可持有人应当建立疫苗质量回顾分析和风险报告制度，每年将疫苗生产流通、上市后研究、风险管理等情况按照规定如实向国务院药品监督管理部门报告。

第六十一条 国务院药品监督管理部门可以根据实际情况，责令疫苗上市许可持有人开展上市后评价或者直接组织开展上市后评价。

对预防接种异常反应严重或者其他原因危害人体健康的疫苗，国务院药品监督管理部门应当注销该疫苗的药品注册证书。

第六十二条 国务院药品监督管理部门可以根据疾病预防、控制需要和疫苗行业发展情况，组织对疫苗品种开展上市后评价，发现该疫苗品种的产品设计、生产工艺、安全性、有效性或者质量可控性明显劣于预防、控制同种疾病的其他疫苗品种的，应当注销该品种所有疫苗的药品注册证书并废止相应的国家药品标准。

第八章 保障措施

第六十三条 县级以上人民政府应当将疫苗安全工作、购买免疫规划疫苗和预防接种工作以及信息化建设等所需经费纳入本级政府预算，保证免疫规划制度的实施。

县级人民政府按照国家有关规定对从事预防接种工作的乡村医生和其他基层医疗卫生人员给予补助。

国家根据需要对经济欠发达地区的预防接种工作给予支持。省、自治区、直辖市人民政府和设区的市级人民政府应当对经济欠发达地区的县级人民政府开展与预防接种相关的工作给予必要的经费补助。

第六十四条 省、自治区、直辖市人民政府根据本行政区域传染病流行趋势，在国务院卫生健康主管部门确定的传染病预防、控制项目范围内，确定本行政区域与预防接种相关的项目，并保证项目的实施。

第六十五条 国务院卫生健康主管部门根据各省、自治区、直辖市国家免疫规划疫苗使用计划，向疫苗上市许可持有人提供国家免疫规划疫苗需求信息，疫苗上市许可持有人根据疫苗需求信息合理安排生产。

疫苗存在供应短缺风险时，国务院卫生健康主管部门、国务院药品监督管理部门提出建议，国务院工业和信息化主管部门、国务院财政部门应当采取有效措施，保障疫苗生产、供应。

疫苗上市许可持有人应当依法组织生产，保障疫苗供应；疫苗上市许可持有人停止疫苗生产的，应当及时向国务院药品监督管理部门或者省、自治区、直辖市人民政府药品监督管理部门报告。

第六十六条 国家将疫苗纳入战略物资储备，实行中央和省级两级储备。

国务院工业和信息化主管部门、财政部门会同国务院卫生健康主管部门、公安部门、市场监督管理部门和药品监督管理部门，根据疾病预防、控制和公共卫生应急准备的需要，加强储备疫苗的产能、产品管理，建立动态调整机制。

第六十七条 各级财政安排用于预防接种的经费应当专款专用，任何单位和个人不得挪用、挤占。

有关单位和个人使用预防接种的经费应当依法接受审计机关的审计监督。

第六十八条 国家实行疫苗责任强制保险制度。

疫苗上市许可持有人应当按照规定投保疫苗责任强制保险。因疫苗质量问题造成受种者损害的，保险公司在承保的责任限额内予以赔付。

疫苗责任强制保险制度的具体实施办法，由国务院药品监督管理部门会同国务院卫生健康主管部门、保险监督管理机构等制定。

第六十九条 传染病暴发、流行时，相关疫苗上市许可持有人应当及时生产和供应预防、控制传染病的疫苗。交通运输单位应当优先运输预防、控制传染病的疫苗。县级以上人民政府及其有关部门应当做好组织、协调、保障工作。

第九章 监 督 管 理

第七十条 药品监督管理部门、卫生健康主管部门按照各自职责对疫苗研制、生产、流通和预防接种全过程进行监督管理，监督疫苗上市许可持有人、疾病预防控制机构、接种单位等依法履行义务。

药品监督管理部门依法对疫苗研制、生产、储存、运输以及预防接种中的疫苗质量进行监督检查。卫生健康主管部门依法对免疫规划制度的实施、预防接种活动进行监督检查。

药品监督管理部门应当加强对疫苗上市许可持有人的现场检查；必要时，可以对为疫苗研制、生产、流通等活动提供产品或者服务的单位和个人进行延伸检查；有关单位和个人应当予以配合，不得拒绝和隐瞒。

第七十一条 国家建设中央和省级两级职业化、专业化药品检查员队伍，加强对疫苗的监督检查。

省、自治区、直辖市人民政府药品监督管理部门选派检查员入驻疫苗上市许可持有人。检查员负责监督检查药品生产质量管理规范执行情况，收集疫苗质量风险和违法违规线索，向省、自治区、直辖市人民政府药品监督管理部门报告情况并提出建议，对派驻期间的行为负责。

第七十二条 疫苗质量管理存在安全隐患，疫苗上市许可持有人等未及时采取措施消除的，药品监督管理部门可以采取责任约谈、限期整改等措施。

严重违反药品相关质量管理规范的，药品监督管理部门应当责令暂停疫苗生产、销售、配送，立即整改；整改完成后，经药品监督管理部门检查符合要求的，方可恢复生产、销售、配送。

药品监督管理部门应当建立疫苗上市许可持有人及其相关人员信用记录制度，纳入全国信用信息共享平台，按照规定公示其严重失信信息，实施联合惩戒。

第七十三条 疫苗存在或者疑似存在质量问题的，疫苗上市许可持有人、疾病预防控制机构、接种单位应当立即停止销售、配送、使用，必要时立即停止生产，按照规定向县级以上人民政府药品监督管理部门、卫生健康主管部门报告。卫生健康主管部门应当立即组织疾病预防控制机构和接种单位采取必要的应急处置措施，同时向上级人民政府卫生健康主管部门报告。药品监督管理部门应当依法采取查封、扣押等措施。对已经销售的疫苗，疫苗上市许可持有人应当及时通知相关疾病预防控制机构、疫苗配送单位、接种单位，按照规定召回，如实记录召回和通知情况，疾病预防控制机构、疫苗配送单位、接种单位应当予以配合。

未依照前款规定停止生产、销售、配送、使用或者召回疫苗的，县级以上人民政府药品监督管理部门、卫生健康主管部门应当按照各自职责责令停止生产、销售、配送、使用或者召回疫苗。

疫苗上市许可持有人、疾病预防控制机构、接种单位发现存在或者疑似存在质量问题的疫苗，不得瞒报、谎报、缓报、漏报，不得隐匿、伪造、毁灭有关证据。

第七十四条 疫苗上市许可持有人应当建立信息公开制度，按照规定在其网站上及时公开疫苗产品信息、说明书和标签、药品相关质量管理规范执行情况、批签发情况、召回情况、接受检查和处罚情况以及投保疫苗责任强制保险情况等信息。

第七十五条 国务院药品监督管理部门会同国务院卫生健康主管部门等建立疫苗质量、预防接种等信息共享机制。

省级以上人民政府药品监督管理部门、卫生健康主管部门等应当按照科学、客观、及时、公开的原则，组织疫苗上市许可持有人、疾病预防控制机构、接种单位、新闻媒体、科研单位等，就疫苗质量和预防接种等信息进行交流沟通。

第七十六条 国家实行疫苗安全信息统一公布制度。

疫苗安全风险警示信息、重大疫苗安全事故及其调查处理信息和国务院确定需要统一公布的其他疫苗安全信息，由国务院药品监督管理部门会同有关部门公布。全国预防接种异常反应报告情况，由国务院卫生健康主管部门会同国务院药品监督管理部门统一公布。未经授权不得发布上述信息。公布重大疫苗安全信息，应当及时、准确、全面，并按照规定进行科学评估，作出必要的解释说明。

县级以上人民政府药品监督管理部门发现可能误导公众和社会舆论的疫苗安全信息，应当立即会同卫生健康主管部门及其他有关部门、专业机构、相关疫苗上市许可持有人等进行核实、分析，并及时公布结果。

任何单位和个人不得编造、散布虚假疫苗安全信息。

第七十七条 任何单位和个人有权依法了解疫苗信息，对疫苗监督管理工作提出意见、建议。

任何单位和个人有权向卫生健康主管部门、药品监督管理部门等部门举报疫苗违法行为，对卫生健康主管部门、药品监督管理部门等部门及其工作人员未依法履行监督管理职责的情况有权向本级或者上级人民政府及其有关部门、监察机关举报。有关部门、机关应当及时核实、处理；对查证属实的举报，按照规定给予举报人奖励；举报人举报所在单位严重违法行为，查证属实的，给予重奖。

第七十八条 县级以上人民政府应当制定疫苗安全事件应急预案，对疫苗安全事件分级、处置组织指挥体系与职责、预防预警机制、处置程序、应急保障措施等作出规定。

疫苗上市许可持有人应当制定疫苗安全事件处置方案，定期检查各项防范措施的落实情况，及时消除安全隐患。

发生疫苗安全事件，疫苗上市许可持有人应当立即向国务院药品监督管理部门或者省、自治区、直辖市人民政府药品监督管理部门报告；疾病预防控制机构、接种单位、医疗机构应当立即向县级以上人民政府卫生健康主管部门、药品监督管理部门报告。药品监督管理部门应当会同卫生健康主管部门按照应急预案的规定，成立疫苗安全事件处置指挥机构，开展医疗救治、风险控制、调查处理、信息发布、解释说明等工作，做好补种等善后处置工作。因质量问题造成的疫苗安全事件的补种费用由疫苗上市许可持有人承担。

有关单位和个人不得瞒报、谎报、缓报、漏报疫苗安全事件，不得隐匿、伪造、毁灭有关证据。

第十章 法 律 责 任

第七十九条 违反本法规定，构成犯罪的，依法从重追究刑事责任。

第八十条 生产、销售的疫苗属于假药的，由省级以上人民政府药品监督管理部门没收违法所得和违法生产、销售的疫苗以及专门用于违法生产疫苗的原料、辅料、包装材料、设备等物品,责令停产停业整顿,吊销药品注册证书,直至吊销药品生产许可证等,并处违法生产、销售疫苗货值金额十五倍以上五十倍以下的罚款,货值金额不足五十万元的,按五十万元计算。

生产、销售的疫苗属于劣药的,由省级以上人民政府药品监督管理部门没收违法所得和违法生产、销售的疫苗以及专门用于违法生产疫苗的原料、辅料、包装材料、设备等物品,责令停产停业整顿,并处违法生产、销售疫苗货值金额十倍以上三十倍以下的罚款,货值金额不足五十万元的,按五十万元计算;情节严重的,吊销药品注册证书,直至吊销药品生产许可证等。

生产、销售的疫苗属于假药,或者生产、销售的疫苗属于劣药且情节严重的,由省级以上人民政府药品监督管理部门对法定代表人、主要负责人、直接负责的主管人员和关键岗位人员以及其他责任人员,没收违法行为发生期间自本单位所获收入,并处所获收入一倍以上十倍以下的罚款,终身禁止从事药品生产经营活动,由公安机关处五日以上十五日以下拘留。

第八十一条 有下列情形之一的,由省级以上人民政府药品监督管理部门没收违法所得和违法生产、销售的疫苗以及专门用于违法生产疫苗的原料、辅料、包装材料、设备等物品,责令停产停业整顿,并处违法生产、销售疫苗货值金额十五倍以上五十倍以下的罚款,货值金额不足五十万元的,按五十万元计算;情节严重的,吊销药品相关批准证明文件,直至吊销药品生产许可证等,对法定代表人、主要负责人、直接负责的主管人员和关键岗位人员以及其他责任人员,没收违法行为发生期间自本单位所获收入,并处所获收入百分之五十以上十倍以下的罚款,十年内直至终身禁止从事药品生产经营活动,由公安机关处五日以上十五日以下拘留:

(一)申请疫苗临床试验、注册、批签发提供虚假数据、资料、样品或者有其他欺骗行为;

(二)编造生产、检验记录或者更改产品批号;

(三)疾病预防控制机构以外的单位或者个人向接种单位供应疫苗;

(四)委托生产疫苗未经批准;

(五)生产工艺、生产场地、关键设备等发生变更按照规定应当经批准而未经批准;

(六)更新疫苗说明书、标签按照规定应当经核准而未经核准。

第八十二条 除本法另有规定的情形外,疫苗上市许可持有人或者其他单位违反药品相关质量管理规范的,由县级以上人民政府药品监督管理部门责令改正,给予警告;拒不改正的,处二十万元以上五十万元以下的罚款;情节严重的,处五十万元以上三百万元以下的罚款,责令停产停业整顿,直至吊销药品相关批准证明文件、药品生产许可证等,对法定代表人、主要负责人、直接负责的主管人员和关键岗位人员以及其他责任人员,没收违法行为发生期间自本单位所获收入，并处所获收入百分之五十以上五倍以下的罚款，十年内直至终身禁止从事药品生产经营活动。

第八十三条 违反本法规定，疫苗上市许可持有人有下列情形之一的，由省级以上人民政府药品监督管理部门责令改正，给予警告；拒不改正的，处二十万元以上五十万元以下的罚款；情节严重的，责令停产停业整顿，并处五十万元以上二百万元以下的罚款：

（一）未按照规定建立疫苗电子追溯系统；

（二）法定代表人、主要负责人和生产管理负责人、质量管理负责人、质量受权人等关键岗位人员不符合规定条件或者未按照规定对其进行培训、考核；

（三）未按照规定报告或者备案；

（四）未按照规定开展上市后研究，或者未按照规定设立机构、配备人员主动收集、跟踪分析疑似预防接种异常反应；

（五）未按照规定投保疫苗责任强制保险；

（六）未按照规定建立信息公开制度。

第八十四条 违反本法规定，批签发机构有下列情形之一的，由国务院药品监督管理部门责令改正，给予警告，对主要负责人、直接负责的主管人员和其他直接责任人员依法给予警告直至降级处分：

（一）未按照规定进行审核和检验；

（二）未及时公布上市疫苗批签发结果；

（三）未按照规定进行核实；

（四）发现疫苗存在重大质量风险未按照规定报告。

违反本法规定，批签发机构未按照规定发给批签发证明或者不予批签发通知书的，由国务院药品监督管理部门责令改正，给予警告，对主要负责人、直接负责的主管人员和其他直接责任人员依法给予降级或者撤职处分；情节严重的，对主要负责人、直接负责的主管人员和其他直接责任人员依法给予开除处分。

第八十五条 疾病预防控制机构、接种单位、疫苗上市许可持有人、疫苗配送单位违反疫苗储存、运输管理规范有关冷链储存、运输要求的，由县级以上人民政府药品监督管理部门责令改正，给予警告，对违法储存、运输的疫苗予以销毁，没收违法所得；拒不改正的，对接种单位、疫苗上市许可持有人、疫苗配送单位处二十万元以上一百万元以下的罚款；情节严重的，对接种单位、疫苗上市许可持有人、疫苗配送单位处违法储存、运输疫苗货值金额十倍以上三十倍以下的罚款，货值金额不足十万元的，按十万元计算，责令疫苗上市许可持有人、疫苗配送单位停产停业整顿，直至吊销药品相关批准证明文件、药品生产许可证等，对疫苗上市许可持有人、疫苗配送单位的法定代表人、主要负责人、直接负责的主管人员和关键岗位人员以及其他责任人员依照本法第八十二条规定给予处罚。

疾病预防控制机构、接种单位有前款规定违法行为的，由县级以上人民政府卫生健康主管部门对主要负责人、直接负责的主管人员和其他直接责任人员依法给予警告直至撤职处分，责令负有责任的医疗卫生人员暂停一年以上十八个月以下执业活动；造成严重后果的，对主要负责人、直接负责的主管人员和其他直接责任人员依法给予开除处分，并可以吊销接种单位的接种资格，由原发证部门吊销负有责任的医疗卫生人员的执业证书。

第八十六条　疾病预防控制机构、接种单位、疫苗上市许可持有人、疫苗配送单位有本法第八十五条规定以外的违反疫苗储存、运输管理规范行为的，由县级以上人民政府药品监督管理部门责令改正，给予警告，没收违法所得；拒不改正的，对接种单位、疫苗上市许可持有人、疫苗配送单位处十万元以上三十万元以下的罚款；情节严重的，对接种单位、疫苗上市许可持有人、疫苗配送单位处违法储存、运输疫苗货值金额三倍以上十倍以下的罚款，货值金额不足十万元的，按十万元计算。

疾病预防控制机构、接种单位有前款规定违法行为的，县级以上人民政府卫生健康主管部门可以对主要负责人、直接负责的主管人员和其他直接责任人员依法给予警告直至撤职处分，责令负有责任的医疗卫生人员暂停六个月以上一年以下执业活动；造成严重后果的，对主要负责人、直接负责的主管人员和其他直接责任人员依法给予开除处分，由原发证部门吊销负有责任的医疗卫生人员的执业证书。

第八十七条　违反本法规定，疾病预防控制机构、接种单位有下列情形之一的，由县级以上人民政府卫生健康主管部门责令改正，给予警告，没收违法所得；情节严重的，对主要负责人、直接负责的主管人员和其他直接责任人员依法给予警告直至撤职处分，责令负有责任的医疗卫生人员暂停一年以上十八个月以下执业活动；造成严重后果的，对主要负责人、直接负责的主管人员和其他直接责任人员依法给予开除处分，由原发证部门吊销负有责任的医疗卫生人员的执业证书：

（一）未按照规定供应、接收、采购疫苗；

（二）接种疫苗未遵守预防接种工作规范、免疫程序、疫苗使用指导原则、接种方案；

（三）擅自进行群体性预防接种。

第八十八条　违反本法规定，疾病预防控制机构、接种单位有下列情形之一的，由县级以上人民政府卫生健康主管部门责令改正，给予警告；情节严重的，对主要负责人、直接负责的主管人员和其他直接责任人员依法给予警告直至撤职处分，责令负有责任的医疗卫生人员暂停六个月以上一年以下执业活动；造成严重后果的，对主要负责人、直接负责的主管人员和其他直接责任人员依法给予开除处分，由原发证部门吊销负有责任的医疗卫生人员的执业证书：

（一）未按照规定提供追溯信息；

（二）接收或者购进疫苗时未按照规定索取并保存相关证明文件、温度监测记录；

（三）未按照规定建立并保存疫苗接收、购进、储存、配送、供应、接种、处置记录；

（四）未按照规定告知、询问受种者或者其监护人有关情况。

第八十九条 疾病预防控制机构、接种单位、医疗机构未按照规定报告疑似预防接种异常反应、疫苗安全事件等，或者未按照规定对疑似预防接种异常反应组织调查、诊断等的，由县级以上人民政府卫生健康主管部门责令改正，给予警告；情节严重的，对接种单位、医疗机构处五万元以上五十万元以下的罚款，对疾病预防控制机构、接种单位、医疗机构的主要负责人、直接负责的主管人员和其他直接责任人员依法给予警告直至撤职处分；造成严重后果的，对主要负责人、直接负责的主管人员和其他直接责任人员依法给予开除处分，由原发证部门吊销负有责任的医疗卫生人员的执业证书。

第九十条 疾病预防控制机构、接种单位违反本法规定收取费用的，由县级以上人民政府卫生健康主管部门监督其将违法收取的费用退还给原缴费的单位或者个人，并由县级以上人民政府市场监督管理部门依法给予处罚。

第九十一条 违反本法规定，未经县级以上地方人民政府卫生健康主管部门指定擅自从事免疫规划疫苗接种工作、从事非免疫规划疫苗接种工作不符合条件或者未备案的，由县级以上人民政府卫生健康主管部门责令改正，给予警告，没收违法所得和违法持有的疫苗，责令停业整顿，并处十万元以上一百万元以下的罚款，对主要负责人、直接负责的主管人员和其他直接责任人员依法给予处分。

违反本法规定，疾病预防控制机构、接种单位以外的单位或者个人擅自进行群体性预防接种的，由县级以上人民政府卫生健康主管部门责令改正，没收违法所得和违法持有的疫苗，并处违法持有的疫苗货值金额十倍以上三十倍以下的罚款，货值金额不足五万元的，按五万元计算。

第九十二条 监护人未依法保证适龄儿童按时接种免疫规划疫苗的，由县级人民政府卫生健康主管部门批评教育，责令改正。

托幼机构、学校在儿童入托、入学时未按照规定查验预防接种证，或者发现未按照规定接种的儿童后未向接种单位报告的，由县级以上地方人民政府教育行政部门责令改正，给予警告，对主要负责人、直接负责的主管人员和其他直接责任人员依法给予处分。

第九十三条 编造、散布虚假疫苗安全信息，或者在接种单位寻衅滋事，构成违反治安管理行为的，由公安机关依法给予治安管理处罚。

报纸、期刊、广播、电视、互联网站等传播媒介编造、散布虚假疫苗安全信息的，由有关部门依法给予处罚，对主要负责人、直接负责的主管人员和其他直接责任人员依法给予处分。

第九十四条 县级以上地方人民政府在疫苗监督管理工作中有下列情形之一的，对直接负责的主管人员和其他直接责任人员依法给予降级或者撤职处分；情节严重的，依法给予开除处分；造成严重后果的，其主要负责人应当引咎辞职：

（一）履行职责不力，造成严重不良影响或者重大损失；

（二）瞒报、谎报、缓报、漏报疫苗安全事件；

（三）干扰、阻碍对疫苗违法行为或者疫苗安全事件的调查；

（四）本行政区域发生特别重大疫苗安全事故，或者连续发生重大疫苗安全事故。

第九十五条 药品监督管理部门、卫生健康主管部门等部门在疫苗监督管理工作中有下列情形之一的，对直接负责的主管人员和其他直接责任人员依法给予降级或者撤职处分；情节严重的，依法给予开除处分；造成严重后果的，其主要负责人应当引咎辞职：

（一）未履行监督检查职责，或者发现违法行为不及时查处；

（二）擅自进行群体性预防接种；

（三）瞒报、谎报、缓报、漏报疫苗安全事件；

（四）干扰、阻碍对疫苗违法行为或者疫苗安全事件的调查；

（五）泄露举报人的信息；

（六）接到疑似预防接种异常反应相关报告，未按照规定组织调查、处理；

（七）其他未履行疫苗监督管理职责的行为，造成严重不良影响或者重大损失。

第九十六条 因疫苗质量问题造成受种者损害的，疫苗上市许可持有人应当依法承担赔偿责任。

疾病预防控制机构、接种单位因违反预防接种工作规范、免疫程序、疫苗使用指导原则、接种方案，造成受种者损害的，应当依法承担赔偿责任。

第十一章　附　则

第九十七条 本法下列用语的含义是：

免疫规划疫苗，是指居民应当按照政府的规定接种的疫苗，包括国家免疫规划确定的疫苗，省、自治区、直辖市人民政府在执行国家免疫规划时增加的疫苗，以及县级以上人民政府或者其卫生健康主管部门组织的应急接种或者群体性预防接种所使用的疫苗。

非免疫规划疫苗，是指由居民自愿接种的其他疫苗。

疫苗上市许可持有人，是指依法取得疫苗药品注册证书和药品生产许可证的企业。

第九十八条 国家鼓励疫苗生产企业按照国际采购要求生产、出口疫苗。

出口的疫苗应当符合进口国（地区）的标准或者合同要求。

第九十九条 出入境预防接种及所需疫苗的采购，由国境卫生检疫机关商国务院财政部门另行规定。

第一百条 本法自 2019 年 12 月 1 日起施行。

参 考 文 献

[1] 江永红. 中国疫苗百年纪实[M]. 北京：人民卫生出版社，2020.

[2] 金鹏飞，李靖欣，朱凤才. 评估疫苗群体保护的研究进展[J]. 中华流行病学杂志，2018，39（6）：862.

[3] （美）普洛特金. 疫苗学（第6版）[M]. 罗凤基，杨晓明，王军志，等，译. 北京：人民卫生出版社，2017.

[4] （法）让·弗朗索瓦·萨吕佐. 疫苗的史诗[M]. 宋碧珺，译. 北京：中国社会科学出版社，2019.

[5] 向睿宇，冯素英. 疫苗相关的皮肤不良反应[J]. 中华皮肤科杂志，2019，52（2）：128.

[6] CHANG A M, CHEN C C, HOU D L, et al. Effects of a Recombinant Gonadotropin-Releasing Hormone Vaccine on Reproductive Function in Adult Male ICR Mice[J]. Vaccines（Basel），2021，9（8）：808.

[7] CUNHA R F, SIMOES S, CARVALHEIRO M, et al. Novel Antiretroviral Therapeutic Strategies for HIV[J]. Molecules, 2021, 26(17): 5305.

[8] DENG S Q, YANG X, WEI Y, et al. A Review on Dengue Vaccine Development[J]. Vaccines（Basel），2020，8（1）：63.

[9] FAUSTHER-BOVENDO H, KOBINGER G. Plant-made Vaccines and Therapeutics[J]. Science, 2021, 373(6556):740-741.

[10] GAO F, LOCKYER K, LOGAN A, et al. Evidence of Extended Thermo-Stability of Typhoid Polysaccharide Conjugate Vaccines[J]. Microorganisms, 2021, 9(8): 1707.

[11] HEYMANN W R. Diminishing the Risk of Herpes Zoster Recurrence[J]. J Am Acad Dermatol, 2021, 85(3): 570-571.

[12] LIM H, IN H J, KIM Y J, et al. Development of an Attenuated Smallpox Vaccine

Candidate：The KVAC103 strain［J］. Vaccine，2021，39（36）：5214-5223.

［13］ LUCINDE R K, ONGAYO G, HOULIHAN C, et al. Pneumococcal Conjugate Vaccine Dose-ranging Studies in Humans：A Systematic Review［J］. Vaccine，2021，39（36）：5095-5105.

［14］ SALEH A, QAMAR S, TEKIN A, et al. Vaccine Development Throughout History［J］. Cureus，2021，13（7）：e16635.

［15］ WU F, ZHAO S, YU B, et al. A New Coronavirus Associated with Human Respiratory Disease in China［J］. Nature，2020，579（7798）：265-269.

［16］ ZAHEEN A, BLOOM B R.Tuberculosis in 2020-New Approaches to a Continuing Global Health Crisis［J］. N Engl J Med，2020，382（14）：e26.

［17］ ZHANG Z, PAN J, CHEN M, et al. Seroepidemiology of Pertussis in China：A Population-based, Cross-sectional Study［J］. Vaccine，2021，39（12）：1687-1692.